Le sommeil, c’est bon pour le cerveau

Dr Steven Laureys

Le sommeil, c'est bon pour le cerveau

Avec des conseils, fondés scientifiquement, pour tout âge et tout problème

Odile Jacob

Les informations contenues dans ce livre sont uniquement destinées à des fins éducatives et ne remplacent pas un avis médical. Ni l'auteur ni l'éditeur ne peuvent être tenus responsables de tout dommage résultant des éventuelles inexactitudes de cette publication. Consultez un médecin ou un professionnel de la santé pour tout avis médical, diagnostic ou traitement.

Les encadrés sont inspirés de la Mayo Foundation for Medical Education and Research (mayoclinic.org).

Une partie des bénéfices de ce livre sont versés à la fondation d'utilité publique Mind Care International Foundation.

Basé sur :
Het no-nonsense slaap boek

15, rue Soufflot, 75005 Paris

www.odilejacob.fr

ISBN : 978-2-4150-0421-7

À tous ceux, et en particulier aux patients
et aux professionnels des soins de santé, qui,
dans leur bon sommeil, ont trouvé un moyen
d'être plus forts mentalement et physiquement.

« Le sommeil, l'arme secrète de notre cerveau. Voici comment profiter au mieux d'une bonne nuit de sommeil. »

Steven LAUREYS.

AVANT-PROPOS

LE SOMMEIL, UN SUJET QUI POURRAIT NOUS EMPÊCHER DE TOMBER DANS LES BRAS DE MORPHÉE

> « Le sommeil, c'est comme un chat, il ne vient vous voir que si vous l'ignorez. »
>
> Gillian FLYNN, auteur.

Soudain, le sifflement strident du métal contre le métal retentit dans mes oreilles. Je sursautai et ouvris grand les yeux. Je venais de heurter la rambarde de la sortie du périphérique de Bruxelles avec ma Toyota Corolla grise. J'étais en route pour l'hôpital universitaire de Bruxelles pour ma garde de nuit. Il faisait presque noir, il pleuvait, et je roulais sans doute un peu trop vite. Mais ce n'étaient pas les raisons pour lesquelles ma Toyota venait de crisser contre la rambarde. Jeune neurologue en formation, j'étais épuisé et je m'étais assoupi au volant.

Ce choc d'adrénaline fit disparaître comme par magie le moindre soupçon de somnolence. Les doigts cramponnés au volant, je réussis à redresser ma petite voiture d'occasion qui, avouons-le, était dorénavant bien cabossée.

Quand j'y pense, cet accident était presque inévitable.

Un an plus tôt, en 1993, je terminais mes études de médecine générale et commençais une spécialisation de cinq ans en neurologie. En tant que jeune médecin, je devais travailler énormément ; je vivais d'ailleurs davantage à l'hôpital qu'à la maison. Il m'arrivait souvent de partir à 8 heures pour ma journée de 9 à 17 heures à l'hôpital et d'enchaîner ensuite les gardes aux urgences plutôt que de rentrer chez moi. Je devais alors traiter toutes sortes d'urgences jusqu'au lendemain matin. Et le lendemain, plutôt que de rentrer chez moi, j'entamais une nouvelle journée de travail.

Ces journées étaient incroyablement longues. Le manque de sommeil s'accumulait, mais je continuais à accueillir mes patients qui parfois avaient attendu des mois pour avoir une consultation. Je ne voulais pas les faire attendre encore plus longtemps parce que j'étais un peu fatigué.

Tôt ou tard, il est clair qu'un accident allait arriver, et il est bel et bien arrivé. Heureusement, dans mon cas, cela s'est limité à quelques tôles froissées et rayées. J'ai fait l'expérience à mes dépens d'un manque de sommeil extrême et prolongé, mais je suis encore en vie et je peux en parler. Hélas, le manque de sommeil tue encore chaque jour sur nos routes parce que des conducteurs sont moins attentifs ou s'endorment au volant.

Dans les hôpitaux, le manque de sommeil est parfois à l'origine de fautes médicales. Certaines catastrophes ont probablement aussi été causées, en partie, par la privation de sommeil. Ce n'est d'ailleurs pas un hasard si l'explosion de Tchernobyl, par exemple, s'est produite la nuit, au moment où le personnel est un peu moins concentré sur les commandes.

Un Français sur trois ne dort pas bien tout comme un Belge, Suisse ou Québécois sur trois, voire sur deux. Parfois pour des raisons médicales, mais la plupart du temps à cause de notre environnement technologique. Depuis l'invention de l'ampoule électrique, nous ne sommes plus obligés de suivre le cycle naturel du jour et de la nuit. La multiplication des écrans requiert également une attention plus soutenue de notre part et titille constamment notre curiosité.

Le sommeil s'apparente pour beaucoup à un challenge, moi y compris, vu ma manie de vouloir tout le temps tout contrôler.

Notre sommeil mérite pourtant que l'on s'y attarde, à toutes les étapes de notre vie. Un sommeil réparateur nous permet de nous sentir mieux, physiquement et mentalement. Mais, en tant que médecin, je constate surtout que de nombreuses pathologies découlent d'un manque de sommeil. Je constate aussi à quel point le manque de sommeil renforce et aggrave les symptômes et les maux divers.

En tant que médecin, je souhaite aider les gens, mais, en tant que scientifique, je ne peux m'empêcher d'être curieux et d'essayer de comprendre. Le sommeil est un grand mystère qui me fascine depuis toujours. J'ai d'ailleurs démarré ma carrière scientifique en menant des recherches sur la fonction du sommeil, en réalisant des examens d'imagerie cérébrale.

Nos études ont révélé, notamment, que le sommeil était crucial pour la mémorisation et pour la guérison après un traumatisme cérébral. Nous avons pu voir aussi quelle était l'action des somnifères et des amphétamines sur l'activité du cerveau.

Mais ne vous méprenez pas ! Sachez que, lorsque vous dormez, votre cerveau n'attend pas passivement votre réveil. Non, lorsque vous dormez, vos cellules cérébrales demeurent actives. Par ailleurs, le sommeil n'est pas composé d'un seul bloc ; il comporte différentes phases au cours desquelles le cerveau réalise différentes tâches.

Mon livre a pour but de vous expliquer ce que nous savons aujourd'hui et ce que nous pensons comprendre à propos du sommeil. Il est possible que demain nos connaissances évoluent complètement différemment, mais, ça, c'est le propre même de la science : remettre tout en question continuellement.

Oui, le sommeil régule mon activité biologique, à la fois en tant que scientifique et médecin, mais aussi en tant qu'être humain. Le surréalisme de nos rêves m'intrigue beaucoup, et je considère mes heures de sommeil comme une partie importante de mon hygiène mentale.

Lorsque nous dormons, nous sommes tous pareils. Personne ne peut se passer du sommeil, ni l'homme le plus riche au monde, ni le SDF qui dort sous les ponts.

Malheureusement, le manque de sommeil est encore trop souvent considéré comme un exploit. « Le sommeil, c'est pour les faibles », déclarent haut et fort les machos fiers d'eux. C'est absurde ! Et nous devons combattre cette absurdité. De toute urgence ! Chaque jour, des vies sont perdues à cause du manque de sommeil. Dormir peu ou mal rend malade. Le corps s'affaiblit, et l'attention diminue. Les insomnies provoquent aussi des dépressions et freinent la créativité.

Je n'ai jamais appris quand j'étais jeune à quel point le sommeil était important. Père de cinq enfants, j'ai été assailli d'informations sur l'alimentation, les maladies infantiles et les courbes de croissance, mais, en tant que futur parent, jamais le rôle du sommeil n'a été évoqué de manière approfondie.

Chez les étudiants, le manque de sommeil est chronique à chaque tranche d'âge quasiment. Personne ne semble néanmoins s'en préoccuper. Nous savons pourtant tous qu'il faut dormir suffisamment. Que le sommeil est important pour apprendre et être stable émotionnellement ! Que les enfants et les adolescents grandissent pendant qu'ils dorment ! Pourtant, il faut parfois les tirer tôt hors du lit pour aller en classe.

L'objectif de ce livre est de vous faire prendre conscience de l'importance du sommeil sans pour autant vous dire comment vous devez dormir. En comprenant mieux votre sommeil, vous pourrez probablement mieux dormir ou mieux accepter votre propre rythme de sommeil. Il nous incombe tous de créer notre propre relation avec notre sommeil. Il est donc primordial de comprendre ce qui se passe pendant que nous dormons. Et de comprendre à quel point une bonne hygiène de sommeil est cruciale pour notre bien-être physique et mental.

En tant que neurologue, j'aimerais pouvoir prescrire à mes patients un bon sommeil réparateur. Hélas, ce n'est pas possible avec une petite pilule. Les somnifères perturbent la structure du sommeil et donnent parfois uniquement l'*impression* de dormir. Je constate depuis des années un abus grandissant des somnifères en Belgique – comme en France, en Suisse, au Québec ou dans tous les autres pays industrialisés. C'est pourquoi, en tant que médecin, j'essaie autant que faire se peut de débarrasser mes patients de leur dépendance aux somnifères.

Nous passons un tiers de notre vie à dormir. Ce n'est pas rien ! C'est pour cette raison, en tant que neurologue, que je souhaite traduire nos connaissances scientifiques et médicales sur le sommeil en conseils pratiques et concrets pouvant vous servir.

Sachez cependant qu'il ne s'agit pas d'un manuel d'exercices pour vous aider à mieux dormir. Il s'agit simplement de quelques conseils, de petits trucs et astuces que j'ai moi-même essayés ou que je propose à mes patients.

J'aurais voulu pouvoir lire ce livre quand j'ai commencé ma carrière de médecin pour éviter de heurter la rambarde à cause de mes nuits interminables et de mon manque de sommeil. J'entends encore aujourd'hui le crissement du métal contre ma portière.

Je ne veux plus jamais revivre ce moment effrayant et j'aimerais autant vous en préserver. Rien que pour ces raisons, il m'importait d'écrire ce livre sur le sommeil.

Je vous en souhaite bonne lecture, mais, surtout, allez dormir à temps !

Dr Steven LAUREYS,
Québec, avril 2022.

PREMIÈRE PARTIE

DORMIR POUR RÉCUPÉRER

LA GRANDE ÉNIGME DU SOMMEIL

« Le meilleur pont entre le désespoir et l'espoir est une bonne nuit de sommeil. »

E. Joseph Cossman, entrepreneur et auteur.

1

QU'EST-CE QUE LE SOMMEIL ? POURQUOI DORMONS-NOUS ?

Éminent géophysicien et astronome, Jean-Jacques Dortous de Mairan a pourtant fait sa plus grande découverte dans sa cave. Ce scientifique du XVIIIe siècle avait remarqué que les feuilles de son mimosa s'ouvraient chaque matin et se refermaient chaque soir. Même lorsqu'il descendit sa plante dans sa cave, celle-ci continua à suivre son rythme jour/nuit en dépit de l'obscurité persistante.

Mairan n'a pas tout de suite conclu de son expérience que son mimosa avait une horloge interne. Il pensait plutôt que sa plante pouvait percevoir, d'une manière ou d'une autre, la position du soleil. Mais, sans le savoir, le savant français avait observé un phénomène qui allait plus tard être baptisé *rythme circadien*. Il fut en quelque sorte le premier chronobiologiste : un scientifique qui étudie le rythme jour/nuit des êtres vivants.

À l'époque, sa découverte passa presque inaperçue et tomba dans l'oubli. En effet, quoi de plus naturel ? La nuit, il fait noir, tout le monde dort, et le jour, il fait clair, tout le monde est éveillé. Pourquoi se poser des questions ?

Tous les nouveaux parents savent pourtant que ce n'est pas aussi simple. Les nouveau-nés ont effectivement du mal à s'habituer à notre rythme normal. Ils dorment quand ils en ont besoin, qu'il fasse jour ou qu'il fasse nuit. Du coup, quel soulagement lorsque enfin, nos chérubins semblent avoir compris qu'il

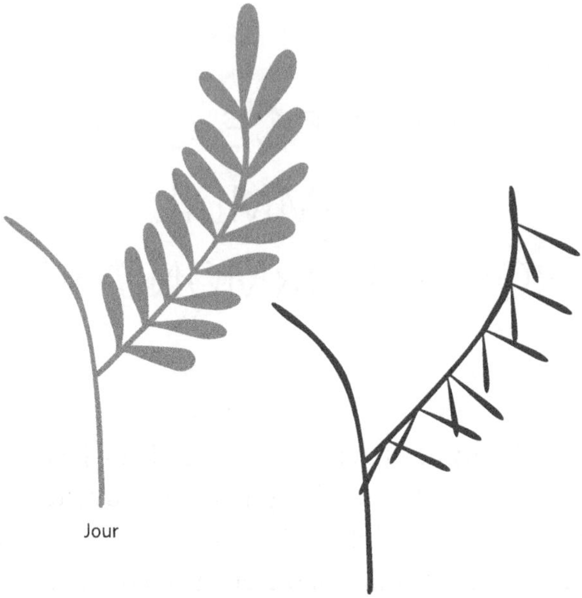

Les feuilles du mimosa s'ouvrent la journée vers le soleil et se referment au crépuscule. Jean-Jacques Dortous de Mairan plaça sa plante dans l'obscurité complète et découvrit que les feuilles continuaient de suivre leur rythme quotidien habituel, même sans les fluctuations de la lumière naturelle. Ce rythme circadien s'explique par l'existence d'une horloge interne biologique. Mais où se situe-t-elle ?

faut dormir la nuit ! La question est de savoir si ce processus est déterminé génétiquement ou si notre rythme sommeil-éveil est un rythme que l'on acquiert au début de la vie.

Réponse : nous avons effectivement une horloge biologique interne. Celle-ci est ancrée profondément dans le cerveau, à savoir dans l'hypothalamus, qui se trouve au beau milieu de la boîte crânienne, à peu près à la hauteur des yeux. C'est là que se situe le noyau suprachiasmatique – un mot imprononçable, je vous l'accorde. Ce noyau n'est pas plus grand qu'une tête d'épingle et contrôle notre horloge biologique. Il comprend environ vingt mille cellules cérébrales qui régulent nos phases de sommeil et de veille.

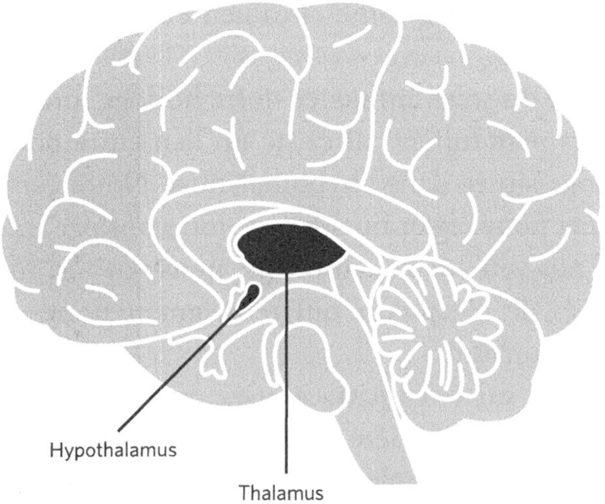

Au plus profond de l'hypothalamus se trouve un petit noyau cérébral de la taille d'une tête d'épingle. C'est là que se situe notre horloge biologique.

Le calibrage de cette horloge prend quelque temps. Au cours des trois premiers mois de notre vie, les brèves phases de veille et les phases de sommeil s'enchaînent sans régularité apparente. Ce n'est qu'à l'issue de ces trois mois que la plupart des bébés restent plus longtemps éveillés la journée et qu'ils commencent à suivre l'alternance jour-nuit, à savoir le rythme circadien, notre rythme sommeil-veille.

Le rythme circadien de l'homme est pratiquement calqué sur la position du soleil, mais pas entièrement. C'est ce qu'ont découvert des scientifiques allemands dans les années 1960 en plaçant en isolement absolu dans un bunker plusieurs personnes pendant quelques semaines. Les chercheurs voulaient démontrer qu'il y avait une discordance entre la réalité et notre horloge biologique. Notre horloge interne est effectivement quelque peu décalée : nous avons l'impression qu'un repas dure un quart d'heure de plus que ce qu'il dure en réalité. Il en est autrement pour le mimosa, son rythme circadien étant quelque peu inférieur à 24 heures.

La lumière du soleil influence notre horloge interne : comme chez tous les mammifères, il existe un lien entre notre rétine et notre horloge située dans l'hypothalamus. Notre cerveau utilise cette lumière pour régler ou adapter notre horloge interne. Non seulement nos yeux détectent ce que nous voyons, mais ils sont aussi équipés de récepteurs qui renseignent notre cerveau sur l'alternance jour/nuit.

Ces signaux suivent un tracé assez compliqué : ils vont des yeux vers la moelle épinière pour ensuite remonter vers le cerveau. C'est un bel exemple de *conception peu intelligente,* et cela dure depuis des millions d'années ! Mais l'évolution ne suit pas toujours la voie la plus efficace ni la plus logique. C'est de toute façon ce qui arrive quand, sur une très longue période, de nombreuses adaptations s'enchaînent les unes après les autres. Chez une girafe au long cou, ces signaux suivent même un chemin terriblement long – Charles Darwin au sommet de son art !

Les voies neuronales arrivent ensuite jusqu'à l'épiphyse ou glande pinéale. L'épiphyse sécrète le soir de la mélatonine, qui est l'hormone du sommeil et qui nous fait clairement comprendre qu'il est temps d'aller dormir.

Ainsi, nous sommes adaptés aux conditions spécifiques à notre Terre : lorsque le soleil se couche et la température diminue, nous sentons qu'il est temps d'aller dormir. On pourrait même dire que notre comportement est synchronisé avec l'énergie cosmique. Je sais que cela peut paraître quelque peu ésotérique, mais c'est la réalité : c'est l'énergie de notre étoile qui dicte le rythme de notre niveau de conscience. Grâce à la connexion entre notre rétine et notre noyau cérébral profond, notre horloge interne se calque sur la position du soleil, quel que soit l'endroit où nous vivons sur terre. Mais ce mécanisme n'est pas adapté aux voyages en avion à réaction. C'est pourquoi

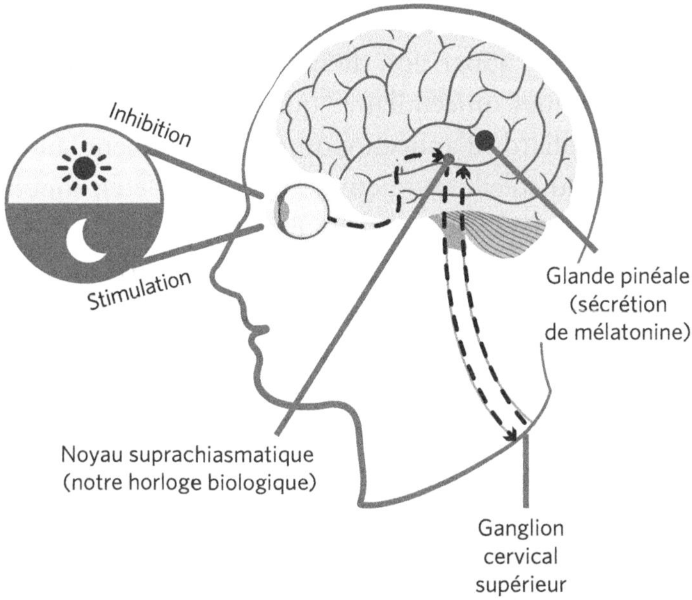

La lumière du soleil et la lumière artificielle activent les récepteurs situés au niveau de la rétine. Les signaux parcourent un long chemin complexe. Après être passés par l'hypothalamus, ils se dirigent vers le bas, vers les noyaux cellulaires du cou, pour ensuite remonter vers le cerveau et stimuler la glande pinéale afin de réguler la production de mélatonine, l'hormone du sommeil.

notre horloge interne est déphasée par rapport à la position du soleil pendant une dizaine de jours lorsque nous voyageons de la sorte. C'est le fameux décalage horaire que j'aborderai plus en détail ci-après dans le livre.

Sans le savoir, quand j'étais étudiant en médecine, j'ai réajusté mon horloge interne. J'avais installé une lampe de bureau très vive, et mon voisin était toujours surpris par cette luminosité incroyable dans ma chambre. Lorsqu'il allait dormir, j'étais encore souvent assis à mon bureau, plongé dans mes gros livres. Cette lampe de bureau m'a vraisemblablement aidé à réguler mon rythme sommeil-veille différemment et à rester alerte plus longtemps.

Mais pourquoi avons-nous cette petite horloge interne ? Il est fort probable que l'apparition de notre rythme jour/nuit date de l'époque des algues unicellulaires qui ont peuplé la Terre il y a quelque 3,5 milliards d'années. Comme elles tiraient leur énergie de la lumière du soleil, leur activité était régulée en fonction du soleil. Notre planète tourne chaque jour autour de son axe de sorte qu'il y a toujours un côté de la Terre exposé au soleil. Les êtres vivants qui pouvaient prévoir quand le soleil allait paraître et disparaître bénéficiaient d'un avantage de l'évolution. (À l'époque, la rotation de la Terre était plus rapide que la durée actuelle de 23 heures et 56 minutes. Les jours s'allongent au fil du temps.)

L'évolution s'est poursuivie, et plusieurs êtres aquatiques pluricellulaires sont apparus. Ceux qui pouvaient anticiper quand il faisait jour et quand il faisait nuit bénéficiaient d'un avantage. À certains moments, ils plongeaient au plus profond de l'océan ; à d'autres, ils nageaient plus en surface pour profiter de la lumière. Cette théorie reste contestable, certes, mais ce furent les premiers animaux qui suivirent le rythme jour/nuit.

En 2017, le prix Nobel de physiologie ou de médecine a été attribué à trois chercheurs dont les travaux ont démontré comment certains gènes régulaient les rythmes circadiens. Notre horloge biologique est une horloge moléculaire ; c'est la production de protéines par ces gènes « horloge », au sein de nos noyaux cellulaires, qui donne le rythme.

Tous les animaux ont besoin de dormir, qu'il s'agisse de la forme de vie la plus simple ou de la plus complexe. Et pourtant, le sommeil, si important soit-il, demeure toujours un mystère. Pourquoi dormons-nous effectivement ?

Cette question me fascine depuis le début de ma carrière scientifique.

Tous les animaux dorment

Nous savons déjà une chose : le sommeil est absolument primordial. Notre corps met d'ailleurs tout en œuvre pour pouvoir s'endormir.

Une seule chose est plus forte que le sommeil : la soif. Le corps peut résister plus longtemps à la faim qu'au manque de sommeil. En cas de grande faim, on reste plus longtemps éveillé pour trouver à manger. C'est d'ailleurs ce qui arrive aux gens qui jeûnent ou qui se lancent dans une grève de la faim : ils dorment moins. Le cerveau part du principe qu'il est possible de trouver à manger en restant plus longtemps éveillé. Néanmoins, on finit toujours par s'endormir, après avoir mangé ou pas, debout ou couché.

Le sommeil est un mécanisme autorégulateur, un besoin fondamental et vital qui s'autocorrige : il est impossible de ne pas dormir.

Mais le sommeil est-il universel ?

Tous les êtres vivants connaissent des phases d'activité plus ou moins intenses. Les plantes ont aussi leur propre rythme circadien induisant un ralentissement de leur métabolisme la nuit. Mais il est difficile de parler de sommeil dans leur cas.

Bien qu'il soit assez compliqué de définir le sommeil, nous pouvons dire que tous les animaux dorment. Ils ont tous leurs propres périodes de repos au cours desquelles ils vont réagir moins vite aux stimuli extérieurs. En tant que scientifiques, nous décrivons le sommeil comme une interruption réversible des interactions motrices et sensorielles avec l'environnement, s'accompagnant la plupart du temps d'une certaine immobilité ou d'un ralentissement des mouvements.

Dans les années 1970, les recherches d'Irene Tobler, biologiste allemande spécialiste de la physiologie du sommeil des

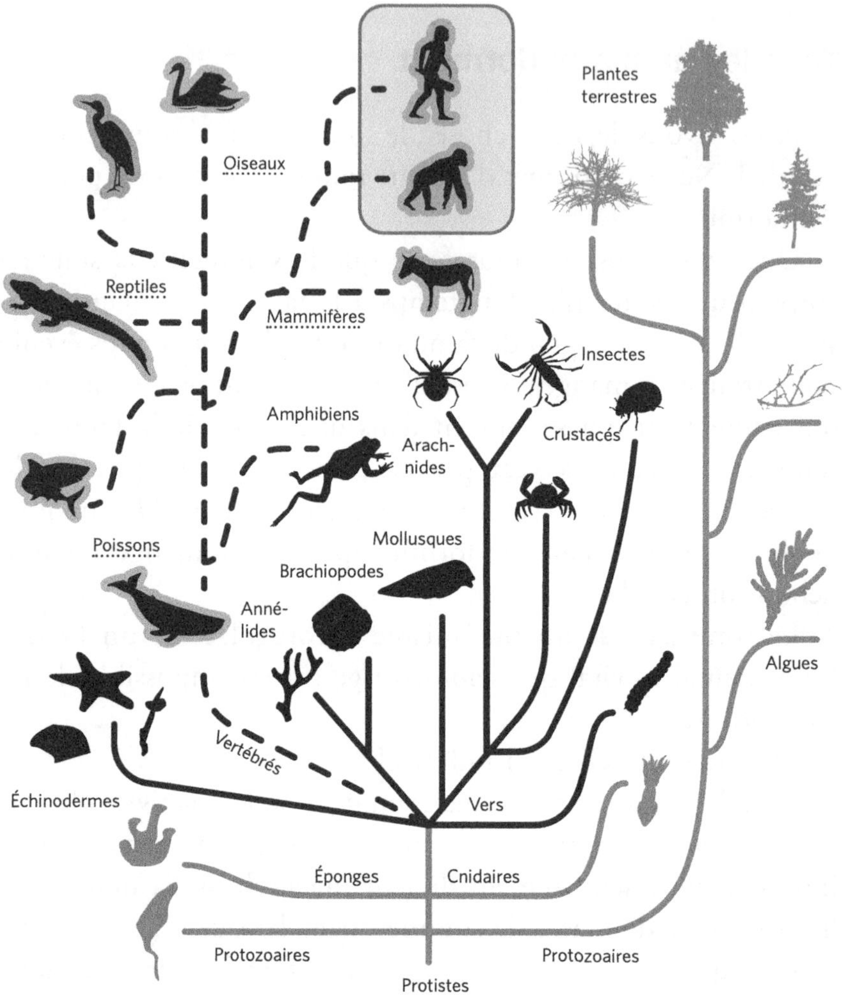

L'arbre de l'évolution avec les êtres vivants qui ont un rythme d'alternance jour/nuit (en gris), les animaux qui ont un cerveau ou un système nerveux qui dort (en noir) et ceux qui probablement rêvent aussi dans leur sommeil (noir et gris)

animaux, intriguaient fortement parce qu'elle étudiait le sommeil des cafards. Ses collègues disaient d'un air taquin que les cafards ne s'arrêtaient de toute façon jamais. Mais, petit à petit, ils sont tous arrivés à la conclusion unanime qu'Irene Tobler avait raison.

Elle avait ajouté un critère essentiel à la définition du sommeil, à savoir le phénomène de compensation. Lorsqu'un animal est réveillé plus tôt, il dort ensuite plus longtemps. Ce phénomène a également été constaté chez les insectes et les arthropodes.

Adolescent, j'avais remarqué que mes poissons rouges restaient immobiles la nuit au fond du bocal. Depuis, j'ai pu voir que les requins descendaient, eux aussi, de temps en temps vers le fond de l'aquarium à Liège. À ce moment-là, leurs soigneurs peuvent même leur toucher la queue sans aucun problème. Les requins n'ont pas de paupières ; ils semblent dès lors ne jamais dormir. Pourtant, ils dorment bel et bien.

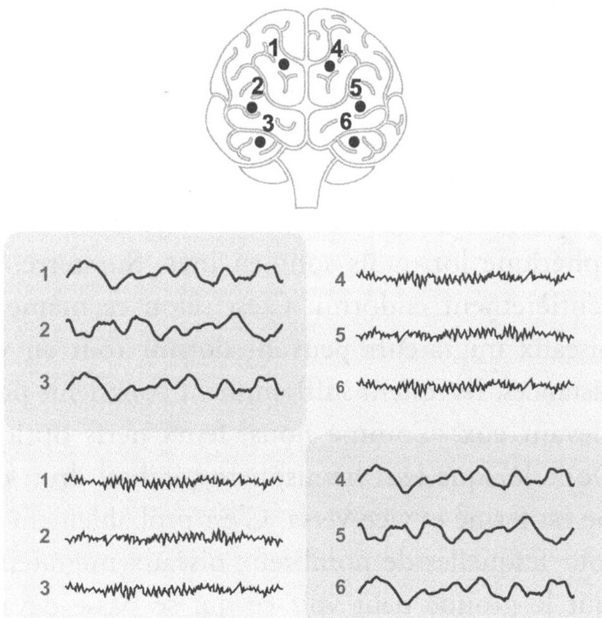

En mer, les dauphins n'ont qu'une moitié du cerveau qui dort (ondes lentes du repos) tandis que l'autre reste en veille (ondes rapides de l'activité) ; ces phénomènes se produisent en alternance entre chaque hémisphère afin de pouvoir rester en alerte. Dans un delphinarium où le danger est inexistant, les deux hémisphères se reposent au même moment.

Vous avez probablement déjà vu des lézards dormir dans un terrarium. Mais rêvent-ils aussi ? Nous pensons que oui, même si ces rêves sont très courts. On parle aussi beaucoup de l'incroyable cerveau des dauphins. Comme les autres cétacés, seule une moitié du cerveau du dauphin dort, l'autre est éveillée pour éviter qu'il ne se noie, pensait-on. Le dauphin n'a effectivement pas de branchies et doit venir à la surface de l'eau pour respirer.

L'explication est en fait plus complexe. Les deux hémisphères somnolent, mais il n'y a qu'un seul hémisphère à la fois qui atteint le sommeil profond. En captivité, les deux hémisphères peuvent par contre atteindre le sommeil profond en même temps. Il semblerait donc que les dauphins puissent quand même respirer automatiquement grâce à un mouvement réflexe de la queue qui les maintient à la surface de l'eau pour respirer par leur évent. L'on suppose que ce sommeil unihémisphérique sert surtout à détecter à temps les éventuels prédateurs.

Les phoques et les otaries dorment également de manière unihémisphérique lorsqu'ils sont en mer. Sur terre, leur cerveau est entièrement endormi. C'est selon ce même principe que les oiseaux migrateurs peuvent dormir tout en volant de longues distances. Ils restent suffisamment conscients pour suivre l'oiseau devant eux. Comme nous, leurs nerfs optiques sont croisés. Donc lorsque leur hémisphère cérébral droit dort, leur œil gauche est fermé et vice-versa. C'est probablement l'une des raisons pour lesquelles de nombreux oiseaux migrateurs volent en V. Tout le groupe peut voir ce qui se passe devant. Mais seul l'oiseau de tête perçoit tout et doit rester alerte. Les oiseaux changent régulièrement de position afin que chacun d'entre eux puisse se reposer complètement. Chez les bruants à couronne blanche, les scientifiques ont remarqué quelque chose d'étrange. Ce petit oiseau migrateur nord-américain parcourt d'énormes distances sans dormir beaucoup. Or, en captivité, les bruants à couronne blanche restent éveillés plus longtemps en période de migration et sont presque insensibles à la privation de sommeil.

Le plus étonnant, c'est que les animaux semblent tous avoir des besoins de sommeil différents, selon leurs besoins spécifiques et leur mode de vie. Plusieurs facteurs entrent en jeu. Le lion, le roi de la jungle, dort jusqu'à 15 heures par jour. Les proies de la savane, comme l'antilope, ont un sommeil plus fragmenté : ces animaux ne peuvent pas se permettre de passer une bonne nuit de sommeil.

Souvent, nous ne savons pas pourquoi tel ou tel animal dort plus longtemps qu'un autre. Ici, au Canada où j'ai écrit ce livre, il y a plusieurs sortes d'écureuils. Certains sont de véritables marmottes et passent 15 heures à dormir alors que d'autres ont assez de leurs 8 heures de sommeil. Personne ne peut vraiment expliquer d'où vient cette différence.

De manière générale, les petits animaux ont davantage besoin de sommeil. Comme tout le monde le sait, les souris dorment longtemps, et certaines chauves-souris dorment même jusqu'à 19 heures par jour. Cela s'explique par leur métabolisme qui est rapide et leur rythme cardiaque élevé. Un métabolisme plus rapide signifie aussi que plus de déchets doivent être évacués.

Les grands animaux comme l'éléphant ont un métabolisme beaucoup plus lent, et, de ce fait, l'éléphant dort à peine 4 heures par nuit.

Certains animaux, dont la marmotte, parviennent à ralentir significativement leur métabolisme, notamment pour pouvoir passer l'hiver. C'est le fameux phénomène de l'*hibernation*, qui entraîne aussi une chute de la température corporelle. Il ne s'agit pas toutefois d'un réel sommeil : l'activité cérébrale des animaux en période d'hibernation ressemble incroyablement à celle d'un animal plongé dans le coma.

Comment se fait-il que nous nous réveillions ?

Selon toute vraisemblance, des organismes adaptés à la réalité du jour et de la nuit cosmique sont apparus très rapidement sur terre une fois que la vie s'y est installée. Au fil des centaines de millions d'années de l'évolution, des formes de vie de plus en plus complexes ont vu le jour. Les mammifères, par exemple. Et il y a quelque 300 000 ans, une espèce s'est levée et s'est dit en se grattant les cheveux : Tiens, je dois dormir toutes les nuits, mais pourquoi ? Et comment se fait-il que je me réveille tous les matins ?

Les Grecs anciens se penchèrent aussi sur ce mystère. Au Ve siècle av. J.-C., Alcméon de Crotone, médecin et philosophe grec, fut le premier à observer que la température corporelle diminuait pendant le sommeil. Sa conclusion : cette baisse de température favorisait l'assoupissement. Selon sa théorie, nous ne réagissions plus aux stimuli externes parce que le sang ne circulait plus au niveau de l'épiderme. C'est pourquoi la peau devenait pâle et insensible. Au réveil, les sensations revenaient et la température corporelle remontait parce que le sang circulait à nouveau partout dans le corps.

Un siècle plus tard, le célèbre philosophe Aristote a poursuivi dans cette voie. Il supposa que nous dormions parce que tous nos sens étaient refermés. Cette idée était très répandue, et admise notamment par son contemporain Platon. Au IIe siècle apr. J.-C., Claude Galien s'inspira des idées d'Aristote. Les grands principes de cet influent philosophe et médecin gréco-romain dominèrent d'ailleurs la médecine occidentale pendant 1 500 ans.

Ce n'est qu'aux XVIIIe et XIXe siècles qu'une nouvelle approche a été adoptée. Deux grandes théories s'affrontaient, chacune défendue ardemment par ses adeptes. Les uns disaient que le cerveau était trop peu alimenté en sang, ce qui provoquait l'endormissement. D'autres le contestaient en disant que le sommeil au contraire était provoqué par un afflux sanguin trop important au niveau du cerveau !

Mais il n'y eut aucune avancée scientifique réelle puisque ces deux théories étaient erronées.

Des scientifiques français ont ensuite émis l'idée que le sommeil résultait en fait d'une intoxication du cerveau : toute la journée des toxines s'amoncelaient dans le cerveau, et nous nous endormions pour nous désintoxiquer. Ce n'est que récemment que nous sommes parvenus à établir que cette théorie n'était pas si extravagante que cela.

Une première avancée a eu lieu pendant la Première Guerre mondiale lorsque le neurologue viennois Constantin von Economo traita des soldats atteints de traumas crâniens. En 1916, il décrit des cas de maladie du sommeil épidémique ou encéphalite léthargique. Cette mystérieuse maladie aurait fait quelques centaines de milliers de morts après la guerre, mais a disparu complètement des radars dix ans plus tard. À ce jour, nous ne connaissons toujours pas avec certitude la cause de cette maladie du sommeil, bien que nous pensions qu'il s'agisse d'une réaction immune à une inflammation virale ou bactérienne.

Von Economo avait constaté que certains patients dormaient sans arrêt alors que d'autres ne pouvaient plus dormir et étaient hyperalertes jusqu'à en mourir. Cette maladie l'intriguait à ce point qu'il a disséqué le cerveau de patients décédés pour comprendre ce qu'il se passait.

Von Economo a ainsi découvert que ceux qui dormaient sans arrêt avaient des lésions au niveau de la partie arrière de l'hypothalamus. Ceux qui ne pouvaient pas dormir, au contraire, avaient des lésions au niveau de la partie avant de l'hypothalamus. Le médecin en conclut avec raison que l'hypothalamus comprenait un noyau cérébral qui régulait le sommeil et l'éveil.

Plusieurs études confirmèrent ensuite la mise en évidence révolutionnaire de ce centre du sommeil et de la vigilance par Constantin von Economo.

Le neurologue dut évidemment se limiter à la technologie de l'époque et ne put examiner que des cerveaux humains décédés. Ce qu'il se passait lorsque les patients vivaient encore restait un grand mystère.

Certes, en 1924, le neuropsychiatre allemand Hans Berger conçut un appareil permettant de mesurer l'activité cérébrale, mais celui-ci ne permit pas de comprendre le mécanisme de la veille et du sommeil.

C'est en 1937 qu'eut lieu une étape décisive. Le neurologue belge Frédéric Bremer, pionnier de la neurophysiologie, publia les résultats de ses recherches. Bremer avait endommagé volontairement le cerveau de chats en l'incisant à plusieurs endroits (j'espère que vous n'en ferez pas de cauchemars). Or, selon le lieu de la lésion, les chats développaient un autre rythme veille-sommeil.

Bremer en conclut que l'éveil dépendait de stimuli sensoriels. Les chats bénéficiant de la technique du cerveau isolé – isolé donc de tout stimulus externe – dormaient effectivement jour et nuit. Mais Bremer se trompait.

Les neurologues Giuseppe Moruzzi et Horace Magoun poursuivirent le travail de Bremer en nuançant davantage les lésions apportées au cerveau des chats (petite pensée à tous ces animaux de laboratoire sacrifiés). En 1949, le duo conclut que les chats, et par extension tous les mammifères, dont les êtres humains, ne s'éveillaient pas à cause d'une stimulation extérieure, mais parce qu'une zone cérébrale particulière activait le restant du cerveau.

C'est d'ailleurs toujours la théorie qui fait consensus.

Cette zone spécifique qui réveille les autres zones du cerveau se trouve dans le tronc cérébral, sous le cerveau et juste au-dessus de la moelle épinière. C'est grâce à ce réseau, la *formation réticulée*, que nous nous réveillons et que nous restons éveillés, et non parce que nous entendons des bruits ou que nous sentons quelque chose. Cette zone est essentielle au réveil de la matière grise.

L'éveil ne se limite cependant pas à la simple activation d'un bouton : c'est un phénomène particulièrement complexe. Le cerveau se caractérise par un subtil équilibre entre différents noyaux cérébraux qui libèrent tous des neurotransmetteurs. Lorsque ce système bascule d'un côté, nous nous éveillons – plus ou moins. Lorsqu'il bascule de l'autre côté, nous nous endormons.

Au réveil, plusieurs changements s'enchaînent, les neurotransmetteurs aidant ainsi le cerveau à s'éveiller. Vous avez déjà peut-être entendu parler de noradrénaline, de sérotonine et d'histamine ? Le fait que ces substances, avec d'autres, jouent un rôle au niveau de l'éveil explique pourquoi certains médicaments nous rendent somnolents. Certaines substances aident à faire pencher la balance dans notre cerveau d'un côté ou de l'autre.

Un antihistaminique, par exemple, permet de combattre une réaction allergique, mais rend aussi groggy. Les médicaments qui agissent sur la noradrénaline et la sérotonine influencent également le rythme sommeil-éveil. La conduite sous influence de calmants, somnifères, antidouleur, antidépresseurs, antiépileptiques, antiallergiques ou de médicaments contre la toux ou le mal des voyages multiplie le risque d'accident de la route par cinq.

Le neurotransmetteur GABA (ou acide gamma-aminobutyrique, le neurotransmetteur inhibiteur le plus important de notre cerveau) freine littéralement notre état de conscience. L'alcool renforçant davantage son effet, nous pouvons boire jusqu'à perdre conscience. Les calmants et les somnifères que prennent bon nombre de gens, bien trop nombreux par ailleurs, agissent sur les récepteurs GABA.

Nous avons appris comment nous pouvons influencer notre cocktail chimique cérébral en prenant des médicaments, mais cela n'est pas sans effet secondaire. Nous devons en être particulièrement conscients. Les médicaments agissent sur des boucles de rétroaction complexes et se limitent rarement à ce que nous prévoyions plus ou moins. L'hormone orexine, par exemple, joue un rôle dans le rythme sommeil-éveil, mais active aussi notre sensation de faim. Un médicament agissant sur cette hormone peut ainsi déclencher une prise de poids très importante.

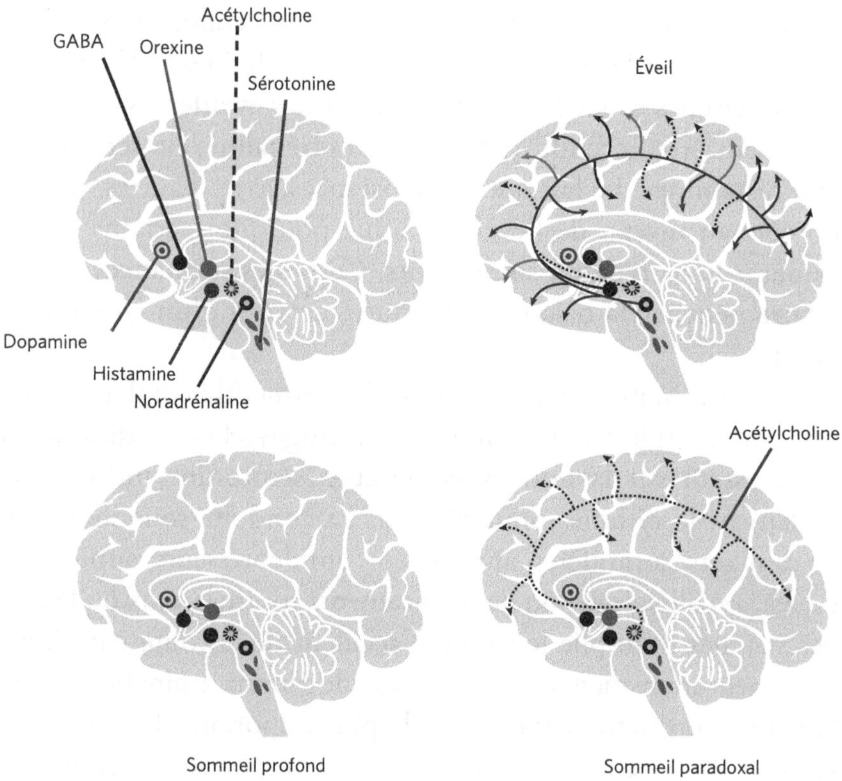

Plusieurs neurotransmetteurs libérés au plus profond de notre cerveau et de notre tronc cérébral bombardent notre matière grise et nous tiennent éveillés (acétylcholine, noradrénaline, sérotonine, histamine). Les GABA freinent notre activité cérébrale et nous emmènent vers le sommeil profond. L'oxerine, dont nous parlerons davantage ci-après, contribue à maintenir cet équilibre et à nous tenir éveillés. Dans les pathologies du sommeil, l'on constate une dégénérescence des cellules d'oxerine.

Comment estimer le sommeil ?

Rien de plus facile que de voir si quelqu'un est éveillé ou dort paisiblement. Mais où se situe la limite entre le sommeil et l'éveil ?

Il a fallu attendre longtemps avant de pouvoir déterminer le moment où quelqu'un s'endormait. Comment en effet estimer ce moment avec précision ? Soi-même, on ne s'en souvient pas ; c'est d'ailleurs l'essence même de l'endormissement. Pendant longtemps, le test consistait à demander aux gens de tenir une pierre ou une balle en main. Le moment où celle-ci tombait traduisait une faiblesse musculaire qui prouvait que le cobaye s'était endormi. Jusque dans les années 1930, l'endormissement était mesuré de cette manière. La première technologie rudimentaire pour évaluer le sommeil est apparue sous la forme d'un actimètre à placer sous le matelas. Cet appareil reproduisait sur papier les mouvements du dormeur, à l'aide d'un crayon, comme le fait le sismographe lorsqu'il détecte les vibrations de la terre. Cette technique a permis aux chercheurs de montrer que les bébés dormaient différemment des adultes. Les effets du café et de l'effort physique ont également pu être détectés par cet actimètre.

Les années 1920 ont marqué un tournant. Le neuropsychiatre allemand Hans Berger décida alors d'approfondir les idées de Luigi Galvani. Ce physicien biologiste italien avait découvert au XVIIIe siècle que le courant électrique contractait les muscles (petite pensée à nouveau aux grenouilles qui lui ont servi de cobayes).

Un siècle après Galvani, le physiologiste britannique Richard Caton découvrit que le cerveau était aussi un organe électrique. Caton n'utilisa pas de grenouilles, mais des lapins, des chiens et des singes. En envoyant un petit courant électrique de manière précise vers différentes zones cérébrales, il arrivait à faire bouger différents membres chez ces animaux. Caton commençait à comprendre le fonctionnement mystérieux du cerveau. Plus important encore, peut-être, il remarqua que le cerveau produisait aussi lui-même de l'électricité.

Tous les prédécesseurs de Hans Berger jetèrent les fondations des travaux révolutionnaires que celui-ci allait mener. Il inventa l'électroencéphalogramme (EEG) et fut le premier à mesurer l'activité électrique du cerveau humain. Notre cerveau envoie un signal électrique très faible : les électrodes placées sur le crâne mesurent des valeurs en microvolts (µV), soit en millionièmes de volt. Ces signaux électriques sont des centaines de fois moins forts que ceux du cœur.

Berger réussit un exploit technologique en renforçant ces petits signaux pour pouvoir les lire, grâce à des amplificateurs électriques très puissants.

C'était un personnage fascinant, un chercheur à part entière, prêt à faire n'importe quoi au nom de la science. Il a même rasé son fils Klaus pour pouvoir placer des électrodes sur son crâne. Même sa fille Ilse est passée sous ses électrodes.

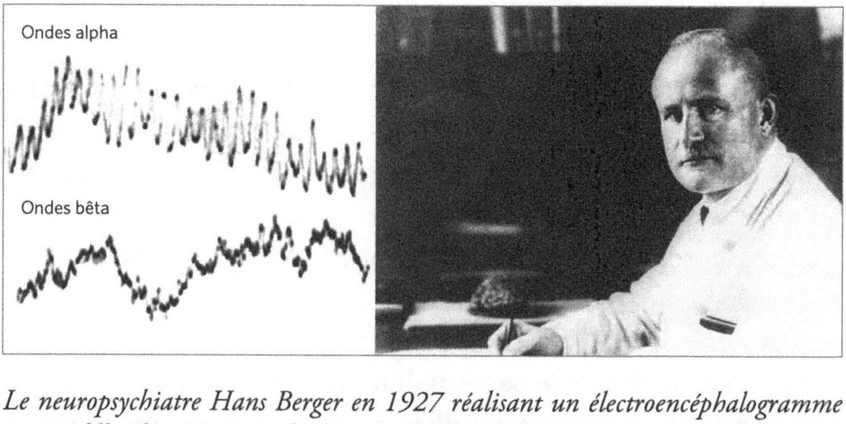

Le neuropsychiatre Hans Berger en 1927 réalisant un électroencéphalogramme sur sa fille Ilse. Le tracé du haut représente le signal électrique émis par son cerveau au repos (ondes alpha), celui du bas représente le calcul d'une somme (ondes bêta plus rapides).

À sa grande surprise, Berger vit apparaître différentes sortes d'ondes cérébrales. Lorsqu'il faisait effectuer une addition à ses enfants, les ondes avaient une fréquence supérieure à 14 Hz, soit plus de quatorze pics par seconde. Ces ondes rapides et irrégulières furent baptisées ondes bêta. À ce moment-là, le cerveau est en alerte.

Lorsque les enfants de Hans Berger fermaient leurs yeux, se détendaient et se reposaient, la fréquence des ondes cérébrales fluctuait entre 8 et 13 Hz. Il les appela les ondes alpha. (Soulignons que lorsque ses enfants fermaient les yeux et *simulaient* l'endormissement, les ondes bêta trahissaient leur état de veille.)

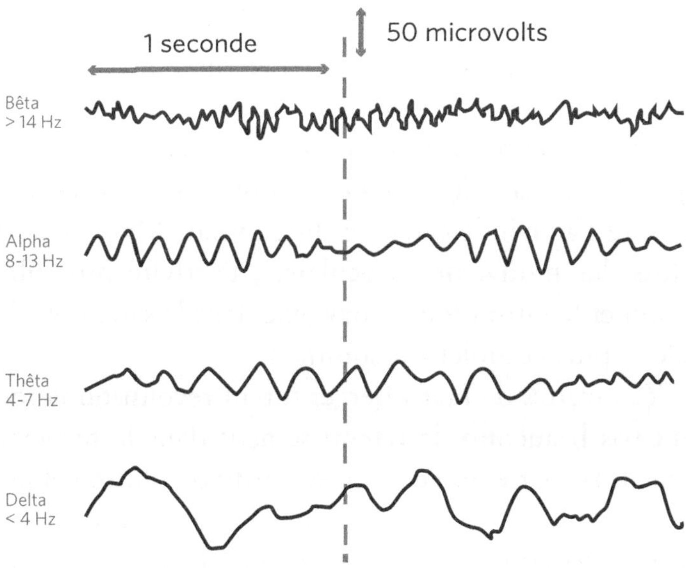

Typiquement, un signal EEG fluctue entre 10 et 100 microvolts, lorsqu'il est mesuré au niveau du cuir chevelu. La fréquence des ondes cérébrales ralentit au moment de l'endormissement. En état de veille, des ondes bêta rapides apparaissent tandis qu'au repos, yeux fermés, ce sont des ondes alpha plus lentes qui sont détectées. En cas de sommeil profond, ces fréquences ralentissent encore pour laisser place aux ondes thêta et delta.

Pendant le sommeil profond, Berger observa même des ondes encore plus lentes, inférieures à 4 Hz ; celles-ci furent baptisées ultérieurement ondes thêta et delta. Ainsi, Hans Berger fut le premier dans les années 1920 à constater que le cerveau humain émettait un autre signal pendant le sommeil. Des chercheurs l'avaient déjà observé chez des animaux auparavant, mais pas encore chez l'homme.

Berger en conclut qu'il pouvait désormais mesurer l'état de veille de l'être humain, mais c'était un peu prématuré. La question mérite en effet d'être plus nuancée. Les ondes électriques dans notre cerveau nous apprennent certaines choses sur le sommeil et l'état de veille, mais rien encore sur notre perception consciente. Voir ou non quelque chose, penser, ressentir ou non une émotion, autant de perceptions qu'il est beaucoup plus difficile de déduire d'un EEG classique. Hans Berger pensait pouvoir mesurer la différence lorsque ses enfants lisaient des phrases dans un livre ou se contentaient de regarder les lettres, mais ce ne fut pas le cas.

Aujourd'hui, dans les laboratoires du sommeil, nous mesurons encore l'activité électrique du cerveau. Mais nous examinons aussi les mouvements oculaires, l'activité musculaire, la respiration et la saturation en oxygène dans le sang pour brosser un tableau plus complet du sommeil.

Les découvertes de Hans Berger furent révolutionnaires, mais n'eurent pas beaucoup de retentissement dans la recherche sur le sommeil. Berger était aussi un scientifique plutôt solitaire qui travaillait sur son encéphalogramme dans le plus grand secret et qui partageait peu ses travaux avec ses collègues. Ce n'est qu'en 1929, cinq ans après ses premières expériences, qu'il publia ses résultats. Il n'était pas spécialement heureux de sa découverte ; il souffrait d'ailleurs de dépression et s'est pendu en 1941. Peu de scientifiques

C'est la phase du rêve et la phase des mouvements oculaires rapides – *rapid eye movement* ou REM en anglais.

suivirent les traces de Berger, sauf un : Nathaniel Kleitman, de l'Université de Chicago. En 1953, Kleitman et son étudiant Eugene Aserinsky découvrirent un peu par hasard le sommeil paradoxal. C'est la phase du rêve et la phase des mouvements oculaires rapides – *rapid eye movement* ou REM en anglais.

Cette découverte marqua une étape importante dans la recherche sur le sommeil. Grâce à Kleitman et Aserinsky, nous avons appris que notre cerveau était très actif pendant notre sommeil et que le sommeil comprenait plusieurs phases.

Le centre de régulation du sommeil

Plusieurs zones cérébrales régulent notre sommeil. Il n'y a donc pas que notre horloge interne. Il y a aussi une grande interaction entre différentes zones cérébrales.

LE TRONC CÉRÉBRAL

Le tronc cérébral est placé stratégiquement à la base du cerveau, au plus profond de la boîte crânienne. C'est là que se trouve le système d'activation de notre état de veille. Le tronc cérébral libère différents neurotransmetteurs qui favorisent notre vigilance et bombardent le restant de notre cerveau. Notre cerveau baigne littéralement dans les neurotransmetteurs. Certains freinent l'activité neuronale, d'autres au contraire la stimulent. Cette interaction très complexe est gérée à partir du tronc cérébral. Notre état de veille et notre sommeil, ou notre état quelque peu bizarre de sommeil paradoxal qui se situe entre les deux, dépendent de l'équilibre entre toutes ces substances.

En influençant ce cocktail, nous influençons aussi notre sommeil. L'antidépresseur Prozac, par exemple, agit sur les récepteurs de la sérotonine, ce qui peut rendre somnolent. D'autres antidépresseurs agissent sur la noradrénaline, ce qui peut avoir un effet stimulant.

Le fait que ces substances influencent notre sommeil montre bien qu'il y a un lien entre nos émotions et notre sommeil. Lorsque nous dormons, notre tronc cérébral arrête partiellement de libérer ces hormones.

L'HYPOTHALAMUS

L'hypothalamus contient des noyaux qui sont au repos le jour et qui commencent à s'agiter lorsque nous nous endormons. Par l'intermédiaire des neurotransmetteurs GABA, ceux-ci inhibent l'activité des autres neurotransmetteurs. Les GABA sont les freins de l'activité cérébrale.

LE PONT

Le *pont* est la partie verticale du tronc cérébral. Le sommeil paradoxal est induit par celui-ci par l'intermédiaire du neurotransmetteur acétylcholine. L'acétylcholine déclenche la phase de rêve. À ce moment-là, notre cerveau baigne dans une soupe chimique spécifique qui explique probablement pourquoi nos rêves sont toujours aussi bizarres.

En cas de lésion spécifique au niveau du *pont*, il est possible que le patient ne puisse plus connaître la phase de sommeil paradoxal.

LE THALAMUS

Le thalamus est un peu le centre relais du cerveau : toutes les informations externes perçues par les sens, ce que vous entendez, voyez et sentez au niveau de la peau, y transitent avant d'atteindre le cortex cérébral. (Les odeurs quant à elles vont directement à la matière grise.) Le thalamus relaie également nos mouvements et nos émotions. Pendant la phase de sommeil paradoxal, les noyaux moteurs et sensoriels corticaux sont très actifs, bien que l'effet ne soit perceptible que dans notre monde virtuel intérieur étant donné que nos muscles sont paralysés et que nous n'avons pas du tout conscience de notre environnement physique.

Pendant que vous rêvez, vous n'avez pas conscience de ce qui se passe autour de vous ; vous avez uniquement conscience de ce qui se passe dans votre cerveau. À ce moment-là, c'est le réseau des émotions qui est particulièrement actif. Mon ancien collègue neurologue Pierre Maquet fut le premier à le démontrer en 1996[1]. Ce sont ses travaux de pionnier qui m'ont attiré à Liège pour apprendre la technique des scans du cerveau chez les personnes endormies.

2

LES VAGUES DE L'OCÉAN DU SOMMEIL

> « Je pense que le sommeil était mon problème à l'école. Si l'école avait commencé plus tard, j'aurais pu terminer mes études. »
>
> George Foreman,
> ancien champion du monde de boxe.

En 1953, Nathaniel Kleitman et Eugene Aserinsky furent les premiers à mesurer, pendant une nuit complète, l'activité de cerveaux en train de rêver. Ils furent stupéfaits par leurs découvertes. L'activité cérébrale était tout simplement inouïe !

Ils constatèrent que notre sommeil se composait de quatre phases et que nos nuits étaient rythmées par quatre à six cycles, composés chacun de ces quatre phases.

Mais avant de pouvoir étudier le sommeil, il faut examiner le cerveau en état de veille. Que signifie, en effet, être éveillé ? En pratique, cela signifie que des milliards de cellules cérébrales sont prêtes à s'agiter. *Go ! Go ! Go !* On pense, on sent, on entend, on voit, et le cerveau réagit immédiatement.

En état de veille, il règne une activité assez chaotique dans le cerveau d'un point de vue électrique, comme si nos cellules cérébrales formaient un orchestre au sein duquel chaque musicien jouait sa propre partition. Il semble n'y avoir aucun chef d'orchestre pour diriger les musiciens, ou bien plutôt plusieurs

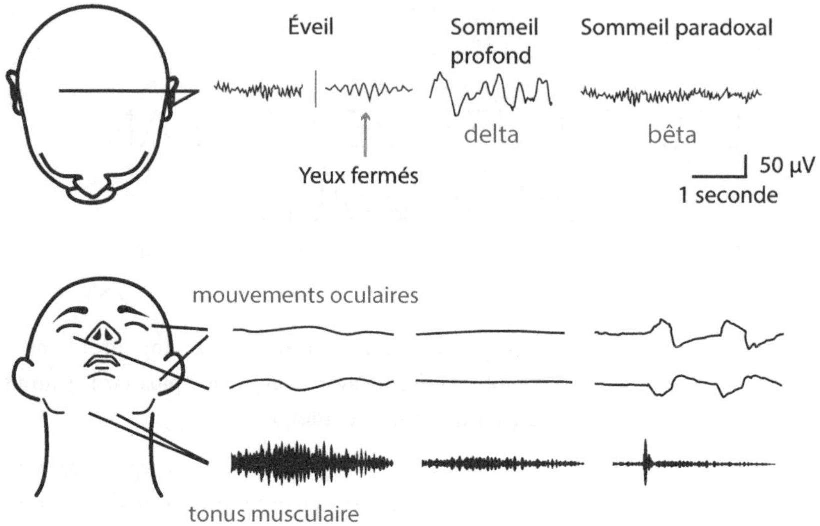

Lorsque les yeux sont fermés, nous observons des ondes alpha plus lentes. En phase de sommeil profond, nous constatons l'apparition des ondes delta tandis que, pendant le sommeil paradoxal, le cerveau montre à nouveau une activité plus intense. Les yeux bougent alors rapidement, et les muscles sont complètement détendus, même si de temps en temps l'on constate un petit sursaut de contraction musculaire.

chefs d'orchestre imposant chacun leur propre tempo. Notre cerveau s'active sans cesse sous de nouvelles impulsions, et son activité part tous azimuts.

C'est la fameuse activité bêta décrite pour la première fois par Hans Berger, il y a un siècle.

Pendant le sommeil, l'activité devient plus harmonieuse : les cellules cérébrales s'agitent de manière plus synchrone. C'est pour cette raison qu'apparaissent des ondes plus grandes et plus lentes qui vont de l'avant vers l'arrière du cerveau.

Plongeons-nous maintenant dans l'océan du sommeil !

Phase 1 : l'endormissement

La première phase du sommeil est une phase de transition, un demi-sommeil, disons. Nous savons que le sommeil nous guette et qu'à tout moment nous pouvons nous endormir. En témoignent toutes ces personnes qui piquent du nez dans le train ou lors d'une réunion ennuyeuse. Vous avez aussi sûrement déjà fait l'expérience de ce moment où vous sentez que votre vigilance diminue fortement. Vos muscles se détendent, votre respiration et votre rythme cardiaque diminuent. Votre corps sursaute parfois un peu, mais il s'agit d'un petit spasme que vous ne remarquez pas, contrairement aux personnes autour de vous : vos yeux font des mouvements lents et verticaux. J'ai pu le constater chez mes enfants. Les yeux des bébés restent effectivement parfois à moitié ouverts pour ne laisser entrevoir que le blanc de l'œil.

Au cours de cette première phase du sommeil, il est très facile de se réveiller. Certains disent d'ailleurs qu'ils se sont assoupis quelques minutes tandis que d'autres le contestent fermement. Pourtant, le nier ne sert à rien : au cours de cette phase, l'activité cérébrale ralentit, et la fréquence des ondes normales bêta passe de 8-13 Hz à 3-7 Hz. Ce sont les ondes alpha, qui traduisent une certaine tranquillité de l'esprit.

Par expérience, je sais que l'on perd, à ce moment-là, suffisamment conscience pour heurter une rambarde et se réveiller aussitôt la peur au ventre. Ces microsommeils sont extrêmement dangereux au volant : en quelques secondes, la vie peut basculer.

Alors que vous sentez le sommeil s'emparer de vous, vous entrez dans un univers presque onirique. Vous avez l'impression de rêver, mais votre activité cérébrale ne ressemble pas à celle observée au cours du sommeil paradoxal. Il s'agit davantage d'hallucinations, moins empreintes d'émotions et moins bizarres que les rêves classiques. Nous parlons d'hallucinations hypnagogiques. Des études ont révélé que ces rêves concernaient souvent des événements qui s'étaient produits au cours des derniers jours.

Ces hallucinations perturbent également notre sens de l'équilibre : nous avons véritablement l'impression de *tomber* endormis. Quand j'apprenais à plonger en eaux profondes, je me voyais souvent sauter dans l'eau au cours de cette phase d'endormissement.

Il arrive souvent que les gens se voient faire du vélo, se promener ou skier et qu'ils aient l'impression tout d'un coup de chuter. Avant de voler par terre, ils se réveillent en sursaut, souvent en faisant un soubresaut des bras ou des jambes. Les gens décrivent parfois cette expérience comme une chute dans un trou noir. La plupart du temps, les gens s'assoupissent à nouveau immédiatement.

Pendant cette phase de demi-sommeil, de nouvelles associations ou différentes idées intéressantes jaillissent dans notre esprit.

Pour les insomniaques, cette phase d'endormissement est souvent une phase critique. Un seul petit bruit suffit pour les tirer de leur sommeil ou bien des idées intéressantes prennent soudainement une tournure inquiétante et les empêchent de s'endormir.

Hélas, il n'est pas possible de forcer l'endormissement. S'il est possible de se donner à fond pour réussir au travail, dans ses études ou dans le sport, ce n'est malheureusement pas le cas pour l'endormissement. Plus vous essaierez de dormir, plus il vous sera difficile de vous endormir. Le défi consiste à vous mettre dans le meilleur état d'esprit et les meilleures conditions possible et de vous laisser submerger par le sommeil pour tout doucement sombrer dans les bras de Morphée. Bref, il faut lâcher prise !

S'endormir d'un coup est un talent en soi que tout le monde n'a pas. Certains touchent à peine l'oreiller qu'ils s'endorment immédiatement. À peine quelques minutes plus tard, ils ont déjà atteint la phase du sommeil léger.

Phase 2 : le sommeil léger

L'activité cérébrale continue de ralentir au cours de cette phase. Vous n'avez alors plus vraiment conscience de ce qui se passe autour de vous, mais vous pouvez toujours vous réveiller très facilement. Si vous réveillez quelqu'un au cours de cette phase, il est fort probable qu'il vous dise qu'il dormait bel et bien. Ce sommeil léger constitue la majeure partie de notre sommeil.

Sur l'électroencéphalogramme (EEG), nous pouvons voir des ondes lentes, les fameuses ondes thêta dont la fréquence oscille entre 4 et 7 Hz. Au cours de cette phase, apparaissent de temps en temps des complexes K et des fuseaux ou *spindles*. Ce sont des pics très élevés suivis d'un creux important.

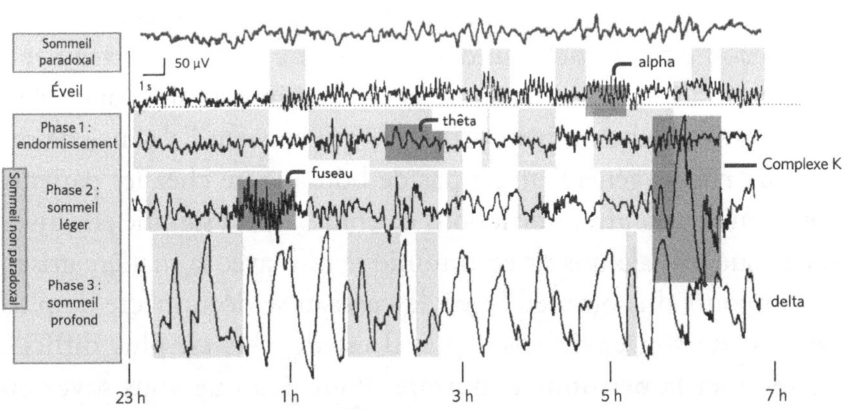

Enregistrement de l'activité cérébrale (de l'auteur) pendant le sommeil. À partir du moment où il « se détend » et ferme les yeux, nous voyons que le rythme rapide des ondes bêta ralentit pour laisser place à des ondes alpha plus lentes. Lors de l'assoupissement, l'EEG révèle une activité cérébrale encore plus lente ; ce sont les ondes thêta. La phase de sommeil léger révèle également l'apparition de fuseaux et de complexes K plus amples et plus lents (il s'agit souvent de réaction à des stimuli extérieurs, par exemple des bruits dans la chambre à coucher). C'est au cours de la phase de sommeil profond que l'activité cérébrale est la plus lente. Elle se traduit par des ondes de grande amplitude. Ce sont les ondes delta. Lors du sommeil paradoxal, l'activité cérébrale fait apparaître des fréquences à nouveau plus rapides.

Nous pensons que ces complexes K contribuent à la poursuite du sommeil. Ils inhibent la réaction de notre cortex cérébral aux stimuli externes, sauf si ces signaux s'apparentent à un danger imminent. Ces complexes K joueraient également un rôle dans le processus de mémorisation et du traitement de nouvelles informations acquises les derniers jours. Après avoir été soumis à toutes sortes de stimulations, notre cerveau doit traiter et mémoriser de nombreuses données.

Les *spindles* apparaissent généralement après les complexes K. Ils se composent de nombreuses oscillations courtes et rapides. L'activité cérébrale atteint à nouveau très brièvement une fréquence située entre 12 et 15 Hz. Au début, ces fuseaux sont encore très irréguliers.

Ces fuseaux traduisent la communication entre notre thalamus, au plus profond de notre cerveau, et le cortex cérébral. Cette connexion est essentielle au développement de notre cerveau et à la rétention des souvenirs conscients. Nos études, ainsi que celles de nombreux laboratoires, ont révélé que souvent l'absence de ces fuseaux n'était généralement pas de bon augure chez les patients comateux ou souffrant de lésions cérébrales. Cela signifie effectivement que le thalamus ne communique plus avec la matière grise[1].

Au cours du sommeil léger, le cerveau se déconnecte de plus en plus de son environnement. Il est de plus en plus difficile de réveiller la personne endormie. Pour peu que vous soyez en manque de sommeil, vous plongerez rapidement dans la phase de sommeil profond après l'assoupissement.

Phase 3 : le sommeil profond

Une nouvelle onde apparaît généralement 10 à 15 minutes après le premier fuseau. Il s'agit de l'onde delta, qui ressemble un peu à un grand triangle. Le sommeil profond se caractérise effectivement par un graphique en dents de requin. Les ondes delta ressemblent à des vagues en pleine mer, hautes et régulières. Au bout de quelques minutes, elles ont complètement remplacé les ondes thêta. Le sommeil profond est alors atteint. Au cours de cette troisième phase, votre cerveau est complètement déconnecté de votre environnement.

Votre respiration est lente et étonnamment régulière. Votre corps est en pilotage automatique : le tronc cérébral a pris le contrôle de la majeure partie de votre organisme. Comme dans un avion, le pilote automatique surveille quelques paramètres et intervient si nécessaire. Le cerveau et les artères principales mesurent le taux sanguin d'oxygène et de CO_2, et le cerveau interprète ces signaux pour déterminer le rythme de la respiration. Votre cœur bat lentement et régulièrement. Votre température corporelle est stable.

Si personne ne vient vous déranger, vous resterez dans cette phase de sommeil profond pendant 30 à 40 minutes. C'est au cours de cette phase qu'il est le plus compliqué de réveiller quelqu'un, car l'activité du réseau de la conscience est considérablement réduite. Les yeux ne bougent plus, et il n'y a quasiment plus d'activité musculaire. Si l'on vous réveille à ce moment-là, vous serez désorienté(e) et vos réactions seront plus lentes. Quel nouveau parent peut dire qu'il n'a jamais vécu ce phénomène de confusion nocturne causé par les pleurs de son enfant ?

Le fait qu'il soit si difficile de réveiller quelqu'un pendant son sommeil profond est peut-être la raison pour laquelle notre sommeil se compose de plusieurs cycles. Selon une théorie, nos ancêtres dormaient à différents moments. Peut-être notre cerveau ne peut-il pas rester plongé dans un sommeil profond trop longtemps ? Mais il y a un autre facteur à prendre en considération : pour nos ancêtres, rester plongés plusieurs heures d'affilée dans un état duquel il est difficile de sortir représentait un danger important. Les prédateurs en auraient évidemment profité pour les assaillir. Plus tard, ces cycles de sommeil éparpillés se seraient rapprochés pour finalement ne former qu'un seul bloc.

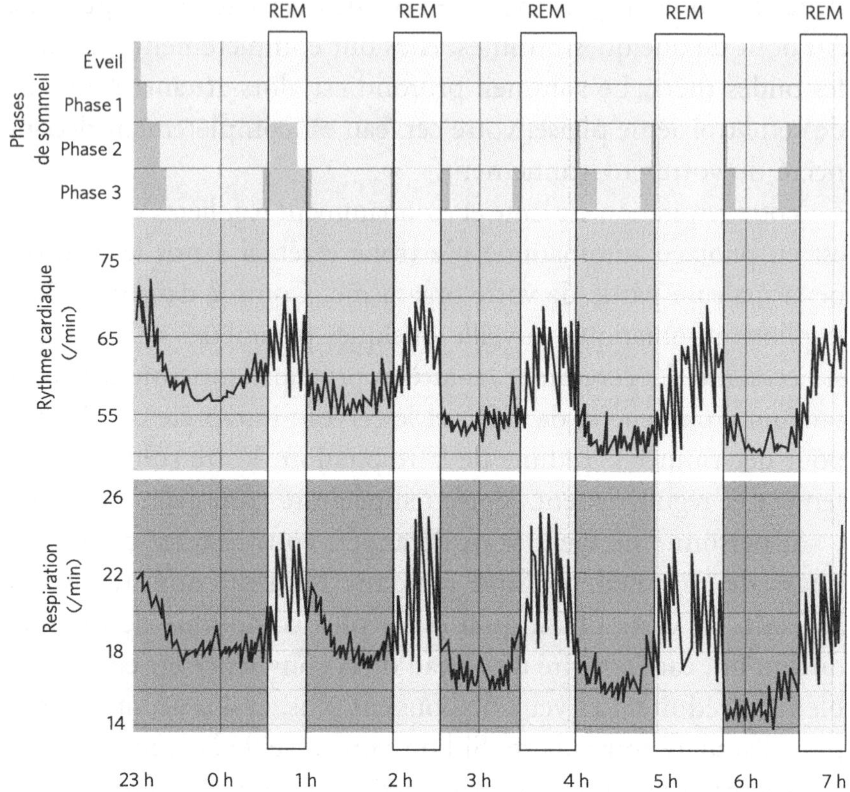

Illustration des différentes phases du sommeil qui s'installent progressivement : endormissement (phase 1), sommeil léger (phase 2), sommeil profond (phase 3) et enfin sommeil paradoxal ou REM (qui traduit une respiration et un rythme cardiaque plus irréguliers). Ici, nous voyons que la nuit se compose de cinq cycles, avec un sommeil plus profond en début de nuit et un sommeil plus paradoxal et plus long vers le matin (et donc plus de rêves).

Au cours du sommeil profond, la fréquence des ondes cérébrales diminue pour osciller entre 0,5 et 2 Hz et ne dépasse jamais les 4 Hz. Ces ondes delta lentes sont très régulières, au rythme d'une onde environ par seconde. Elles ont une grande amplitude, avec des pics de plus de 75 microvolts. Nous plongeons littéralement dans l'immense océan du sommeil profond.

Plus le sommeil est profond, plus les ondes sont hautes et lentes. Il peut s'écouler jusqu'à 12 secondes entre deux pics.

À Liège, nous avons été les premiers à utiliser un EEG à haute densité avec plus de 250 électrodes pendant le sommeil et l'anesthésie générale. Nous avons ainsi pu obtenir une image extrêmement détaillée de l'activité cérébrale pendant ces phases. Lors de ces études, menées conjointement avec nos collègues de l'Université de Wisconsin-Madison, nous avons observé que les ondes lentes du sommeil profond prenaient naissance normalement à l'avant du cerveau pour ensuite se diriger vers l'arrière du cerveau.

Une onde se trouve à peine à mi-chemin dans le cerveau qu'une autre apparaît déjà. Dans les creux entre deux ondes, l'activité cérébrale est presque à l'arrêt. Près d'une fois par seconde, notre système est donc inactif, et, selon le moment, il y a beaucoup ou pas du tout d'activité électrique. C'est précisément cette alternance qui renforcerait les connexions entre les cellules nerveuses[2].

Nous avons également utilisé ces EEG à haute densité chez des patients souffrant de lésions cérébrales. Nous supposons que les ondes delta jouent un rôle au niveau de la neuroplasticité et de la récupération après une lésion cérébrale[3]. Le sommeil profond joue de toute façon un rôle de récupération essentiel au niveau du cerveau et du corps en général. C'est la phase qui nous permet de nous sentir reposés. Parfois, nous avons l'impression d'avoir dormi très peu, contrairement à ce qu'indique le réveil sur la table de nuit. Il est fort probable, le cas échéant, que vous n'ayez pas suffisamment eu de phases de sommeil profond. L'inverse est également possible : certaines personnes se sentent complètement reposées après 6 heures de

Parfois, nous avons l'impression d'avoir dormi très peu, contrairement à ce qu'indique le réveil sur la table de nuit.

sommeil, probablement parce qu'elles ont eu suffisamment de phases de sommeil profond. La plupart d'entre nous connaissent moins de phases de sommeil profond en vieillissant.

Peut-on donc en conclure que nous sommes reposés après le sommeil profond ? Non, car il reste une dernière phase, particulièrement fascinante : la phase de sommeil paradoxal (REM) ou la phase des rêves.

Phase 4 : le sommeil paradoxal

Les ondes thêta succèdent à nouveau aux ondes lentes delta du sommeil profond, entraînant des complexes K et des fuseaux dans leur sillage. Le cerveau est à nouveau plus actif. Nous semblons à nouveau dans un sommeil léger, mais il se produit quelque chose de particulier dans le cerveau. Le sommeil paradoxal commence, et nous nous mettons à rêver.

C'est la phase du sommeil qui me fascine le plus.

Avec ses électrodes, Hans Berger n'avait pas détecté le sommeil paradoxal, contrairement à Nathaniel Kleitman et Eugene Aserinsky : sur leur EEG, ils avaient constaté que les ondes s'accéléraient comme au moment de l'endormissement. Toutefois, il est tout aussi difficile de réveiller quelqu'un dans cette nouvelle phase que dans la phase de sommeil profond. Si vous vous réveillez au cours de cette phase, vous pourrez généralement raconter votre rêve.

Outre cette activité cérébrale intense frappante, Kleitman et Aserinsky ont aussi remarqué que les yeux de leurs cobayes bougeaient très rapidement, ce qui n'était pas le cas pendant le sommeil profond. Le concept de « REM » ou *rapid eye movement* était né. Personne ne l'avait remarqué auparavant. Pourtant, on peut voir clairement bouger, sous leurs paupières, les yeux des animaux domestiques et des enfants qui rêvent.

Bien que notre cerveau soit très actif à ce moment-là, nos muscles sont complètement paralysés. C'est un peu comme les patients qui souffrent du *locked-in syndrome* ou syndrome d'enfermement. Ils présentent une lésion au niveau du tronc cérébral qui assure le relais entre le cerveau et la moelle épinière. Cette lésion interrompt toutes les voies motrices. Les personnes atteintes de ce syndrome en sont réduites à vivre avec un cerveau actif dans un corps paralysé[4]. Nous constatons des similitudes lors du sommeil paradoxal : dans vos rêves, vous bougez, mais un commutateur au niveau du tronc cérébral empêche ces signaux d'arriver jusqu'aux muscles. Seuls vos muscles oculaires, votre diaphragme et les petits muscles de votre oreille interne ne sont pas paralysés.

Bien qu'il soit impossible de bouger, l'activité électrique cérébrale observée pendant cette phase ressemble fort à celle d'un cerveau actif et alerte. C'est pour cette raison que l'on parle de sommeil paradoxal.

La première phase de sommeil paradoxal intervient en moyenne 90 minutes après l'endormissement. Cette phase dure plus ou moins 15 minutes et complète le premier cycle de sommeil. Le deuxième cycle commence immédiatement à la suite du premier.

Pendant le sommeil paradoxal, l'homme et la femme connaissent un phénomène d'afflux de sang important au niveau des parties génitales. La fameuse érection matinale est donc simplement la dernière érection nocturne qui vient clôturer le dernier cycle de sommeil.

Phase 5 : l'éveil

Le réveil constitue-t-il la dernière phase de notre sommeil ou la première phase de notre état de veille ?

Réponse : les deux. En effet, comme presque tout ce qui se passe dans notre cerveau, le réveil s'inscrit dans un processus continu.

Notre cerveau ne passe pas directement de l'éveil au sommeil et vice-versa : nous n'avons pas d'ampoule dans le cerveau qui s'allume ou s'éteint instantanément. Notre état de conscience n'est pas non plus binaire, mais traduit davantage la corrélation entre plusieurs variables. Même la technologie la plus poussée ne parvient pas à déterminer spontanément le moment précis où quelqu'un s'endort ou se réveille. C'est un processus graduel, non linéaire, qui peut prendre plusieurs minutes. Grâce à l'imagerie fonctionnelle, qui nous a permis à Liège de devenir pionniers en la matière, nous avons pu voir que certaines zones du cerveau étaient plus ou moins en éveil pendant les différentes phases du sommeil. Certaines zones sont très actives, d'autres, par contre, sont un peu à la traîne. Lorsqu'une zone du cerveau dort encore, nous parlons d'inertie du sommeil. Ce phénomène vous est peut-être familier si vous êtes quelqu'un qui a besoin de temps le matin pour s'éveiller ou d'un bon café pour être en forme.

Je trouve personnellement que l'expression « inertie du sommeil » est particulièrement bien choisie. Prenons la première loi de Newton qui dit que tout corps persévère dans l'état de repos. Eh bien, nous aussi, parfois nous préférerions persévérer dans notre sommeil et rester au lit.

L'irrigation complète du cerveau peut prendre jusqu'à 20 minutes. C'est principalement au niveau du lobe préfrontal qu'il faut le plus de temps. Lors de ce lent démarrage, vos fonctions cognitives, telles que la réflexion et la prise de décision, ainsi que votre habileté, ne sont pas encore enclenchées. Vous avez besoin de temps et peut-être même d'un café avant de pouvoir commencer la journée.

Tant au moment du réveil qu'au moment de l'endormissement, le cerveau se trouve dans une phase de transition très intéressante. Il baigne alors effectivement dans un cocktail chimique unique d'où peuvent jaillir des associations et des idées très novatrices. Plusieurs artistes s'en inspirent, mais j'y reviendrai plus tard.

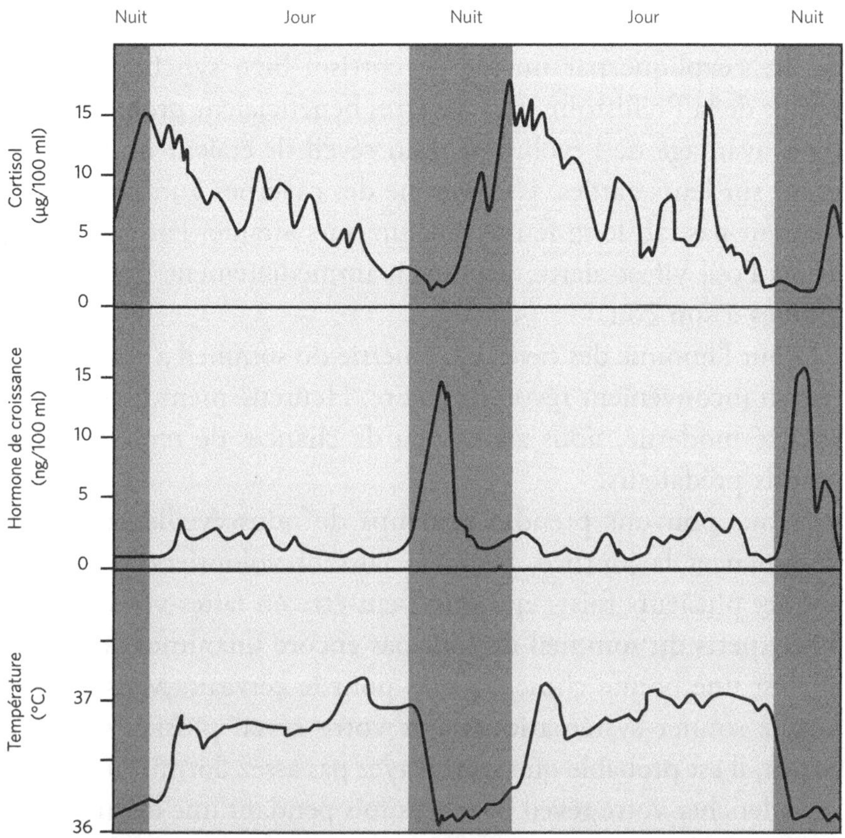

Juste avant le réveil, le cortisol, qui est l'hormone du stress, augmente de manière spectaculaire pour nous préparer à entamer la journée. Pendant la nuit, le cerveau libère l'hormone de croissance, et notre température corporelle chute.

Juste avant le réveil, le cortisol qui est l'hormone du stress augmente de manière spectaculaire. C'est cette même hormone qui accentue notre vigilance quand nous devons passer un examen difficile, présenter un projet ou lorsque nous sommes coincés dans un embouteillage. En cas de conflit, l'hormone du stress nous prépare aussi à combattre ou à fuir. La glycémie s'élève, le sang afflue vers nos muscles et notre cœur s'emballe. Notre pression sanguine augmente également. Cette réponse au stress nous permet d'entamer une nouvelle journée avec énergie.

Le fait que certaines personnes soient si dynamiques au saut du lit s'explique par un pic de cortisol bien synchronisé. Au temps de la Préhistoire, nos ancêtres bénéficiaient probablement d'un avantage de l'évolution si au réveil ils étaient immédiatement sur leurs gardes. Un homme des cavernes à moitié éveillé n'aurait pas fait long feu devant un ours affamé. Par contre, en ayant l'œil vif et alerte, il pouvait immédiatement prendre ses jambes à son cou.

Pour l'homme des cavernes, l'inertie du sommeil a résolument été un inconvénient révolutionnaire. Heureusement, dans notre société moderne, nous avons peu de chances de rencontrer de grands prédateurs.

Nous pouvons prendre le temps de nous éveiller avant de commencer la journée. Certains laissent volontiers leur réveil sonner plusieurs fois – qui sait, peut-être en faites-vous partie ? Les experts du sommeil ne sont pas encore unanimes pour dire si c'est une bonne chose ou non pour le cerveau. Mais si vous laissez sonner systématiquement votre réveil plusieurs fois le matin, il est probable que vous n'ayez pas assez dormi. Au lieu de réenclencher votre réveil plusieurs fois pendant une demi-heure, vous feriez mieux de vraiment dormir. Le matin, nous ressentons aussi souvent l'envie d'uriner. Grâce à l'hormone antidiurétique qui stimule les reins à concentrer davantage l'urine, nous n'avons normalement pas besoin de nous lever la nuit pour vider notre vessie. Cette hormone nous permet de rester 8 heures sans la vider. Comme l'urine est beaucoup plus concentrée, elle est aussi très foncée le matin. Vous n'avez qu'à faire le test !

En vieillissant, il arrive que l'on doive se lever plus souvent la nuit pour aller aux toilettes. Non seulement cela perturbe le sommeil, mais cela augmente aussi le risque de chute.

Certaines zones du cerveau dorment plus profondément que les autres

Un cycle de sommeil complet dure de 1 heure et demie à 2 heures environ. Une nuit se compose donc de quatre à six cycles, qui se composent tous de quatre phases. Ces phases, par contre, ne sont pas toutes identiques. Chez les jeunes et les personnes plus âgées, nous voyons que le sommeil profond se profile davantage en début de nuit et que, vers le matin, il y a davantage de sommeil paradoxal. Pourquoi est-ce ainsi ? Nous ne le savons pas vraiment. Quoi qu'il en soit, le cerveau s'active de plus en plus vers le matin.

Ces quatre phases du sommeil qui caractérisent chaque cycle sont en fait une manière de simplifier les choses. Lorsque nous examinons les ondes cérébrales, le cerveau semble être dans un état bien spécifique, mais en fait nous savons désormais que la réalité neurologique est bien plus complexe. Le cerveau ne suit pas effectivement à la lettre les différentes phases : les zones du cerveau ne se trouvent pas toujours au même stade au même moment.

Une zone peut se situer dans le sommeil profond, tandis qu'une autre peut avoir déjà commencé la phase de sommeil paradoxal. C'est ce qui explique pourquoi certaines personnes ont l'impression que leurs pensées vont dans tous les sens ou qu'elles rêvent aussi très sommairement pendant le sommeil profond.

Le fait que certaines zones cérébrales sont éveillées alors que le reste du cerveau dort profondément peut provoquer des phénomènes bizarres comme le somnambulisme, des angoisses nocturnes ou la paralysie du sommeil.

En cas de rêves lucides, à savoir le fait de rêver consciemment – j'y accorde un chapitre entier plus loin dans le livre –, le cortex cérébral préfrontal serait déjà en état de veille alors que le restant du cerveau serait encore plongé dans le sommeil paradoxal.

Parfois, le commutateur qui nous empêche de bouger pendant que nous rêvons s'enraye. Du coup, nous nous réveillons et avons l'impression d'être complètement paralysés. Ce phénomène s'appelle la paralysie du sommeil. C'est souvent une expérience très angoissante. Ce n'est absolument pas dangereux, mais lorsque cela arrive, vous pourriez avoir l'impression d'étouffer (bien que vous en ayez l'impression, vous n'êtes absolument pas en danger de mort). Ceux à qui cela arrive sont parfois convaincus qu'ils vont mourir. Nous avons pu voir dans le cadre des études que nous avons menées que certains rapportaient des expériences typiques de mort imminente[5]. Si vous avez déjà fait ce genre d'expérience, n'hésitez pas à les partager avec notre équipe.

Certaines personnes nous ont aussi raconté avoir cru voir, pendant une paralysie du sommeil, un monstre écrasant leur poitrine. Ils voulaient crier, mais aucun son ne sortait de leur bouche. Ils n'arrivaient qu'à bouger les yeux.

Heureusement, cette phase passe souvent toute seule. De même, si quelqu'un vous touche ou vous parle à ce moment-là, la paralysie cesse immédiatement, et vous retrouvez le contrôle de votre corps. Aucun souci, donc, si cela vous arrive, même si ce type d'expérience peut être très angoissant.

L'inverse peut également se produire : il se peut que le commutateur saute pendant le sommeil paradoxal et que vous viviez physiquement vos rêves. Comme vous pouvez le constater, le sommeil n'est pas fait d'un seul bloc se caractérisant par une perte de conscience totale.

Surfer sur la bonne vague... cérébrale

Un surfeur qui attend la bonne vague doit la guetter et prendre suffisamment de vitesse pour la surfer. S'il attend trop longtemps, il risque de la rater et de la voir rouler sous lui.

C'est ce que j'ai ressenti en faisant mes recherches sur le sommeil au Cyclotron. Le « Cyclotron » fait référence au cyclotron que possède le Centre de recherches du cyclotron de l'Université de Liège. Cet engin est un accélérateur compact de particules qui produit les isotopes radioactifs dont nous avons besoin pour les PET-scans.

Il a fallu une armée de chercheurs, chacun expert dans son domaine, de l'ingénieur au chimiste en passant par le radiopharmacien, pour pouvoir injecter un marqueur radioactif à des volontaires sains pendant leur sommeil.

Ce marqueur devait être le moins radioactif possible et avoir une demi-vie très courte. Au bout de deux minutes, la radioactivité devait être réduite de moitié ; après quatre minutes, il ne devait plus y avoir que la moitié de la moitié, et ainsi de suite. Le cyclotron devait pouvoir produire cette matière à tout moment et la diluer dans l'eau. Cette eau devait avoir le bon taux d'acidité et la bonne proportion de sels pour pouvoir être injectée dans les veines sans provoquer de réaction toxique.

Le seul fait d'associer tous ces appareils et de les faire fonctionner ensemble mérite le prix Nobel.

Pour les volontaires, cette étude n'était pas de tout repos non plus. La journée, ils devaient effectuer pendant des heures toutes sortes de tâches à l'ordinateur avant de pouvoir s'endormir sur le dos sur la table étroite d'examen de notre scanner cérébral. Vu que ce scanner était très sensible, ils ne pouvaient presque pas bouger la tête la nuit, quelques millimètres tout au plus. Tous les volontaires portaient un masque spécial, fabriqué sur mesure, qui était vissé à la table d'examen pour que leur tête reste bien droite et ne bouge pas.

Et ce n'est pas tout : nous avions également mis un sac de sable sur leur bras gauche pour qu'il reste bien droit. Nous y avions effectivement placé un cathéter pour pouvoir leur injecter le marqueur radioactif automatiquement à l'aide d'une pompe que je contrôlais depuis l'autre côté d'un mur en plomb.

Essayez seulement de vous endormir de cette manière ! C'est un sacré défi !

Vu que l'examen était très délicat, nous avons fait appel à des vétérinaires et des scouts. Les vétérinaires n'ont pas peur des cathéters et des injections, et les scouts peuvent s'endormir partout, même sur une table d'examen inconfortable avec un masque sur le visage et un poids sur le bras.

Pourtant, tout ne s'est pas toujours passé comme prévu, malgré cette configuration complexe. Les vétérinaires et les scouts se sont parfois plaints de ne pas trouver le sommeil. C'est pourquoi nous les avons fait d'abord dormir deux nuits dans le scanner sans cathéter pour qu'ils puissent s'habituer à leur nouvel environnement (peu confortable) pour la nuit.

Pendant la première nuit, ils portaient le masque, et nous avons placé des électrodes – 28 sur la tête, 4 autour des yeux, 2 sur le menton et 3 sur la poitrine – pour pouvoir suivre leur sommeil.

Si celui-ci était suffisamment stable, ils pouvaient revenir le lendemain pour une nouvelle nuit. Je leur plaçais alors un sac de sable sur le bras. Et dès qu'ils parvenaient à s'endormir profondément, ils revenaient pour une troisième nuit pour le véritable examen.

Cela m'a donc pris chaque fois trois nuits sans sommeil pour réaliser une nuit de scanner. C'était la seule façon d'augmenter nos chances d'avoir des scans fructueux.

Même lorsque tout se passait comme prévu, il est arrivé que le cyclotron ou l'ordinateur décide de nous lâcher. Dans les années 1990, les ordinateurs n'avaient même pas la puissance de calcul d'un smartphone d'aujourd'hui.

Cette étude a demandé de gros investissements parce qu'il fallait rémunérer les volontaires et les chercheurs. Il fallait aussi payer les machines. Mais le résultat fut à la hauteur de nos espérances. Quelque chose d'incroyable s'est produit pendant que nos volontaires dormaient avec leur masque sur le visage, un sac de sable sur le bras et un cathéter sous la peau : j'ai pu voir le moment où ils sont entrés dans un sommeil profond. C'était à ce moment précis que je devais appuyer sur le bouton pour lancer le cyclotron et injecter le marqueur radioactif. Et tout a été enregistré. Toute la procédure se déroulait la nuit. J'étais alors seul derrière mon écran d'ordinateur et mon EEG, entouré de machines et de personnes endormies. Je devais surveiller leur activité cérébrale électrique pour savoir précisément quand je devais enclencher les machines pour faire un scan. Même si nous connaissions heureusement l'ordre des phases du sommeil, je devais rester très concentré.

Il ne fallait pas se tromper parce que l'on ne pouvait injecter le produit radioactif que douze fois maximum à une seule et même personne. Trois scans étaient réalisés en état de veille, puis trois lors de leur phase de sommeil léger, trois pendant leur sommeil profond et trois pendant leur sommeil paradoxal. Il n'y avait donc pas beaucoup de marge d'erreur possible.

J'ai d'abord vu apparaître les ondes alpha à l'écran : les volontaires étaient en train de se détendre. Deux à cinq minutes plus tard sont apparues les ondes thêta, les complexes K et les fuseaux. Les volontaires avaient alors atteint la phase de sommeil léger. Dix minutes plus tard, ce fut le tour des ondes delta. Nos dormeurs étaient dans leur phase de sommeil profond et ils allaient y rester pendant 30 à 40 minutes. Je ne vous cache pas ma satisfaction quand je voyais apparaître ce schéma à l'écran. Je pouvais alors aller me chercher un café et lancer le premier scan.

Après la première phase de sommeil profond, suivait une phase de sommeil paradoxal de 5 à 10 minutes qui clôturait le premier cycle de sommeil.

Le sommeil paradoxal était la phase dont nous voulions étudier les effets sur la mémoire. Mais le sommeil paradoxal est principalement stable le matin. C'était aussi le moment où moi-même, à cause de la fatigue, j'avais le plus de difficulté à rester éveillé. Pour notre étude, il fallait que nos volontaires rêvent de manière stable au moins pendant 3, voire 5 minutes de préférence.

Le défi consistait donc pour moi à prévoir au mieux quand nos dormeurs allaient se trouver dans une phase stable de rêve.

Le défi consistait pour moi à prévoir au mieux quand nos dormeurs allaient se trouver dans une phase stable de rêve. Je pouvais alors lancer la procédure consistant à diluer l'isotope radioactif dans l'eau qui allait ensuite être injectée automatiquement. Je pouvais ensuite démarrer le scanner.

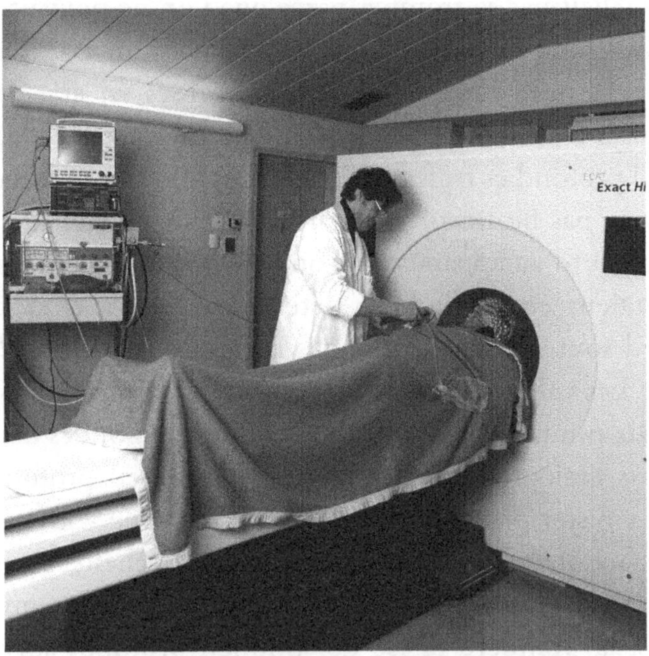

Examen du sommeil dans le PET-scan au Centre de recherches du cyclotron. © Université de Liège.

Cette procédure devait aussi être accomplie avec succès chez un nombre suffisant de volontaires pour pouvoir analyser suffisamment de données. Un scan réussi n'est pas assez pertinent d'un point de vue statistique pour servir de base à de grandes découvertes. Néanmoins, en constatant un schéma similaire chez une dizaine de cobayes, on peut en déduire que l'on est en voie de découvrir quelque chose de marquant[6]. À l'époque, mes expériences sur le sommeil m'ont évidemment empêché de dormir et de me reposer convenablement. Mais, depuis, nous sommes passés aux IRM fonctionnelles pour observer le fonctionnement du cerveau. Nous ne devons plus injecter de produit radioactif. Par contre, le scanner fait énormément de bruit, et nous n'avons pas encore réussi à créer les meilleures conditions pour observer de manière approfondie le cerveau de personnes endormies.

Les harmonies de notre cerveau

Les courbes de notre cerveau dessinées par l'EEG semblent assez abstraites. Mais imaginez que chaque onde de l'activité électrique de notre cerveau représente la musique crescendo d'un orchestre, rythmée par le son lent d'un tambour avant d'adopter un rythme plus soutenu.

Au moment où vous êtes en état de veille, l'orchestre semble jouer de manière asynchrone et interpréter toutes sortes de sons qui retentissent en même temps. D'un côté les trompettes qui claironnent, de l'autre les cordes qui s'en donnent à cœur joie, et au milieu le piano capricieux qui n'en fait qu'à sa tête. Pendant que vous dormez, l'ensemble bourdonne pourtant harmonieusement. Tout le cerveau suit le même rythme qui tantôt s'accélère, tantôt ralentit.

C'est la caractéristique d'un cerveau qui se trouve dans un état de conscience réduite. Nous observons d'ailleurs ce même phénomène uniforme chez les patients anesthésiés et comateux.

N'y aurait-il pas là une magnifique partition à écrire ?

C'est ce qu'a d'ailleurs fait un collègue chercheur parisien du projet européen d'envergure Human Brain Project dans le cadre du projet Spikiss. Il peut désormais convertir les ondes de votre activité cérébrale en musique et vous proposer un CD personnalisé.

Ce projet se situe à la frontière entre l'art et les sciences médicales, mais cette musique lente et fluide peut vous aider à vous endormir.

3

À LA RECHERCHE DE NOTRE ÉTAT DE CONSCIENCE

« Ne vous battez pas avec l'oreiller, posez plutôt la tête dessus et expulsez tous vos soucis hors du lit. »

Elie Wiesel (1928-2016),
survivant de l'Holocauste,
lauréat du prix Nobel de la paix.

Notre sommeil ouvre une fenêtre sur notre état de conscience. Même si spontanément nous pensons au coma, à l'anesthésie et aux substances psychédéliques, le sommeil reste la forme la plus classique de perte de conscience. En même temps, l'inconscience n'est pas totale puisque l'on rêve en dormant. Pourtant, nombreux sont ceux qui considèrent encore le sommeil comme une absence de conscience. Or il ne peut s'y limiter.

C'est précisément parce que le sommeil et les rêves sont si complexes que nous pouvons en apprendre tant sur l'état de conscience de l'être humain. C'est aussi la raison pour laquelle le sommeil m'a toujours autant passionné, en tant qu'homme mais aussi en tant que scientifique.

Les gens me connaissent principalement pour mes recherches sur le coma et pour mes livres sur la méditation, mais, avec notre équipe à Liège, nous avons publié une centaine d'articles sur le sommeil et l'anesthésie.

Pendant mes études de médecine et plus tard de neurologie à l'Université de Bruxelles, j'ai fait des travaux de recherche fondamentale sur le fonctionnement du cerveau des rats, en laboratoire. En fait, j'avais déjà envie à l'époque de scanner le cerveau humain. En 1997, je suis donc parti à Liège où ils avaient déjà une solide expérience de la neuro-imagerie fonctionnelle – accrochez-vous – par tomographie par émission de positons. Croyez-moi, personne n'utilise vraiment cette expression à dormir debout. Tout le monde parle plutôt de PET-scan, dont vous avez probablement déjà entendu parler. J'ai démarré ma carrière à Liège comme chercheur PET en menant plusieurs recherches sur le sommeil. C'est grâce à ces recherches que j'ai appris à utiliser cette nouvelle technologie. En utilisant de l'eau dans laquelle avait été dissous un marqueur radioactif, nous avons notamment étudié, au Cyclotron, l'importance du sommeil pour la mémoire. Les recherches sur le sommeil m'ont permis d'apprendre la technique, mais par la suite nous nous sommes davantage concentrés sur les modifications de l'état de conscience, à savoir le coma, l'anesthésie et l'hypnose. Au bout de quelque temps, nous avons pu constater de nombreux liens avec le sommeil. Les gens qui retrouvent un certain état de conscience après un coma ne connaissent plus par exemple de phase de sommeil paradoxal. Le sommeil semble aussi jouer un rôle dans la récupération après un traumatisme cérébral. C'est une donnée essentielle, car, dans nos établissements de soins, nous n'accordons souvent pas assez d'attention à la qualité du repos nocturne de nos patients. Lorsque l'on étudie le sommeil, une question fondamentale demeure : pourquoi le sommeil nous fait-il perdre conscience alors que, dans la phase de sommeil paradoxal, il existe une certaine forme de conscience ?

D'ailleurs l'état de conscience, qu'est-ce que c'est ?

Nous ne pouvons toujours pas expliquer ni définir réellement l'état de conscience. On pourrait dire de manière sensée que la conscience, c'est ce que nous perdons quand nous dormons. Mais ce n'est pas aussi simple, puisqu'en cas de rêves lucides, par exemple, nous sommes conscients que nous rêvons. Les rêves lucides illustrent parfaitement comment une personne peut paraître inconsciente de l'extérieur tout en ayant des pensées et des émotions très intenses[1]. Il arrive aussi lors d'un sommeil induit artificiellement, à savoir lors d'une anesthésie générale, qu'un patient nous explique par la suite avoir tout entendu et senti pendant l'intervention chirurgicale alors que nous pensions que le patient était inconscient ou endormi. C'est d'ailleurs cet aspect que notre équipe étudie intensivement[2].

À l'hôpital, nous voyons des gens sortir du coma. Techniquement, ils sont réveillés, mais ils ne réagissent encore que par réflexes, sans en être véritablement conscients. Nous pouvons aussi être conscients de l'univers de nos rêves sans avoir conscience du monde qui nous entoure ou de notre corps physique.

Nous ne sommes pas toujours conscients non plus du fait que nous avons bien ou mal dormi. Certaines personnes affirment qu'elles n'ont presque pas fermé l'œil de la nuit alors que, dans le laboratoire du sommeil, nous observons le contraire. Il y a aussi des gens qui se réveillent souvent la nuit, mais qui ne s'en souviennent pas le lendemain matin et qui pensent avoir dormi d'une seule traite.

L'état de conscience, tout un concept

Le fait que l'équilibre entre la veille et le sommeil soit si complexe et diffus signifie que nous avons encore beaucoup de choses à apprendre sur notre état de conscience.

Une théorie met en évidence l'importance des ondes cérébrales gamma.

Ces ondes électriques super rapides (supérieures à 32 Hz) seraient prépondérantes pour le fonctionnement synchrone de toutes les zones du cerveau. L'activité des ondes gamma joue un rôle essentiel au niveau de l'état de conscience et de la concentration mentale. Avec notre laboratoire et nos collègues de l'Université de Lyon, nous avons constaté que l'activité gamma s'accélérait chez les experts en méditation, comme Matthieu Ricard et Lama Zeupa[3].

Les personnes saines ont ce qu'on appelle une perspective d'ensemble : nous considérons notre environnement comme un seul tout. Ce que nous entendons n'est pas isolé de ce que nous voyons ; ces deux stimuli font partie d'une seule et même réalité. Cette perspective n'est possible que si toutes les zones du cerveau sont sur la même longueur d'onde.

Après vingt-cinq ans de recherches sur des cerveaux endommagés et comateux, anesthésiés, endormis et rêveurs, notre équipe de chercheurs a découvert qu'il y avait deux réseaux de conscience dans notre cortex cérébral, notre fameuse matière grise.

Il y a d'une part un grand réseau externe de la conscience pour la perception, pour tout ce que l'on entend et ce que l'on voit, ainsi que pour tous les autres stimuli perçus par nos sens. D'autre part, il y a un réseau de la conscience interne. C'est là que se trouvent toutes nos pensées : nos rêves éveillés et nos projections mentales, indépendantes de nos perceptions liées à nos sens. Les bruits sourds, la faim et la douleur suscitent notre état de conscience externe alors que notre conscience interne se manifeste par cette petite voix intérieure permanente qui nous dit ce que nous pouvons faire et ce que nous ne pouvons pas faire, qui nous fait penser à l'avenir et au passé[4].

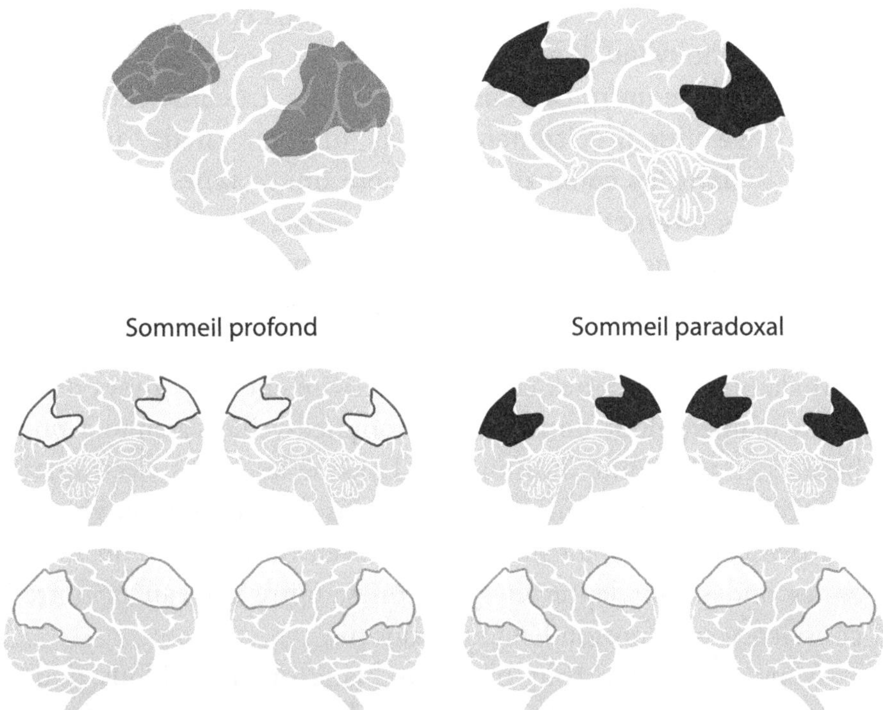

Le réseau de la conscience de l'environnement se trouve au niveau de l'enveloppe extérieure du cerveau ; ce réseau est essentiel à la perception des stimuli externes. Au plus profond du cerveau, il y a aussi un réseau de la conscience de soi, prépondérant pour cette petite voix intérieure qui nous permet d'imaginer les choses. En cas de sommeil profond, ces deux réseaux se déconnectent. Pendant le sommeil paradoxal, c'est principalement le réseau de la conscience du monde extérieur qui est inactif.

Nos recherches nous ont également appris que ces deux réseaux ont besoin des noyaux cérébraux situés en profondeur des deux hémisphères. La communication entre la matière grise et le noyau thalamique profond joue même un rôle crucial au niveau de notre état de conscience. À nouveau, il semble que la puissance de notre cerveau se situe précisément dans les connexions et les interactions entre les nombreuses zones cérébrales. La conscience n'est pas un état, mais quelque chose qui *se passe.*

À nouveau, il semble que la puissance de notre cerveau se situe précisément dans les connexions et les interactions entre les nombreuses zones cérébrales.

Il existe une triangulation extrêmement complexe entre la formation réticulée du tronc cérébral, les noyaux cérébraux profonds (dont l'hypothalamus et le thalamus) et le cortex cérébral. L'activité entre ces zones définit la manière dont notre rythme sommeil-veille s'adapte à nos besoins et à la réalité du moment. Lorsque les ondes électriques se succèdent rapidement, nous ressentons des émotions et vivons des pensées comme au moment du réveil ou lorsque l'on rêve. Si les ondes sont lentes et synchrones, notre cerveau et notre conscience sont profondément endormis.

Mais à nouveau, tout n'est pas blanc ou noir. Nous pouvons effectivement avoir des pensées lorsque nous ne sommes pas plongés dans le sommeil paradoxal. Des recherches menées récemment par une ancienne étudiante doctorante, Mélanie Boly, et des collègues de l'Université de Wisconsin l'ont démontré. Si l'on réveille des personnes lorsqu'elles sont dans leur phase de sommeil profond, un tiers d'entre elles environ déclareront avoir pensé. Ces pensées sont souvent de courte durée et sont moins émotionnelles, mais vers la fin de la nuit, elles deviennent généralement aussi surréalistes que les rêves typiques de la phase de sommeil paradoxal[5].

Lors de nos premières études à Liège, nous avons injecté un marqueur radioactif sucré à nos volontaires endormis. Cela nous permettait d'avoir un aperçu de leur consommation moyenne d'énergie pendant une vingtaine de minutes. Nous pouvions voir une diminution de la consommation énergétique pendant le sommeil profond au niveau des zones frontale et pariétale du cerveau, comme nous l'observons aussi en cas de coma et d'anesthésie. Initialement, nous pensions qu'il s'agissait de la preuve neurologique qu'il fallait *de facto* être inconscient pendant le sommeil profond[6].

Depuis, nous savons, grâce à nos examens d'imagerie fonctionnelle plus précis, que l'activité au niveau des plus petites zones du cortex cérébral peut varier au cours de ces vingt minutes, de sorte qu'il peut quand même y avoir une moindre forme de conscience[7].

Pendant le sommeil paradoxal, nous pouvons observer que le réseau de la conscience du monde environnant demeure inactif, contrairement au réseau de la conscience du soi qui s'active beaucoup plus.

Ces observations correspondent à notre propre expérience du sommeil : lorsque nous rêvons, nous ne sommes plus conscients de notre environnement physique, mais nous avons des représentations mentales très riches.

Avec nos collègues de la University of Korea et l'équipe de Wisconsin-Madison, nous avons pu démontrer en utilisant de superordinateurs, l'intelligence artificielle et la technique du *deep learning*, que le ressenti et les pensées que nous avons lorsque nous sommes profondément endormis sont liés à une activité électrique cérébrale plus intense. C'est également une forme de conscience[8].

Le sommeil serait-il par conséquent une forme de perte de conscience totale ? Je n'oserais l'affirmer.

4

LE SOMMEIL REND PLUS FORT ET PLUS INTELLIGENT

> « Une bonne partie de rigolade et une longue nuit de sommeil sont les deux meilleurs remèdes du livre du médecin. »
>
> Proverbe irlandais.

Si on dort mal ou si on ne ferme pas l'œil de la nuit, la fatigue nous envahit dès le saut du lit et nous sommes d'humeur irritable. Nous ressentons tous ce besoin de dormir. Mais ce n'est pas pour cela que nous savons *pourquoi* nous dormons.

Je reste fasciné par ce *pourquoi* si difficile à comprendre. Même si tout le monde s'accorde pour dire qu'il y a de nombreuses raisons expliquant notre besoin en la matière, nous ne savons encore rien du sommeil.

Lorsqu'il étudiait le sommeil, Nathaniel Kleitman avait l'habitude de dire : « Dites-moi pourquoi nous sommes éveillés et je vous dirai pourquoi nous dormons. »

Il s'agit là évidemment d'une phrase choc, mais elle n'est pas dénuée de fondement : pendant la nuit, notre cerveau traite toutes les informations que nous avons accumulées pendant la journée.

Pendant que nous dormons, notre état de conscience est réduit, et notre corps ne bouge plus. Mais nous ne sommes pas inactifs pour autant, du moins au sens figuré.

Musculation nocturne

La plupart des gens considèrent le sommeil comme un moment de repos nécessaire. Or le sommeil ne se limite pas au seul repos de notre corps et de notre cerveau.

Pendant que nous dormons, nous faisons bien plus que nous reposer.

L'état de veille se caractérise par un processus catabolique, ce qui signifie que les molécules s'oxydent : elles s'associent à de l'oxygène et se dégradent. Le sommeil, par contre, est un processus anabolique. C'est par conséquent l'opposé qui se produit : nous fabriquons des molécules. Notre corps se régénère donc pendant notre sommeil.

Lors de la phase de sommeil profond, l'hypophyse produit l'hormone de croissance, essentielle à la croissance des enfants. Ceux-ci grandissent littéralement pendant qu'ils dorment. Ce n'est donc pas un hasard si les jeunes enfants ont tant besoin de dormir et s'ils grandissent si vite. L'année de ma naissance, en 1968, le professeur japonais Yutaka Takahashi a découvert que l'hormone de croissance était sécrétée sous forme de pic de sécrétion pendant la phase de sommeil profond[1].

Cette découverte surprit tout le monde, car, jusqu'alors, on pensait que la croissance résultait simplement de l'alimentation et de l'activité physique. Plus surprenant encore : les gens qui s'endorment tard et ratent leur premier cycle de sommeil ne connaissent pas ce pic de sécrétion de l'hormone de croissance.

Depuis, nous savons que ce pic de sécrétion est lié aux grandes ondes delta. Nous n'en comprenons pas encore le mécanisme précis, mais nous pouvons observer un lien évident.

Les adultes produisent moins d'hormones de croissance que les enfants, mais le pic de sécrétion le plus important a lieu pendant le sommeil. À l'âge adulte, la croissance est terminée, mais comme la testostérone, l'hormone de croissance rend plus fort physiquement. Les stéroïdes anabolisants sont des substances interdites, utilisées par certains bodybuildeurs pour augmenter la taille de leurs muscles, mais le sommeil est un moyen efficace beaucoup plus naturel pour renforcer sa masse musculaire sans effets secondaires pour l'organisme.

Faire du sport et bien dormir, c'est la combinaison idéale. D'abord parce que le sport est un calmant naturel : après le sport, le corps et l'esprit s'apaisent. (Par contre, mieux vaut ne pas faire du sport dans les deux heures qui précèdent le coucher.) Ensuite, la pratique sportive provoque de minuscules lésions musculaires. Celles-ci se réparent pendant le sommeil, ce qui favorise le développement de la masse musculaire. La musculation a donc moins d'effet lorsque l'on ne dort pas suffisamment.

Par ailleurs, lorsque vous dormez, non seulement vous développez vos muscles, mais vous renforcez aussi votre masse osseuse. Et grâce à l'hormone de croissance, vos vaisseaux sanguins se régénèrent et vous brûlez les graisses. L'hormone de croissance lutte aussi contre les signes du vieillissement – la Belle au bois dormant n'est donc pas qu'un mythe.

Le sommeil ne vous rend pas uniquement plus fort, il augmente aussi votre résistance aux maladies.

Le sommeil ne vous rend pas uniquement plus fort, il augmente aussi votre résistance aux maladies. Si vous dormez moins de 6 heures, vous avez plus de risque d'avoir un rhume qu'une personne qui dort au moins 7 heures, voire plus. En ces temps de pandémie, c'est une raison suffisante pour respecter ses heures de sommeil.

La nuit, le cerveau s'offre également une petite cure de rajeunissement. Toutes les analyses que le cerveau doit effectuer pendant la journée lui demandent énormément d'énergie et provoquent l'accumulation de déchets. Ceux-ci sont à l'origine de ce que l'on appelle le « stress oxydant ». Le cerveau se nettoie après que les cellules cérébrales ont été exposées toute la journée durant au stress oxydant. Ce n'est que depuis 2015 que nous en connaissons le mode de fonctionnement.

Pour évacuer toutes les toxines, notre organisme va recourir au système lymphatique, qui joue un rôle prépondérant au niveau de notre immunité. Le système lymphatique traverse tout le corps, mais pendant longtemps nous avons cru qu'il n'était pas présent au niveau du cerveau. Jusqu'à ce que des chercheurs danois découvrent que notre cerveau disposait aussi d'un système lymphatique pour se nettoyer des toxines. La nuit, ce système est même 60 % plus actif que la journée.

Ma collègue neurologue, Maiken Nedergaard, l'a baptisé « système glymphatique » en référence aux cellules gliales du cerveau. Ces cellules, aussi nombreuses que les neurones, jouent un rôle crucial dans le nettoyage des résidus toxiques. Une défaillance du système glymphatique à cause d'un manque de sommeil peut même entraîner de la démence[2].

Ainsi, le sommeil offre gratuitement une cure détox quotidienne au cerveau.

Les sportifs ont tout intérêt à dormir

En politique et dans les affaires, nombreux sont ceux qui pensent que dormir peu est une performance en soi. Ils oublient un peu vite ce qui se passe dans le royaume des animaux où les gros dormeurs sont ceux qui sont les plus performants. Le guépard, l'animal terrestre le plus rapide, dort par exemple 18 heures par jour. Ce n'est pas par hasard non plus que les athlètes de haut niveau dorment une bonne nuit avant d'essayer de battre un record du monde.

Ma collègue médecin et chercheuse Cheri Mah, du Stanford Sleep Medicine Center, a même induit une petite révolution dans le monde du sport en publiant les conclusions de son étude sur les performances de l'équipe de basket de l'Université Stanford[3]. Elle avait observé que les joueurs de basket-ball couraient plus vite, faisaient preuve d'une plus grande rapidité de réaction et étaient moins vite fatigués lorsqu'ils dormaient suffisamment. Grâce à une meilleure qualité de leur sommeil, les joueurs ont obtenu un taux de réussite en hausse de 10 % aux lancers francs et aux tirs à trois points. D'où le conseil de Cheri Mah : les sportifs de haut niveau doivent dormir au moins 8 heures par nuit, voire 10 heures si possible.

Il a été aussi démontré dans d'autres sports que les athlètes qui ne dormaient pas la nuit obtenaient des résultats plus médiocres. Nous avons analysé ces effets avec notre équipe à Liège au sein du ReFORM Research Centre for Prevention of Injury and Protection of Athlete Health du Comité international olympique.

À l'approche d'une tentative de nouveau record du monde ou d'une compétition importante, les sportifs doivent tenir compte de leur rythme sommeil-veille. Ils doivent voyager suffisamment à l'avance pour pouvoir compenser le décalage horaire et donner le meilleur d'eux-mêmes au bon moment de la journée. Peut-être ne gagneront-ils que quelques pourcents, mais ces quelques pourcents peuvent être déterminants pour battre un record du monde.

La plupart des records sont d'ailleurs battus entre la fin de l'après-midi et 19 heures. C'est dans ce laps de temps que nous atteignons notre plus haut niveau de vigilance.

Maintenant que je travaille aussi en Amérique du Nord, je suis les compétitions nationales de hockey sur glace, de baseball, de basket-ball et de football américain. Ici aussi, les athlètes se plaignent du décalage horaire. Vu la taille du continent, les équipes américaines et canadiennes doivent parfois se déplacer dans un autre fuseau horaire. Résultat : l'équipe en déplacement a 60 % de chances en moins de gagner si le décalage horaire est de plus de 3 heures.

Ce sont principalement les déplacements de l'est (où je suis) vers l'ouest qui jouent en défaveur des délégations en visite, car les joueurs doivent monter sur le terrain alors que leur organisme leur signale qu'il est temps d'aller dormir.

Les atouts de la sieste

Quelle que soit la discipline, les sportifs sont généralement obsédés par leur sommeil. La star mondiale du ballon rond, Cristiano Ronaldo, a même un coach personnel du sommeil qui l'aide à devenir le meilleur footballeur au monde, ou à le rester. Cristiano Ronaldo utilise sciemment le sommeil comme tactique pour rester en pleine forme. De nombreux athlètes de haut niveau font souvent des siestes ciblées. Dans le cas de l'ancien spécialiste des épreuves de sprint, Usain Bolt, il pouvait même s'agir d'une sieste d'une demi-heure avant de monter sur la piste. Il dit d'ailleurs que le sommeil a été la clé de son succès au 100 mètre. La légende du tennis Roger Federer déclare dormir longtemps, parfois jusqu'à 12 heures sur 24 heures, dont 2 heures pendant la journée.

Tous ces sportifs l'ont parfaitement compris : en dormant suffisamment, ils parviennent à mieux se concentrer. Bien que beaucoup de gens se disent reposés et vifs après 7 heures de sommeil, ils réagissent plus lentement lors de tests sous contrôle que ceux qui ont dormi 9 heures.

À nouveau, il est impossible d'obtenir d'excellentes performances en se privant de sommeil ; pour y arriver, il vaut mieux rester suffisamment longtemps sous la couette. En cas de manque de sommeil, l'activité métabolique au niveau des aires préfrontales et pariétales du cerveau diminue de 13 %, ce qui provoque une diminution de l'attention.

Vu que la sieste a un effet positif sur notre vigilance, la NASA l'a introduite dans le programme spatial Apollo. La fatigue des astronautes suscitait alors quelques inquiétudes ; personne ne voulait que le pilote de la fusée s'assoupisse alors qu'il était en orbite autour de la Terre.

Les spécialistes du sommeil ont alors conseillé aux astronautes de faire régulièrement de petites siestes pour pouvoir récupérer. Le psychologue James Maas parlait de *power nap* lorsqu'il conseillait les collaborateurs d'IBM. La NASA s'est alors emparée de ce qualificatif, de peur que les astronautes ne la prennent pas au sérieux si elle leur disait de faire la sieste. On opta donc pour l'expression *power nap* qui signifie sieste énergisante et qui était dotée d'une dynamique beaucoup plus positive. « Je vais me reposer un peu » pourrait effectivement être interprété comme de l'oisiveté.

Mes grands-parents, qui, je peux vous l'assurer, n'étaient pas astronautes, faisaient leur petite sieste tous les jours après le repas de midi. Dans notre société contemporaine, ces petites siestes ont hélas complètement disparu de notre routine quotidienne.

Même si, dans de nombreuses cultures, le rituel de la sieste reste bien ancré, la pression de la société moderne industrialisée nous pousse à adopter d'autres rythmes de vie. L'économie doit continuer à tourner, à toute heure de la journée. En Espagne, la sieste est restée une institution pendant très longtemps : de 13 heures à 17 heures, tous les magasins fermaient leurs portes. Mais les Espagnols semblent aussi être de plus en plus nombreux à abandonner cette habitude.

Rien de plus dommage ! Lorsque l'on ne souffre pas d'insomnie, la sieste de l'après-midi est une bonne habitude. Après avoir mangé, un afflux sanguin irrigue les intestins, et le rythme cardiaque ralentit. C'est le moment idéal pour fermer les yeux. Vous avez déjà probablement ressenti cette difficulté de concentration lors d'une réunion prévue en début d'après-midi.

C'est en fait votre organisme qui vous incite à faire la sieste. Évitez dès lors de planifier une réunion importante juste après l'heure de table... à moins bien sûr de vouloir profiter du manque de concentration et de la somnolence des autres après un repas copieux (loin de moi l'idée de vous le conseiller).

Il se pourrait même que cette absence de sieste nous porte préjudice. C'est ce qu'il ressort d'une étude menée auprès de 23 000 adultes en Grèce : les personnes qui ne font pas de sieste l'après-midi risquent davantage de développer une maladie cardio-vasculaire[4].

À l'inverse, les plus de 90 ans sont beaucoup plus nombreux sur les îles grecques où la sieste reste une institution. Sur certaines îles, il y a même quatre fois plus de personnes âgées de plus de 90 ans que dans les autres pays industrialisés. Il est probable que la sieste combinée au régime méditerranéen ait une influence favorable. Ce qui joue aussi un rôle, c'est que la sieste a lieu généralement aux heures les plus chaudes de la journée, au cours desquelles il est fortement déconseillé de faire un effort physique.

Au sein des communautés où il n'y a pas d'électricité, on observe aussi généralement que les gens dorment en deux phases, comme nous le faisions auparavant. De nombreux peuples autochtones dorment 7 heures par nuit plus 1 heure dans l'après-midi.

J'ai pu m'en rendre compte lorsque je suis allé en Indonésie comme jeune étudiant en médecine. Nous avons débarqué dans des zones où aucun étranger n'était jamais venu. Au début, nous nous étonnions de rencontrer autant de villages abandonnés. Mais, contrairement à ce que nous pensions initialement, très vite nous avons compris que ceux-ci ne l'étaient pas du tout ! Le midi, les habitants fermaient simplement tout pour faire la sieste.

Plus de sommeil et plus de sexe

L'hypophyse sécrète l'hormone de croissance, mais aussi des hormones sexuelles pendant que nous dormons. C'est ce qui explique pourquoi les jeunes souffrant d'insomnie chronique peuvent avoir des testicules de petite taille. Les jeunes qui veulent avoir rapidement des poils au niveau de la verge feraient bien d'écouter leur maman et d'aller dormir à temps.

La sécrétion d'hormones sexuelles s'effectue par pics : une nouvelle dose est libérée toutes les 90 minutes. Il est donc essentiel que chaque cycle de sommeil soit bouclé correctement. En cas d'interruption répétée du sommeil, l'hormone sexuelle a beaucoup moins d'effet.

Le sommeil est même bon pour la vie sexuelle – et pas uniquement parce que les hommes développent de plus gros testicules. Chez les femmes, l'envie sexuelle est liée à la durée du sommeil. Chaque heure de sommeil en plus augmente leurs chances d'avoir envie de faire l'amour le lendemain.

Les couples ont aussi tout intérêt à aller ensemble sous la couette et à s'enlacer : 84 % des couples qui dorment l'un contre l'autre indiquent être heureux en couple contre 68 % seulement de ceux qui n'ont pas de contact physique. Plus vous dormez éloignés l'un de l'autre, moins vous serez heureux/heureuse au sein de votre couple.

Par conséquent : allez dormir à temps et dormez l'un contre l'autre.

Les hôpitaux sous-estiment l'importance du sommeil

En tant que médecin, je dois hélas constater que les hôpitaux ne sont pas le meilleur endroit pour dormir. Et tous ceux qui ont déjà été hospitalisés pourront le confirmer. Alors que vous êtes encore en train de rêver, le personnel infirmier vient prendre votre température et votre tension et s'enquérir de votre état. « Tout va bien ? » demande-t-il très poliment.

Il faudrait en fait pouvoir répondre très poliment que tout irait mieux si l'hôpital vous laissait entièrement vous reposer. Il est presque interpellant de voir à quel point les centres de soins accordent si peu d'importance à la qualité du sommeil de leurs patients alors que les scientifiques n'arrêtent pas de répéter que le sommeil est primordial pour la guérison. Je trouve que c'est sincèrement dommage.

C'est d'autant plus vrai pour les patients en soins intensifs, qui ne se trouvent absolument pas dans les meilleures conditions pour dormir. Cette unité de soins est un environnement critique où tout est mis en œuvre pour faire survivre des patients ayant subi de graves traumatismes ou souffrant de maladies incurables. Les équipes utilisent à cette fin un arsenal d'appareils permettant de sauver des vies, mais les nombreuses lumières et alarmes empêchent à notre plus fidèle allié de guérison, notre sommeil, de s'installer.

Lorsque l'on dort mal pendant une certaine période, on peut souffrir d'hallucinations à terme. Aux soins intensifs et au service de neurologie, nous voyons souvent des gens qui délirent. Il peut y avoir plusieurs raisons, mais nous devrions pouvoir éviter que le manque de sommeil n'aggrave ces états de délire.

Heureusement, le sommeil commence à susciter un certain intérêt. De plus en plus de médecins réalisent à quel point le sommeil est important dans la guérison, quelle que soit la situation. Après une lourde opération, le sommeil est aussi le meilleur des remèdes ; l'anesthésie n'offre pas de sommeil réparateur, comme l'a démontré notre équipe à plusieurs reprises au moyen des scans cérébraux[5]. Le sommeil artificiel ne permet pas de se sentir mieux. J'espère que de plus en plus d'hôpitaux vont comprendre qu'il est essentiel de respecter le sommeil des patients, voire le favoriser.

Le sommeil comme aide-mémoire

Le sommeil joue un rôle évident dans le fonctionnement de la mémoire, tant au niveau de la mémorisation des informations qu'au niveau de l'apprentissage de nouvelles tâches, comme une nouvelle partition de musique. Nos recherches nous ont même révélé qu'il existait une différence flagrante entre ceux qui dormaient suffisamment et ceux dont les nuits étaient trop courtes.

À l'Université de Liège, nous étions les premiers à injecter une solution aqueuse radiomarquée pendant une phase de sommeil paradoxal. Nous avons pu ainsi repérer les aires cérébrales qui étaient les plus actives puisque les zones actives consomment davantage d'oxygène et sont donc davantage irriguées par l'afflux sanguin.

L'organisation au sein du Cyclotron pour faire passer un PET-scan à des gens endormis était particulièrement fastidieuse, mais les efforts immenses accomplis par l'équipe ont débouché sur un article qui est paru dans la revue *Nature Neuroscience*[6]. Nous avons pu apporter un élément de réponse et expliquer ce qui se passait dans le cerveau pendant la phase de rêve.

Notre hypothèse était que le sommeil était essentiel pour apprendre et mémoriser des informations[7]. Donc, qu'avons-nous fait ? Pendant la journée, nos volontaires devaient apprendre de nouvelles choses pendant que nous regardions ce qui se passait dans leur cerveau. Nous avons ensuite surveillé leur activité cérébrale pendant leur sommeil. Et effectivement, les schémas esquissés pendant la phase de sommeil paradoxal étaient similaires à ceux observés au cours de l'apprentissage.

Mais nous ne savons pas encore si le sommeil paradoxal est véritablement crucial pour l'apprentissage. Lorsque l'on apprend quelque chose de nouveau sans dormir ensuite, est-ce que l'apprentissage est moins bon ? Si, au cours du sommeil, on n'atteint pas les phases de sommeil profond et de sommeil paradoxal, que se passe-t-il ?

Quelles sont les répercussions ? Et les répercussions sont-elles les mêmes pour toutes les formes d'apprentissage ? Apprendre un texte par cœur et apprendre à rouler à vélo sont par exemple des apprentissages complètement différents.

Nous n'avons pas encore de réponse univoque. Ce que nous savons, par contre, c'est que lorsque l'on acquiert une nouvelle compétence, on en rêve souvent la nuit. Si, par exemple, vous apprenez à faire du snowboard, il y a fort à parier que vous allez rêver que vous faites du snowboard. Nous pensons que ce sont les rêves qui nous permettent de consolider certains circuits cérébraux.

Notre équipe a contribué à cette recherche[8]. Vu qu'il n'est pas facile (ni bon marché) d'apprendre à des sujets à faire du snowboard tout en leur faisant passer un scanner cérébral, nous avons cherché une alternative. Si vous savez déjà faire du snowboard, vous avez implicitement mémorisé les mouvements. Vous avez donc une sorte de mémoire motrice qui vous permet de faire les mouvements sans y penser : d'un coup, vous y parvenez et vous faites les bons mouvements instinctivement. Nous avons alors remplacé le snowboard par quelque chose de plus simple : appuyer sur des touches chiffrées. Les volontaires recevaient immédiatement un *feedback* positif ou négatif. Cela peut sembler aléatoire, mais croyez-moi, derrière ces chiffres se cache un véritable modèle, une sorte de grammaire. Si, par exemple, vous appuyez sur les touches 1-3-2, vous savez implicitement ou instinctivement que le chiffre suivant doit être le 1.

Sans le savoir, les volontaires apprenaient un code secret, une sorte de grammaire artificielle ; ils ne le savaient pas parce qu'ils pensaient qu'ils appuyaient sur les touches au hasard.

Nous leur avons ensuite demandé de s'endormir dans le scanner. Une véritable prouesse si vous voulez mon avis, car ils devaient s'allonger sur une table étroite en ayant un masque sur le visage et un sac de sable sur le bras.

Au cours de la phase de sommeil paradoxal, nous avons pu observer que quelque chose se passait dans le cerveau de ces jeunes hommes qui s'étaient exercés des heures durant : leurs aires cérébrales motrices et visuelles étaient plus actives. Les connexions entre ces aires étaient également plus intenses. Et nous avons observé un processus particulièrement actif : le cerveau répétait les actions de la journée.

Nous avons aussi analysé une autre forme de mémorisation, et là, le sommeil profond s'est révélé primordial. Nous avons demandé à nos volontaires de jouer à un jeu vidéo dans lequel ils devaient trouver leur chemin. Si en tant que quadragénaire vous avez joué à des jeux vidéo vous le connaissez probablement. Il s'agit de *first-person shooter Duke Nukem 3D* (je n'y ai personnellement jamais joué).

Les sujets devaient déambuler dans un labyrinthe urbain qu'ils devaient apprendre par cœur, avec des zones ressemblant à China Town, d'autres à un village western, etc. Dans le cerveau, se dessine alors une sorte de carte : ici, je dois tourner à gauche, là je dois prendre la troisième porte à droite et, ici, je dois prendre l'escalier vers le bas. Trouver son chemin est une tâche visuo-spatiale : en fait, nous activons notre GPS cérébral. L'expérience avait déjà été réalisée avec des rats. Lorsqu'ils cherchent leur chemin dans un labyrinthe, leur hippocampe s'active parce que c'est là que se trouve leur GPS interne (pour cette découverte, trois de nos collègues ont d'ailleurs reçu en 2014 le prix Nobel de médecine). Ces cellules se réactivent au cours du sommeil.

Nous avons pu démontrer qu'il en allait de même chez l'homme. Nous avons même pu prédire que les volontaires chez lesquels le GPS interne montrait l'activité la plus intense pendant le sommeil trouvaient plus facilement leur chemin le lendemain dans notre labyrinthe virtuel. Leur hippocampe était presque aussi actif pendant leur sommeil que pendant leur navigation dans le jeu vidéo[9]. (Cela rejoint nos conclusions concernant les chauffeurs de taxi dont l'hippocampe est particulièrement développé.)

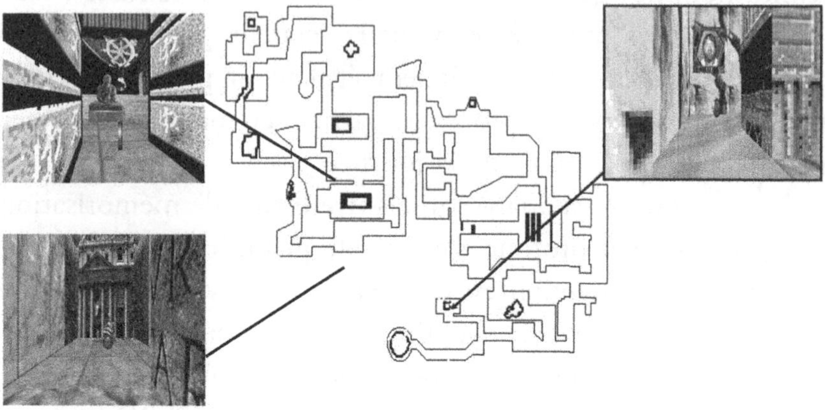

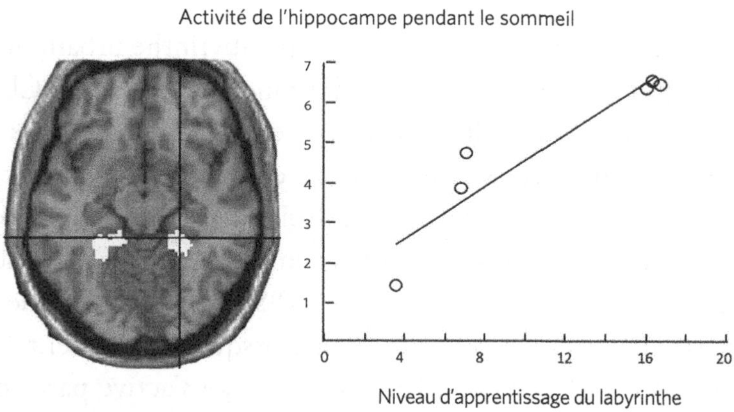

Nos volontaires ont appris à trouver leur chemin dans un jeu vidéo. Nous avons constaté ensuite pendant qu'ils dormaient que les mêmes aires cérébrales s'activaient (notamment l'hippocampe). Nous avons pu aussi prédire lesquels d'entre eux avaient le mieux appris et s'en sortiraient le mieux le lendemain. Il s'agissait de ceux dont l'activité au niveau de l'hippocampe avait été la plus intense pendant la phase de sommeil profond.

Il se passe donc beaucoup de choses dans le cerveau lors de l'acquisition de nouvelles compétences. Le sommeil semble déterminant pour la mémorisation et aide le cerveau à créer de nouvelles connexions. D'où l'importance du sommeil chez les enfants. Nous partons du principe que c'est principalement le sommeil paradoxal qui est crucial pour la consolidation des nouvelles connexions puisque les enfants, notamment au cours de leurs premiers mois, sont souvent en phase de sommeil paradoxal. Chez les bébés, cette phase constitue quelque 50 % du sommeil. Vu que les nouveau-nés passent jusqu'à 18 heures à dormir, cela signifie qu'ils bénéficient de 9 heures de sommeil paradoxal par jour.

Dès l'âge de 3 ans, le sommeil paradoxal diminue : le cerveau est plus mature, et il n'y a plus autant de connexions nouvelles à créer qu'au début. Mais jusqu'à la fin de nos jours, nous continuons à rêver, même si parfois nous ne nous en souvenons pas.

Nous sommes deux fois plus créatifs à moitié endormis

Dans nos rêves, nous sommes libres de toute cette volonté rationnelle écrasante qui nous propulse dans la vie quotidienne. L'écrivain espagnol Pedro Calderón de la Barca l'avait déjà compris au XVIIe siècle.

Pour bon nombre d'artistes, les rêves sont passionnants parce que, dans nos rêves, nous ne sommes pas rappelés à l'ordre par notre état de conscience critique. De nombreux peintres surréalistes se sont inspirés de leurs rêves, qu'ils considéraient comme la réalité cachée. Bien que René Magritte ait affirmé que ses œuvres n'étaient pas des représentations de ses rêves, elles illustrent parfaitement la nature surréelle du monde imaginaire.

Compositeur et violoniste virtuose, Giuseppe Tartini a affirmé que son œuvre *La Sonata del Diavolo* lui avait été inspirée dans un rêve : « J'ai entendu le diable jouer du violon, et c'est lui qui m'a inspiré ma composition. »

Keith Richards, le guitariste légendaire des Rolling Stones, a également affirmé que le riff du morceau « *(I Can't Get No) Satisfaction* » lui était venu dans un rêve. Il a empoigné sa guitare acoustique, a enclenché son magnétophone et a enregistré une démo. Le plus drôle, c'est que le lendemain matin, il ne s'en souvenait plus. Il a écouté l'enregistrement et s'est entendu jouer pendant deux minutes. Le reste de la bande sonore était rempli de ses impétueux ronflements.

Il est plus que probable que Keith Richards a trouvé l'inspiration au cours d'une hallucination hypnagogique plutôt que dans un rêve. Ces hallucinations sont ces visions que nous avons lorsque nous sommes entre l'état de veille et le sommeil. Aucun scientifique étudiant le sommeil ne peut donner d'explication précise, mais tous les amateurs de musique sont unanimes pour dire que le riff de « *(I Can't Get No) Satisfaction* » est l'un des meilleurs.

Un autre récit captivant est celui du chimiste allemand August Kekulé.

Au XIXe siècle, la structure de l'hydrocarbure benzène était encore inconnue, et Kekulé était un des scientifiques qui y pensaient jour et nuit.

Les connaissances en chimie d'August Kekulé ne lui permettaient pas de comprendre le comportement de la molécule. Comment était-ce possible ? Il s'en arrachait les cheveux. Jusqu'à ce qu'il voie l'ouroboros en rêve, ce serpent mythique qui se mord la queue. Bingo ! D'un coup, Kekulé a compris que les atomes de benzène n'étaient pas alignés, mais qu'ils formaient un cercle.

Cette structure cyclique fut révolutionnaire d'un point de vue scientifique. Il nous est évidemment impossible de vérifier dans quelle mesure August Kekulé a enjolivé le récit de sa découverte, mais le chimiste était en tout cas bel et bien convaincu de la valeur ajoutée des rêves. Un jour, il a d'ailleurs déclaré : « Chers collègues, apprenons à rêver pour découvrir la vérité. »

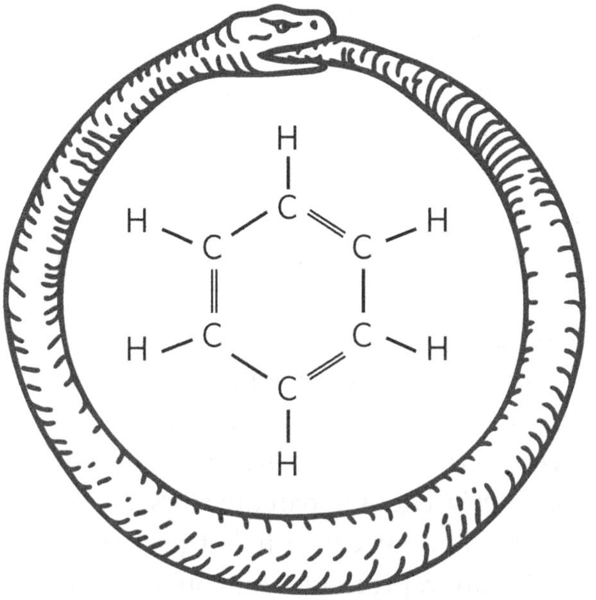

Le chimiste August Kekulé a découvert en 1865 (lors de son passage en Belgique) la forme cyclique de la molécule de benzène lorsqu'en rêve il a vu un serpent qui se mordait la queue (c'est un ancien symbole connu sous le nom d'ouroboros).

À la même époque, l'auteur écossais Robert Louis Stevenson écrivait son roman *L'Étrange Cas du docteur Jekyll et de Mr Hyde*. Il a déclaré par la suite qu'il avait vu ce récit de la dualité du bien et du mal dans un seul et même rêve.

Il n'est pas évident de vérifier scientifiquement si ces récits sont vrais. Mais nous savons que le cerveau se trouve, pendant la phase de sommeil paradoxal, dans un état chimique et électrique unique. Le sommeil paradoxal permet ainsi de nouvelles associations qui sont impossibles lorsque nous sommes en état de veille. Il est donc tout à fait plausible que nous trouvions des solutions créatives au cours du sommeil paradoxal auxquelles nous n'aurions même pas pensé en abordant le problème de manière purement rationnelle.

On pourrait même faire un parallèle avec l'utilisation de substances hallucinogènes. John Lennon des Beatles a tenté l'expérience avec du LSD, qui a débouché sur différentes compositions psychédéliques. Steve Jobs, le fondateur d'Apple, a aussi utilisé du LSD pour atteindre un autre état de conscience et stimuler le processus créatif.

Je sais par expérience ce que font les substances psychédéliques sur le cerveau et l'esprit. J'ai passé un scanner IRM à l'Imperial College London pour voir quels étaient les effets de la psilocybine – ou champignon magique – que l'on m'avait injectée. Les résultats ont fait apparaître des modifications spectaculaires de la connectivité de mon réseau interne de conscience[10]. L'expérience de créativité s'apparente alors à celle que l'on peut connaître lorsque l'on est dans un état naturel de rêvasserie ou pendant la méditation profonde. Au cours de la transition entre l'état de veille et le sommeil, le cerveau se trouve aussi dans un état particulier. Au réveil, le cerveau a parfois besoin de temps pour être alerte, et, si fou que cela puisse paraître, nous sommes parfois mieux à même de résoudre des problèmes qui nous semblaient insurmontables la veille (nous n'en connaissons pas vraiment la raison).

C'est un peu comme un *miracle.* Qui dès lors ne souhaiterait pas avoir de tels réveils plus souvent ?

Le peintre surréaliste Salvador Dalí jouait sciemment avec les possibilités qu'offre le semi-sommeil pour susciter des hallucinations sans prendre de substances hallucinogènes. Il recourait certes à une méthode quelque peu particulière. Il s'installait confortablement dans un fauteuil comme pour y faire la sieste, tenant une clé lourde entre le pouce et l'index au-dessus d'une assiette posée sur le sol. Dès qu'il s'assoupissait, la clé glissait de sa main pour atterrir sur l'assiette, ce qui le faisait sursauter. Les associations et les visions qu'il avait lors de ces microsommeils lui servaient alors d'inspiration pour ses étranges tableaux.

Thomas Edison aurait lui aussi recouru à cette technique. Au cours de ses siestes, il tenait une balle métallique en main et, dès qu'il s'assoupissait, il était réveillé par cette balle qui tombait. Il utilisait alors cet état associatif de son cerveau à moitié éveillé pour titiller sa créativité lorsqu'il travaillait sur une invention.

Des recherches ont été effectuées impliquant une centaine de volontaires qui devaient effectuer 60 additions. Ce que ces volontaires ne savaient pas, c'était qu'il y avait deux petites astuces leur permettant de résoudre facilement les calculs.

Une fois leurs additions terminées, ils pouvaient s'installer dans une chaise longue dans l'obscurité pendant une pause de 20 minutes. Alors qu'ils étaient monitorés comme nous le faisons dans le laboratoire du sommeil, ils devaient appliquer la méthode de Dalí. Certains n'ont pas fait de sieste, d'autres ont eu un sommeil léger et quelques-uns n'ont fait que des microsommeils. Reposés ou non, ils devaient ensuite à nouveau résoudre 330 calculs.

Curieusement, les participants qui avaient fait des microsommeils ont trouvé significativement plus vite la petite astuce leur permettant de calculer plus vite. La chance de découvrir la règle secrète était presque trois fois plus grande chez les volontaires qui avaient dormi au moins 15 secondes d'un sommeil léger : 83 % contre 30 % lorsque les participants étaient restés éveillés. Cet effet disparaissait par contre lorsque les volontaires avaient dormi profondément.

Ces conclusions laissent supposer que l'endormissement est une *zone* de créativité idéale. Pour l'exploiter, il faut trouver le bon équilibre entre l'assoupissement et l'étape suivante, sans plonger dans un sommeil profond[11].

La frontière entre l'état de veille et le sommeil permet effectivement d'accéder à des approches plus innovantes. Une porte s'ouvre sur un mode de réflexion plus associatif. Ce qui peut être bénéfique lorsque l'on retourne un problème compliqué dans tous les sens en quête d'une solution. Vous avez donc une excuse toute trouvée la prochaine fois que vous piquerez du nez pendant une réunion soporifique.

DEUXIÈME PARTIE

NOUS RÊVONS TOUS

LES RÊVES NE MENTENT PAS

« Dans les rêves, nous entrons dans un monde qui est entièrement le nôtre. Laissez-les nager dans l'océan le plus profond ou survoler le plus haut nuage. »

J. K. Rowling, Dumbledore dans *Harry Potter*.

5

LES RÊVES, UN MYSTÈRE DE L'ÉVOLUTION

« Un rêve, c'est un souhait que votre cœur fait lorsque vous dormez profondément. »

Extrait de *Cendrillon* (1950).

La vie est apparue sur terre il y a quelque 3,5 milliards d'années, et nous pensons qu'il y avait déjà à l'époque des algues pourvues d'une horloge interne qui leur permettait de réagir au lever du soleil. Quelques milliards d'années plus tard, disons il y a plus ou moins 180 millions d'années, les premiers mammifères auraient commencé à rêver, pour autant que l'on considère que les dinosaures, les ancêtres des oiseaux, n'en aient pas été capables. Les oiseaux connaissent pourtant une phase de sommeil paradoxal et ils descendent des dinosaures. Imaginez un peu un tyrannosaure rex endormi dont les immenses globes oculaires auraient fait des mouvements de va-et-vient derrière ses paupières écailleuses ! Il y a de quoi faire des cauchemars !

Quelques dizaines de millions d'années plus tard, apparaissent les premiers hominidés. Eux aussi rêvaient. Et plus ces hominidés ont commencé à nous ressembler, plus ils ont pris conscience probablement du mystère des rêves.

L'être humain rêveur a compris qu'il existait deux mondes : un monde physique et tangible, d'une part, et un monde plus futile, presque extraterrestre, d'autre part. Le rêve fut alors considéré comme le lieu de l'irréel et du mystique. Il est d'ailleurs possible que les rêves aient rapidement induit l'idée d'une vie après la mort, d'une âme immortelle, voire de l'existence de dieux.

Les grottes de Lascaux sont célèbres pour leurs peintures pariétales préhistoriques qui ont plus de 15 000 ans. Nous pensons que le guerrier couché qui semble rêver de bisons est la première reproduction graphique d'un rêve. (Il exhibe en outre un sexe en érection, qui fait penser aux érections nocturnes du sommeil paradoxal.)

Nous voilà quelques milliers d'années plus tard, et nous ne savons toujours pas pourquoi nous rêvons et comment expliquer ce processus.

Notre conscience onirique irrationnelle

Nos souvenirs les plus lointains remontent généralement à nos 3 ou 4 ans. Souvent, ces souvenirs sont liés à de fortes émotions. C'est probablement à cet âge-là également que nous commençons à nous rappeler nos rêves. Louis, mon plus jeune fils, nous racontait par exemple dès l'âge de 3 ans ce qu'il avait vécu la nuit ; il pensait en effet que ses aventures étaient bel et bien réelles.

Un peu avant de fêter son troisième anniversaire, il s'était plaint de ne pas avoir dormi la nuit à cause de la pluie qui était tombée en trombe sur notre chalet au Canada. Pourtant, il n'avait pas plu du tout cette nuit-là : Louis avait simplement rêvé qu'il n'avait pas pu dormir (ce que les gens souffrant d'insomnies associent souvent à un cauchemar).

Progressivement, les enfants apprennent à faire la différence entre le monde des rêves et le monde physique et réel.

Les patients qui sortent du coma ont parfois aussi des difficultés à faire la différence entre la réalité du monde qui les entoure et la réalité virtuelle qui se dessine dans leur esprit. Sans oublier les médicaments souvent à l'origine d'hallucinations, qui renforcent d'autant plus leur état de confusion.

Dans certaines pathologies neurologiques et psychiatriques, les gens ressentent et vivent certaines choses comme dans un rêve. Ainsi cette femme qui soudain devient un homme barbu. Ou cette impression de parler à quelqu'un dont on ne peut reconnaître le visage. Certains objets changent de taille, devenant beaucoup plus grands ou beaucoup plus petits. Certains patients neuropsychiatriques font l'expérience de ces phénomènes étranges alors qu'ils sont pleinement conscients.

Comment cela est-il possible ? Et pourquoi est-ce ainsi ? Nous n'en savons encore rien.

Nos recherches nous ont révélé que le très rationnel cortex cérébral était désactivé pendant la phase de sommeil paradoxal. Lorsque nous rêvons, nous faisons peu de cas du déroulement illogique du scénario de nos rêves.

Lorsque nous rêvons, nous sommes peu critiques du déroulement illogique du scénario de nos rêves.

En psychologie cognitive, la théorie du « codage prédictif » offre une explication possible à l'absurdité de nos rêves. Selon cette théorie, notre cerveau crée sans cesse des anticipations, que l'on soit en train de percevoir ou d'entreprendre quelque chose. Lorsque la sonnette de la porte retentit, l'on se demande immédiatement qui cela pourrait être. Mais si l'on attend de la visite, on connaît déjà la réponse.

Le cerveau adapte constamment ses prédictions en fonction des entrées sensorielles. Il les corrige également en permanence pour pouvoir réagir au mieux par rapport à ce qui se passe et à ce qui pourrait se passer.

Dans l'univers des rêves, ce *feedback* n'existe pas. Ou plutôt le cerveau imagine lui-même le *feedback*. D'où la création de prédictions plus absurdes les unes que les autres. Les rêves peuvent aller dans tous les sens et prendre des directions complètement inattendues.

« Le codage prédictif » permet éventuellement aussi de comprendre pourquoi tant de gens disent qu'ils volent ou qu'ils se sentent si légers dans leurs rêves. Pendant la phase de sommeil paradoxal, notre cortex cérébral moteur est actif, mais il ne communique pas avec nos muscles. Nous n'avons pas non plus de *feedback* de la part de nos articulations ni de la part de notre plante des pieds. De ce fait, nous pouvons voler ou flotter sans qu'aucun stimulus sensoriel ne vienne contredire cette impression.

Pendant que nous rêvons, nous avons l'impression que le fait de voler et de vivre des événements complètement surréalistes est tout à fait normal. Ce n'est que par la suite, en nous réveillant, que nous fronçons les sourcils : *Quel rêve étrange ! Qu'est-ce qu'il m'a pris de rêver ça ?*

Pendant la phase de sommeil paradoxal, le cerveau est immergé dans un autre cocktail unique de neurotransmetteurs. C'est probablement ce cocktail qui contribue à la bizarrerie du sommeil paradoxal.

Le psychiatre Allan Hobson et le neurologue Gerald Edelman ont comparé la conscience onirique à la conscience primaire qui est probablement présente chez les patients en état de conscience minimale après un coma. (L'état de conscience secondaire est notre état de conscience « supérieur », plus rationnel.) Lorsque nous rêvons, nous ne portons pas de regard critique ni rationnel sur notre environnement. Nous n'en sommes tout simplement pas capables à ce moment-là. Cela s'explique par la diminution de l'activité de notre cortex préfrontal, qui empêche le fonctionnement optimal de notre conscience rationnelle.

Lorsque nous rêvons, nous nous laissons emporter d'un scénario à l'autre sans discernement et nous en vivons toutes les émotions, les rêves étant souvent très chargés émotionnellement. Nous pouvons tout aussi bien nous sentir joyeux que très anxieux. Il est très rare que nous fassions l'analyse objective de ce qui s'est passé.

Lorsque nous commençons à réfléchir sur ce qui est en train de se passer, nous sommes la plupart du temps sur le point d'ouvrir les yeux et de nous réveiller. (Mieux vaut alors à ce moment-là prendre de quoi écrire et retranscrire son rêve.)

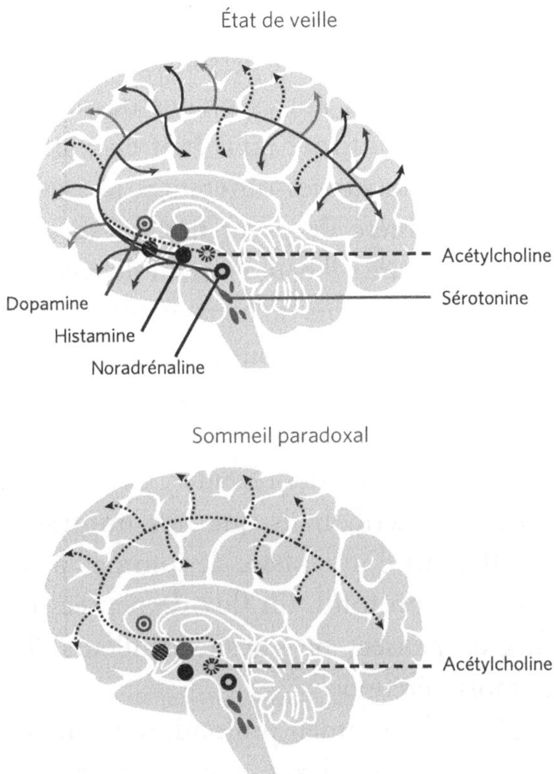

Pendant la phase de sommeil paradoxal, le cerveau est principalement stimulé par l'acétylcholine et se trouve dans un état unique de neurotransmetteurs qui vont déclencher l'apparition de cet univers onirique bizarre. Lors de nos pensées rationnelles, lorsque nous sommes éveillés, notre cerveau baigne dans une autre mixture de neurotransmetteurs, composée de dopamine, sérotonine, histamine, noradrénaline et acétylcholine.

Des rêves, des pensées ou des hallucinations ?

Dès sa découverte par Nathaniel Kleitman et Eugene Aserinsky, le sommeil paradoxal est apparu comme lié aux rêves. C'est aussi ce qu'ont démontré leurs expériences lorsqu'ils ont réveillé les volontaires au cours de la phase de sommeil paradoxal et leur ont demandé s'ils avaient rêvé. Huit personnes sur dix ont répondu par l'affirmative. Lors des autres phases de sommeil, seul un volontaire sur seize a confirmé qu'il était en train de rêver.

Cela nous renseigne sur les différentes phases du sommeil, mais aussi sur la manière de poser nos questions. Au lieu de demander à un volontaire s'il était en train de rêver (comme l'ont fait Kleitman et Aserinsky lors de leurs premières recherches), on pourrait lui demander : « Étiez-vous en train de penser à quelque chose ? » Quelque 60 % de gens le confirmeraient alors qu'ils se trouvaient clairement dans la phase de sommeil profond, comme l'ont démontré plusieurs études récentes. Cela signifie que notre cerveau est toujours actif, mais que nos impressions et notre ressenti sont différents d'une phase de sommeil à l'autre. Même pendant le sommeil profond, un flux de pensées traverse notre esprit ; ce flux de pensées ne s'arrête d'ailleurs complètement qu'en cas de mort cérébrale[1].

Lors de la phase de sommeil profond, nous ne plongeons pas dans des scénarios très complexes ; nous avons plutôt des pensées furtives. Il s'agit davantage d'idées vagues que de récits détaillés prenant toutes sortes de tournures. Dans un rêve, il se peut qu'à un moment donné, vous regardiez l'électroencéphalogramme d'un cheval pour vous retrouver un instant plus tard sur le dos d'un écureuil en train de survoler une foire érotique aux boudins.

Les ondes lentes du sommeil profond rendent quasiment impossibles les pensées et les perceptions de longue durée.

Ces pensées furtives sont moins surréalistes et moins chargées émotionnellement que nos rêves. Nous ne les vivons pas non plus de manière aussi consciente, en tout cas pas en début de nuit. Une étude récente a montré que les souvenirs que nous avions lorsque nous nous réveillions vers le matin après un sommeil profond ne différaient parfois pas des rêves classiques de la phase de sommeil paradoxal[2].

Je vous ai parlé plus tôt des pseudo-rêves que nous pouvions avoir lorsque nous nous endormions : ces fameuses hallucinations hypnagogiques. Ces phénomènes donnent parfois l'impression d'être des rêves, mais nous ne sommes pas dans la phase de sommeil paradoxal. Souvent, ces pseudo-rêves sont liés à ce que nous avons vécu au cours de la journée. Le manque de sommeil peut aussi être à l'origine de ces hallucinations ; j'en ai moi-même fait l'expérience.

Lors de nos recherches sur le sommeil au Cyclotron, à la fin des années 1990, je me suis retrouvé dans une situation plutôt ironique. La journée, je travaillais comme médecin neurologue et, la nuit, je surveillais l'activité cérébrale de sujets sains qui dormaient dans un scanner.

En tant que chercheur, je devais rester éveillé. Je devais surveiller les différentes phases du sommeil de ces volontaires pour pouvoir leur injecter au bon moment le marqueur radioactif.

Lorsque j'allais chercher un café, j'étais souvent seul dans les couloirs de ce grand centre. Et à un certain moment, je me suis mis à halluciner. Lorsque l'on ne dort pas pendant un certain temps, le cerveau est si fatigué qu'il commence à délirer.

Dans ces longs couloirs sombres du Cyclotron, je commençais à voir des gens dans la pénombre. Je savais qu'il s'agissait d'hallucinations et, pourtant, j'avais vraiment l'impression que ces personnes étaient réelles. La perception du cerveau et le ressenti ne se laissent pas facilement dominer par la raison.

C'était à la fois effrayant et intéressant.

Dormons-nous lorsque nous rêvassons la journée ?

J'espère de tout cœur que ce livre retient toute votre attention, même si je sais que rien ne peut empêcher vos pensées, vos idées et vos monologues intérieurs de détourner votre attention au fil des paragraphes. Notre cerveau a bien du mal à rester concentré sur une seule et même tâche. Faire plusieurs choses à la fois est fastidieux, mais lorsque nous exécutons une tâche, il est très difficile de garder notre attention fixée sur cette unique tâche.

Peut-être vous êtes-vous déjà surpris(e), pendant que vous faisiez la vaisselle, à regarder par la fenêtre et à laver la même tasse depuis un certain temps ? Votre esprit était en train d'errer. Vous étiez tout simplement en train de rêvasser.

Le réalisateur David Lynch se laisse aussi souvent emporter par ses rêveries. Il est d'ailleurs célèbre pour ses films surréalistes aux scénarios loufoques qui font vraiment penser à un univers onirique. Si fou que cela puisse paraître, David Lynch ne s'inspire pas de ses rêves nocturnes. Par contre, il rêvasse activement.

Le créateur de *Twin Peaks* et de *Lost Highway* m'a raconté qu'il attachait beaucoup d'importance à son hygiène mentale. Il fait de la méditation transcendantale, ce qui lui permet de maîtriser son stress et de dormir 8 heures par nuit. Il se lève le matin, boit une tasse de café et fume une cigarette – il n'arrive pas à se défaire de cette dernière mauvaise habitude. Ensuite, il médite pendant 20 minutes. L'après-midi, il médite à nouveau pendant 20 minutes. Entre-temps, il prend aussi le temps de rêvasser. C'est à ce moment-là qu'il trouve son inspiration artistique.

Les rêveries de la journée ne sont pas vraiment des rêves puisqu'elles ont lieu en état de veille. Pourtant, les pensées errent à ce moment-là dans tous les sens. La personne est un peu moins consciente de son environnement ; elle est surtout concentrée sur ses pensées.

Nous avons étudié ce phénomène pour mieux comprendre dans quelle mesure les patients comateux pouvaient encore avoir des pensées et des sensations, bien que souvent l'on considère qu'ils sont complètement inconscients. Chez les sujets sains, nous constatons une grande activité au niveau de certains réseaux lorsqu'ils rêvassent[3]. Nous pouvons alors utiliser ces connaissances pour analyser l'activité cérébrale des patients comateux. Nos recherches nous ont appris que certains de ces patients pouvaient encore avoir des pensées. Celles-ci s'apparentent à une sorte de conscience primaire[4].

Les rêveries de la journée ne sont pas comparables à nos rêves nocturnes surréalistes. Lorsque nous rêvassons, le réseau de la conscience demeure très actif, ce qui nous permet de mener une réflexion critique et de rester conscients de nous-mêmes.

Prendre 20 minutes tous les jours pour « ne rien » faire et laisser errer ses pensées est une bonne et saine habitude. Cela permet de stimuler la créativité et de déboucher sur des approches originales[5].

6

L'INSAISISSABLE SOMMEIL PARADOXAL

« Le sommeil est la meilleure des méditations. »

Dalaï Lama.

Dans les années 1920, le physiologiste russe Nathaniel Kleitman fut le premier à créer un laboratoire du sommeil à Chicago. Cette brillante idée ne servit hélas pas sa carrière, car personne à l'époque ne s'intéressait au sommeil. Kleitman, lui, était passionné, voire obsédé, par le sujet. Il considérait le sommeil comme un bon moyen de mieux comprendre l'état de conscience des êtres humains. Il était le prototype même du scientifique pur et dur : anticonformiste, rebelle et original.

Son obsession le poussa très loin. En 1938, il décida par exemple de passer un mois en isolement total dans la grotte de Mammoth Cave au Kentucky. Il voulait démontrer que l'alternance sommeil-éveil suivait un schéma régulier, même en l'absence de lumière naturelle et de baisse ou d'augmentation sensible de la température. L'expérience ne fut pas une réussite – l'homme n'est effectivement pas fait pour rester longtemps dans l'obscurité et le froid – mais Kleitman prouva qu'il s'impliquait corps et âme dans ses recherches.

Alors âgé de 58 ans, Nathaniel Kleitman avait pour assistant un jeune étudiant en psychologie, Eugene Aserinsky, qui en

1953 fut le premier à remarquer l'étrange activité cérébrale du sommeil paradoxal. Ils n'étaient alors pas du tout en quête d'une nouvelle phase de sommeil, mais étaient intrigués par le mouvement rapide des yeux des enfants endormis. Lorsque Aserinsky et Kleitman constatèrent une activité cérébrale intense et rapide sur l'encéphalogramme de l'un de leurs sujets, ils pensèrent d'abord que celui-ci faisait un infarctus. Très vite, néanmoins, ils établirent le lien avec le mouvement rapide des yeux et comprirent que c'était la phase au cours de laquelle les gens rêvaient.

Le concept de *REM* ou *rapid eye movement* (mouvement rapide des yeux) était né. Le sommeil paradoxal venait d'être identifié.

Cette découverte marqua d'une pierre blanche la recherche sur le sommeil. L'on est en droit dès lors de se demander pourquoi cette découverte n'a eu lieu que trente ans après le premier encéphalogramme. N'aurait-on pas dû découvrir le sommeil paradoxal bien plus tôt grâce à cet appareil de mesure ?

La raison est en fait assez ridicule : il y avait trop peu de chercheurs et trop peu de papier. C'était effectivement bien avant l'ère du numérique. L'activité cérébrale était encore dessinée sur du papier avec de l'encre – j'ai moi-même utilisé ces appareils lorsque j'ai commencé à travailler comme jeune médecin aux urgences au début des années 1990. Pour limiter la montagne de papier utilisé, les chercheurs n'activaient leur machine qu'en début de nuit et, ensuite, pendant quelques brefs moments. C'était le seul moyen d'éviter de devoir analyser des kilomètres de graphiques le lendemain.

C'est la raison pour laquelle le sommeil paradoxal nous a échappé pendant des décennies, jusqu'à ce qu'Eugene Aserinsky secoue son patron, tout excité, en lui disant : « Regarde ce qu'il se passe ici... »

Le célèbre laboratoire du sommeil de Chicago fut le premier à identifier le sommeil paradoxal. Ce n'est qu'ensuite que nous avons découvert que les rêves n'apparaissaient pas au hasard. Ils ont aussi prouvé qu'il était possible de mesurer jusqu'à un certain point de manière objective quelque chose d'aussi subjectif que la conscience onirique – nous sommes effectivement toujours les seuls à savoir de quoi nous avons rêvé. Avec l'aide de Nathaniel Kleitman, Eugene Aserinsky est le fondateur de la recherche moderne sur le sommeil. Alors qu'il observait des sujets en train de dormir, il a passé des centaines de nuits sans dormir (je reconnais bien là l'ironie de mes propres recherches sur le sommeil). La sanction fut sans appel : après avoir ignoré si longtemps le passage du marchand de sable, le brillant Eugene Aserinsky, âgé de 77 ans, s'est endormi au volant et s'est écrasé contre un arbre en 1998. Il fut tué sur le coup.

Mouvements rapides et lents des yeux

Pendant le sommeil paradoxal, nos yeux fermés font des mouvements de va-et-vient, un peu comme au cinéma lorsque l'on suit un film d'action spectaculaire. Je vous entends d'ici : est-ce que nos yeux suivent ce que nous voyons dans nos rêves ? Dans son livre *Some Must Watch While Some Must Sleep*, William C. Dement, un autre étudiant célèbre de l'école du sommeil de Chicago, décrit son expérience. Après avoir placé des électrodes autour des yeux de ses sujets pour enregistrer les mouvements de leurs yeux, il a pu constater qu'un jeune volontaire bougeait les yeux 26 fois à gauche et à droite pendant son sommeil paradoxal. Ses yeux n'allaient pas donc pas dans tous les sens, mais suivaient un schéma régulier. À son réveil, le jeune homme lui a dit joyeusement : « Je regardais un match de tennis de table ! » Les mouvements de ses yeux avaient parfaitement suivi le scénario rêvé.

Du coup : les mouvements de nos yeux représentent-ils de manière précise notre regard dans notre monde des rêves ? Nous savons depuis lors que les choses ne sont pas aussi simples. Comme nous l'avons étudié avec notre équipe à Liège, il existe probablement une corrélation entre ce que nous voyons dans nos rêves et le mouvement de nos yeux. Mais il serait trop simple de supposer que l'on regarde à gauche dans nos rêves quand nos yeux bougent vers la gauche[1]. Il semblerait en effet qu'il y ait plusieurs types de mouvements des yeux. Selon une théorie, les mouvements de nos yeux indiquent également quelles informations le cerveau est en train de traiter. Pour étudier cette théorie, Olga Quadens, professeure belge de neurophysiologie dans l'enseignement supérieur, est partie en Indonésie analyser les rêves des populations autochtones. Existerait-il une différence entre les communautés de population isolées et notre société occidentale où nous sommes continuellement assaillis d'informations ?

C'est effectivement ce qu'elle a pu prouver. Il semble exister un lien entre les mouvements de nos yeux et la quantité de nouvelles informations que nous devons consolider. Les membres de la communauté autochtone indonésienne semblaient bouger moins les yeux en dormant que le groupe de contrôle occidental.

Pourquoi ? L'hypothèse est terriblement complexe. Selon une étude récente menée par nos collègues de Tel-Aviv, chaque mouvement de nos yeux pendant le sommeil paradoxal est lié à une nouvelle « vision ». Les patients épileptiques étudiés s'étaient vu implanter des électrodes au plus profond de leur cerveau avant d'être opérés. Lorsque leurs yeux bougeaient pendant leur phase de sommeil paradoxal, leur activité cérébrale était comparable à celle qu'ils avaient lorsqu'ils avaient des représentations visuelles devant les yeux en étant éveillés[2].

Rêver s'apparente donc quelque peu à la vision d'un film.

Par ailleurs, les aveugles de naissance ont aussi les yeux qui bougent moins pendant leurs rêves. Rien d'illogique en fin de compte puisqu'ils n'ont pas de rêves visuels. Ce qui n'est pas surprenant. On ne peut en effet pas demander à quelqu'un qui n'a jamais vu une fleur de se l'imaginer. Un aveugle de naissance ne peut pas non plus s'imaginer la couleur rouge puisqu'il ne sait pas ce qu'est le rouge.

Ces personnes recourent toutefois à une autre représentation mentale de leur environnement. C'est un peu comme l'écholocalisation qui permet aux chauves-souris de « voir » dans la pénombre. Nous avons pu l'étudier avec notre équipe en faisant passer une IRM fonctionnelle à des personnes aveugles et malvoyantes lisant le braille[3].

Chez ces personnes, rêver s'apparente davantage à une expérience tactile et auditive, empreinte d'émotions.

Mesurer l'insaisissable

Le sommeil paradoxal a ceci de passionnant qu'il se situe à la limite du sommeil et de l'éveil. L'on se trouve à l'intersection entre l'état de conscience et la perte de conscience. Je suis de ceux qui veulent tout savoir sur ce qui se passe dans le cerveau. Je suis d'ailleurs toujours surpris que si peu de scientifiques accordent de l'importance au phénomène du rêve en dépit de l'intérêt que lui portent les philosophes, les poètes et les artistes depuis des siècles.

Le sommeil paradoxal a ceci de passionnant qu'il se situe à la limite du sommeil et de l'éveil.

Je crains que le neuropsychiatre Sigmund Freud, le père de la psychanalyse, fasse encore trop d'ombre à la recherche sur les rêves. Freud ne disposait certes pas de tous nos moyens technologiques : il ne pouvait se servir que des récits que les gens lui soumettaient et fonder ses interprétations et ses théories sur ceux-ci.

Plus tard, les interprétations créatives des rêves, parfois orientées sexuellement, de la psychanalyse furent bannies du monde académique. Les scientifiques veulent pouvoir tout mesurer objectivement, ce qui s'avère difficile dans des expériences aussi subjectives que les rêves. Le chercheur, en tant qu'observateur externe, n'a pas accès à l'univers onirique, intérieur et personnel des sujets qu'il étudie.

En 1938, un an avant le décès de Freud, un jeune psychologue américain, B. F. Skinner, publiait un livre qui allait dans une direction radicalement opposée : *The Behavior of Organisms*. Skinner fut le penseur du béhaviorisme ou comportementalisme, le courant qui a relégué aux oubliettes les interprétations un peu trop fantaisistes de Freud. Sa nouvelle approche était la suivante : « Nous allons uniquement observer. Nous allons créer un stimulus externe et voir comment l'animal y réagit. Pas plus, pas moins ! »

L'avantage de cette approche est que l'on n'invente rien, mais l'inconvénient, c'est qu'elle est très restrictive. On n'a aucune idée de ce qui se passe dans la *boîte noire* de notre activité mentale.

Le béhaviorisme a longtemps dominé la recherche sur le cerveau. À Liège aussi, ils ont évité de s'attarder sur l'étude du contenu des rêves, bien qu'ils aient disposé d'une riche expertise dans le domaine de l'étude du sommeil et des scans cérébraux. L'étude des rêves reste indéniablement empreinte de la mauvaise publicité freudienne.

Cela m'exaspère au plus haut point. J'ai toujours voulu savoir comment nous pouvions mieux cartographier et comprendre cette réalité subjective. Mais, dans les années 1990, ce terrain était considéré comme très marécageux. Les intellectuels avaient peur pour leur réputation et craignaient d'être accusés de manque de sérieux. Ce qui est évidemment très dommage.

La recherche sur le rêve symbolise presque l'ensemble de la recherche sur la conscience humaine. À quoi pensent les patients comateux ? Peut-on ressentir quelque chose pendant l'anesthésie ? Que se passe-t-il lorsque l'on médite ? En neurosciences, nous essayons de recueillir des données objectives, mais ce n'est pas pour cela qu'il faut exclure entièrement les expériences personnelles purement subjectives.

C'est le paradoxe de notre cerveau et de l'esprit humain : nous savons (plus ou moins) comment les neurones fonctionnent et qu'ils baignent dans une mixture de neurotransmetteurs, mais le pas qui reste à faire vers un modèle explicatif des liens de cause à effet de notre état de conscience reste immense. Nos perceptions, nos pensées et nos émotions demeurent notoirement mystérieuses et insaisissables.

Le problème de la recherche (sur le sommeil) est aussi lié au financement de la science en général. Aujourd'hui, il faut presque pouvoir prédire ce que l'on va découvrir ou quelle hypothèse précise on va tester avec ses recherches. Mais ce n'est pas comme cela que la recherche de pointe fonctionne puisqu'il s'agit par définition de découvrir l'*inconnu*.

Aucune grande découverte, citons au hasard la pénicilline, les vaccins ou la chimiothérapie, n'a été faite à partir d'un projet prévisible, parfaitement planifié. Au contraire, celles-ci ont eu lieu par hasard, même si elles étaient le fruit d'un cerveau bien préparé et organisé. Hans Berger n'était pas non plus du tout en train de chercher les ondes alpha quand il les a trouvées. Cette sérendipité est trop peu stimulée, notamment dans la recherche sur le sommeil.

Au Japon, les neurologues misent sur de superordinateurs et l'intelligence artificielle ainsi que sur les algorithmes complexes du *deep learning* pour analyser les rêves objectivement. Ils demandent d'abord à leurs sujets de regarder des vidéos YouTube pour que les chercheurs puissent enregistrer leur activité cérébrale de référence à l'aide d'une IRM fonctionnelle. Selon les vidéos regardées, certaines aires cérébrales s'éclairent. En poursuivant cet examen plusieurs heures d'affilée, l'ordinateur apprend à décoder les schémas de référence et à les associer à des images spécifiques des vidéos.

Ensuite, les sujets endormis passent à nouveau une IRM fonctionnelle. S'ils parviennent à dormir dans cette machine bruyante et s'ils atteignent une phase stable de sommeil paradoxal vers le matin, l'ordinateur peut lire dans leur cerveau de quoi ils sont probablement en train de rêver, par exemple d'un perroquet ou d'un château[4].

C'est réellement impressionnant ! C'est ce que la recherche sur le sommeil a de plus incroyable à offrir pour l'instant. Nous utilisons aussi le *deep learning* dans notre laboratoire à Liège et au Canada pour décoder les pensées des patients soi-disant inconscients[5].

Et pourtant, nous devons accepter qu'il nous soit impossible de lire ce qui se passe réellement dans la tête d'une personne qui dort, que ce soit à cause d'une anesthésie ou d'un coma, malgré cette percée technologique spectaculaire. Même si l'on parvient à se faire une idée objective de ce que la personne voit ou entend plus ou moins pendant qu'elle est dans le scanner, cette idée diffère encore grandement de sa pure réalité émotionnelle subjective.

Nous devons donc nous fier à ce que les gens nous racontent.

Nous devons aussi poser de bonnes questions.

En tant que jeune neurologue, je voulais étudier avec mon responsable, Pierre Maquet, la signification des rêves, mais il ne s'y intéressait guère. « C'est difficile, disait-il. Comment faire pour les mesurer ? »

Pierre Maquet rêvait aussi très peu. D'où peut-être son manque d'intérêt ? En tout cas, je trouvais cela vraiment dommage. Je n'accepte toujours pas que l'on balaie tout simplement ces grandes questions. Heureusement, l'opinion sur la recherche sur les rêves et la (sub)conscience semble enfin évoluer. Vive Freud et les scans cérébraux !

La revanche des rêves

Le très renommé professeur Allan Hobson de l'Université Harvard, qui a mené de nombreuses recherches sur le sommeil, est décédé en 2021. J'ai eu l'énorme chance de pouvoir rencontrer cet homme haut en couleur avant sa mort. Nous nous sommes retrouvés par hasard en train d'uriner côte à côte en octobre 1999 au Congrès mondial sur le sommeil organisé à Dresde. Très vite, nous sommes devenus amis.

Allan s'est opposé tout au long de sa carrière à ce qu'il appelait « le verbiage psychanalytique de Sigmund Freud ». Il voulait rester rigoureusement sur la voie de la science et abordait le rêve d'un point de vue purement scientifique. Mais il prenait aussi en considération les expériences subjectives.

Dès la quarantaine, Allan Hobson a commencé à tenir un journal de ses rêves et regrettait de ne pas avoir commencé plus tôt. En tant que psychiatre, il avait écouté des gens atteints de psychoses pendant toute sa carrière, mais ne les avait en fait jamais bien compris. « Si j'avais plus écouté mes rêves, j'aurais pu mieux comprendre mes patients », avait-il avoué.

Pour identifier quelles zones sont contrôlées par le sommeil paradoxal, Hobson opérait des rats au niveau du tronc cérébral. Et ce qui arriva le 2 février 2001 semble tout droit sorti d'un mauvais rêve : Hobson eut une attaque au niveau du tronc cérébral, précisément à l'endroit qui contrôle le sommeil paradoxal.

Lui-même était tout à fait conscient de l'ironie du sort.

Lorsqu'il fut hospitalisé, il sembla sombrer dans une psychose, mais en fait il rêvait de manière très intense, en raison précisément des lésions causées au niveau des noyaux de son tronc cérébral. Ce qui révélait un lien intéressant, parce que lors d'un épisode psychotique, les patients schizophrènes souffrent d'hallucinations, de délires et d'intenses émotions.

La subjectivité des rêves demeure problématique pour la science, mais nous devons oser nous ouvrir au mystère des rêves. Accorder plus d'attention à notre propre activité mentale au cours du sommeil peut nous aider à mieux comprendre toutes sortes de troubles mentaux. Un rêve est en fait une sorte de délire, une psychose organique, en quelque sorte[6].

« Il faut peut-être devenir fou dans notre sommeil pour rester sain d'esprit au réveil », faisait remarquer Allan Hobson de manière très concise.

Même le très rebelle Stephen LaBerge de l'Université Stanford a établi le lien, dans le cadre de ses recherches sur les rêves, entre les rêves lucides et le dédoublement de la personnalité qui induit une modification de plusieurs aires cérébrales[7].

7

LES ANIMAUX, RÊVENT-ILS ? SI OUI, DE QUOI ?

> « Il y a un temps pour parler, mais il en est un aussi pour dormir. »
>
> Homère.

Le plus compliqué avec les rêves, c'est que nous sommes seuls à les vivre. Il nous est impossible de savoir ce que les autres ont vécu et ressenti dans leurs rêves. Nous ne savons pas non plus quand nous commençons à rêver pour la première fois. Personne ne se souvient de son premier rêve, et les nouveau-nés ne peuvent pas nous dire ce dont ils ont rêvé. Commence-t-on à rêver au cours de notre vie utérine ? D'ailleurs, est-ce que les bébés rêvent ?

On peut aussi se poser la question à propos des animaux : ceux-ci rêvent-ils vraiment ? Au Ier siècle avant J.-C., le poète-philosophe romain Lucrèce a écrit qu'il voyait son chien rêver. Il avait observé les petits mouvements soudains de ses pattes et l'accélération de sa respiration, comme si son chien avait reniflé la présence d'une proie. Cette description était étonnamment très précise.

Plus tard, l'homme de sciences et médecin Michel Jouvet a décidé de faire des expériences, célèbres depuis lors, sur le tronc cérébral du chat et a observé que les animaux bougeaient bel et bien pendant qu'ils rêvaient. Ces chats montraient des signes évidents d'émotions et de comportements de chasse, à savoir d'attaque et de poursuite d'une souris imaginaire.

Dans les années 1970, le chercheur Geoffrey S. Dawes a réussi une prouesse assez particulière à l'Université d'Oxford : il a réussi à observer des agneaux dans un utérus artificiel. Il a ainsi pu observer que les fœtus bougeaient les yeux derrière leurs paupières, comme nous le faisons également au cours de la phase de sommeil paradoxal.

Pourtant, les scientifiques sont généralement peu enclins à reconnaître que les animaux rêvent ; cela reviendrait effectivement à admettre que les animaux sont dotés d'une certaine forme de conscience. De nombreux scientifiques ont apparemment encore pas mal de difficultés à l'admettre. Je ne vois pas, d'un point de vue neurologique, pourquoi il faudrait supposer que seul le cerveau humain est à même d'avoir des pensées, des émotions et des perceptions conscientes. Conjointement avec plusieurs collègues, nous l'avons d'ailleurs déclaré et signé dans le manifeste *Cambridge Declaration on Consciousness*, le 7 juillet 2012 : les autres animaux ont aussi une conscience[1] !

Être prudent n'est pas mauvais en soi, mais, ici, il faut avouer que la situation est particulière. Nos électroencéphalogrammes et nos analyses du sommeil nous ont permis d'observer une activité cérébrale à l'identique chez les êtres humains et chez les autres mammifères. Pourtant, chez les animaux, nous parlons uniquement de sommeil paradoxal alors que, chez l'être humain, nous parlons aussi de rêves.

C'est Michel Jouvet qui a décidé d'employer cette seule expression pour les animaux parce que leur cerveau au cours de la phase de sommeil paradoxal montre toutes les caractéristiques d'une personne en état de veille. En parlant de sommeil paradoxal, nous laissons la porte ouverte à toutes les hypothèses concernant les rêves chez les animaux. Mais personne ne peut nier que les mammifères et les oiseaux font aussi des mouvements oculaires rapides pendant leur sommeil paradoxal.

J'ose supposer qu'un chat rêve donc bel et bien. Par contre, il faut se garder de croire qu'un chat rêve de la même façon que nous. Nous ne savons pas non plus comment les bébés rêvent, et encore moins ce qu'un chat ressent lorsqu'il est dans la phase de sommeil paradoxal.

Un chat rêve avec sa conscience de chat, comme un nouveau-né rêve avec sa conscience à lui qui n'est pas encore celle d'un adulte. Les chauves-souris ont un tout autre système perceptif ; leur ressenti et leurs rêves doivent donc aussi être complètement différents.

Les membres des chiens qui rêvent bougent encore plus que les nôtres. Leurs oreilles, leur queue et leurs moustaches bougent également. Un chien peut même aboyer ou gémir brièvement en rêvant ; notre chien Charlie en est un parfait exemple. Nous ne pouvons pas spéculer sur les rêves des chiens en partant de notre propre mode de pensée et de nos propres expériences ; nous ne savons pas ce qu'un chien ressent. Mais nous pouvons supposer que les chiens ont leur propre réalité onirique.

Bien que nous puissions observer les mouvements rapides des yeux des oiseaux, la plupart des scientifiques n'aiment pas parler de rêves chez les poules ni chez nos autres amis à plumes. Ils ne veulent pas donner l'impression qu'un canari ou qu'un perroquet nain, par exemple, pourrait rêver. Pourtant, il me semble plausible que les oiseaux, dont certaines espèces obtiennent des scores aussi bons aux tests d'intelligence que les primates, puissent aussi avoir une réalité subjective.

Que les animaux puissent rêver ou pas dépend finalement de la définition que l'on donne à l'état de conscience. Si l'on inclut le langage courant dans la définition, alors les animaux ne rêvent pas. Bien que le sommeil paradoxal soit universel chez les mammifères (et probablement aussi chez les oiseaux, les reptiles,

les poissons et certains autres animaux aquatiques invertébrés), notre langage ajoute un niveau supplémentaire.

Si, par contre, on élargit la définition de l'état de conscience au ressenti d'une réalité sensorielle et émotionnelle, alors il est clair que d'autres animaux rêvent aussi. Nous ne pouvons malheureusement pas les interroger sur le contenu éventuel de leurs rêves. Nous pouvons seulement déduire de leur comportement qu'ils éprouvent des émotions comme de la joie, de la peur, de l'amour, du désespoir ou de la tristesse.

Nous ne pouvons pas affirmer que le rêve et l'état de conscience soient exclusifs à l'être humain. L'évolution s'étant déroulée progressivement, les rêves et l'état de conscience sont probablement présents dans une mesure plus ou moins grande chez d'autres mammifères aussi. Et il se peut que les poules rêvent de ce qu'elles picorent.

Pourquoi avons-nous une conscience onirique et pourquoi les mammifères et les oiseaux connaissent-ils aussi une phase de sommeil paradoxal ? Aucune idée. Personne ne le sait. Mais, pour reprendre la théorie de Charles Darwin, il se pourrait que le sommeil paradoxal représente un avantage pour la survie.

Des rêves de sang-froid

Il est assez étonnant que les mammifères et les oiseaux connaissent tous la phase de sommeil paradoxal alors qu'ils ne sont pas étroitement apparentés. Les oiseaux descendent des dinosaures, et leurs parents vivants les plus proches sont les crocodiliens. Le seul point commun entre les oiseaux et les mammifères est qu'il s'agit tous d'animaux à sang chaud.

Il est assez étonnant que les mammifères et les oiseaux connaissent tous la phase de sommeil paradoxal alors qu'ils ne sont pas étroitement apparentés.

Mais là aussi, c'est assez étonnant parce qu'au cours du sommeil paradoxal, notre température corporelle ne reste pas stable. Alors que notre température reste assez stable pendant la phase de sommeil profond, quand nous rêvons, nous prenons davantage la température de notre environnement.

Nous redevenons en quelque sorte reptiles alors que les reptiles à sang froid sont supposés ne jamais connaître de sommeil paradoxal.

Mais sommes-nous certains que tous les autres animaux ne rêvent pas ?

Difficile de répondre. D'abord parce que la définition du sommeil paradoxal repose sur l'activité électrique du cerveau, des yeux et des muscles. Essayez donc de placer des électrodes sur la tête d'un criquet, d'un poisson rouge ou d'une salamandre ! De plus, plus l'espèce animale s'éloigne de notre espèce, moins il y a de points communs entre leur activité cérébrale et la nôtre. Chaque espèce a aussi sa propre anatomie. Les chouettes, par exemple, connaissent la phase de sommeil paradoxal, mais elles ne bougent pas les yeux rapidement, car leurs grands yeux sont figés au niveau de l'orbite.

Tous les animaux, par contre, connaissent une forme de sommeil ; seules les éponges et les étoiles de mer ne s'assoupissent jamais. Même les méduses alternent le rythme veille-sommeil, et pourtant elles n'ont pas de système nerveux central[2]. Ce n'est toutefois que chez les mammifères et les oiseaux que nous voyons apparaître les ondes typiques du sommeil. Cela requiert effectivement une certaine organisation du cerveau.

Chez les caïmans et chez certaines tortues, nous constatons un précurseur du schéma des ondes observé chez les mammifères. Depuis peu, nous savons aussi que le cerveau des lézards suit des rythmes de sommeil similaires aux nôtres, avec des périodes de sommeil profond et de sommeil paradoxal, qui sont néanmoins plus courtes que les nôtres[3]. Très récemment, il a même été démontré que le poisson-zèbre connaissait souvent une phase de sommeil paradoxal[4].

Les phases du sommeil seraient par conséquent apparues il y a quelque 450 millions d'années déjà chez de très lointains ancêtres vertébrés, bien avant l'apparition des mammifères et donc des hommes. Les chercheurs supposent donc que le sommeil des dinosaures se composait probablement déjà de plusieurs phases.

Le fait que ces ondes cérébrales soient moins exprimées chez les reptiles et les poissons (ou, en tout cas, chez certains) s'explique aussi par leur température corporelle. La plupart des animaux à sang froid utilisent le soleil pour se réchauffer avant de s'activer. La nuit, leur température redescend, et leur activité cérébrale diminue également.

Qui rêve le plus longtemps ?

La majorité des mammifères non humains connaissent une courte phase de sommeil paradoxal. Chez les poules, cette phase ne dure qu'une dizaine de secondes, ce qui représente 3 à 12 % de la durée totale de leur sommeil. Les êtres humains, quant à eux, rêvent pendant un quart d'heure à une demi-heure.

Chez les éléphants, qui ont un métabolisme plus lent en raison de leur taille, il se passe aussi quelque chose de bizarre. Un éléphant dort de 3 à 6 heures, dont 2 heures debout. Mais ce n'est que lorsqu'il atteint la phase de sommeil paradoxal, lorsque son cerveau est le plus actif, qu'il va s'étendre et que l'on observe une paralysie musculaire.

Nous constatons aussi que les animaux qui sont des proies faciles connaissent généralement moins de phases de sommeil paradoxal. La paralysie musculaire n'est effectivement pas très pratique en cas d'attaque d'un prédateur. Dans la savane, l'antilope est toujours en danger ; son sommeil est donc très court : parfois à peine quelques minutes d'affilée. L'ours brun, au contraire, prend vraiment le temps de dormir. Quel animal oserait en effet s'en prendre à lui ?

Les animaux qui viennent au monde sans défense, comme les petits rats, les chatons et nos bébés, connaissent davantage de phases de sommeil paradoxal que par exemple les porcelets et les agneaux, qui sont autonomes quasiment dès leur naissance. Les personnes qui ont un chat savent que les chatons dorment énormément pendant les dix premiers jours, presque 18 heures d'affilée. Près de la moitié du temps, ils se trouvent dans un sommeil paradoxal, soit près de 9 heures de sommeil paradoxal actif par jour. Cela prouve à nouveau à quel point le sommeil est important pour le développement du cerveau.

Les nouveau-nés semblent aussi se limiter à manger et dormir pendant les premières semaines de leur vie. Par contre, les êtres humains adultes dorment beaucoup moins que les autres primates. Les non-primates dorment 10 à 15 heures, alors que nous dormons en moyenne 7 à 8 heures par nuit. Nous avons relativement plus de phases de sommeil paradoxal : 20 à 25 % de notre sommeil contre 9 % chez les non-primates.

Certains chercheurs voient le feu comme l'explication de cette différence. Lorsque l'homme préhistorique a appris à maîtriser le feu, il n'a plus eu peur des grands prédateurs qui craignaient les flammes. Nous avons ainsi développé un sommeil plus intensif, mais aussi plus court.

Ces phases relativement plus longues de sommeil paradoxal résulteraient de notre activité mentale et de notre intelligence : notre cognition plus élevée exigerait un délai de traitement et de maintenance neuronale plus long. Le sommeil paradoxal nous aide également à réguler nos circuits émotionnels.

8

JE RÊVE, DONC JE MÉMORISE

> « Avant d'aller dormir, lisez quelque chose d'exceptionnel qui vaille la peine d'être retenu. »
>
> ÉRASME.

Nous ne savons pas vraiment pourquoi nous rêvons, principalement parce que trop peu de recherches ont été effectuées en la matière. C'est étrange parce que le sommeil paradoxal est particulièrement intrigant. Sans être éveillés, on vit des événements hors du commun. Pourquoi ?

Nous savons désormais que le sommeil paradoxal joue un rôle au niveau de la mémoire moteur implicite (inconsciente), notamment dans l'apprentissage de nouvelles compétences. C'est d'ailleurs la raison pour laquelle les autres animaux connaissent aussi cette phase de sommeil paradoxal : comme nous, ils assimilent de nouveaux savoir-faire. Ils traitent aussi toutes les informations liées à leur vécu.

Le déchiffrage des mimiques est l'une des premières compétences acquises par les enfants. Quel bonheur en effet de voir les enfants réagir à nos drôles de grimaces ! En tant qu'animaux sociaux, nous lisons les expressions sur le visage des autres pour décoder ce qu'ils pensent et ce qu'ils ressentent. Pour pouvoir interpréter correctement ces mimiques, il faut s'entraîner, et le sommeil paradoxal joue un rôle prépondérant en la matière.

Nous avons démontré grâce à nos recherches que le cerveau réactivait les circuits moteurs pendant le sommeil paradoxal. Plus tard, nous avons également montré que les connexions entre les aires cérébrales motrices et les autres aires cérébrales s'intensifiaient pendant le sommeil paradoxal chez les gens qui apprenaient de nouveaux savoirs[1]. Lorsque nous acquérons une nouvelle compétence ou connaissance, de nouvelles connexions se forment dans le cerveau et se consolident pendant le sommeil paradoxal. Ces nouvelles connaissances et compétences s'impriment dans notre cerveau[2].

C'est un peu comme ces dessins réalisés sur le sable mouillé : à défaut de les prendre en photo, les vagues les recouvrent et les font disparaître à jamais. Nos rêves sont cette photo : ils fixent nos souvenirs. Certes, je simplifie un peu les choses, alors que la mémoire est un ensemble plutôt complexe.

Pour commencer, il faut distinguer la mémoire à court terme de celle à long terme. Notre mémoire à court terme nous permet d'enregistrer cinq à neuf symboles pendant quelques minutes. Notre mémoire à long terme, par contre, est la base de données dans laquelle nous sauvegardons des souvenirs pour la vie ainsi que toutes les compétences et les connaissances que nous avons acquises.

L'hippocampe est essentiel à la mémoire à long terme ; il joue aussi un rôle déterminant dans le sommeil paradoxal. Lorsque l'on veut apprendre une nouvelle langue ou une nouvelle compétence, il semblerait que l'on ait besoin de plus de sommeil paradoxal. Nous observons le même phénomène chez les gens dont le centre du langage est atteint par un AVC ou un traumatisme cérébral. Ceux qui récupèrent bien ont besoin de plus de sommeil paradoxal. Cette plasticité cérébrale met à nouveau en évidence le lien qui existe entre l'apprentissage et le sommeil.

Nous constatons aussi l'inverse. En cas d'interruption ou de diminution du sommeil paradoxal (par exemple chez les personnes qui prennent des calmants ou des antidépresseurs), l'apprentissage est plus difficile. Les enfants qui souffrent de déficience intellectuelle ont souvent aussi moins de sommeil paradoxal.

Le sommeil est crucial pour conserver ses souvenirs et se débarrasser des souvenirs inutiles. Il est effectivement impossible de se souvenir de tout. Nous rêvons donc aussi pour oublier. Selon une théorie, c'est le cerveau qui sélectionne les souvenirs pendant le sommeil profond pour séparer le bon grain de l'ivraie. Nous répétons les souvenirs qui nous semblent intéressants. Pendant le sommeil, ces souvenirs sont ensuite intégrés à ce que nous connaissons et savons déjà.

Est-ce vraiment ainsi ? C'est possible, mais nous devons faire davantage de recherches en la matière.

Voilà pourquoi vous vous souvenez de vos rêves

Les rêves sont universels et ont toujours existé. Le rêve renforce le souvenir. Pourtant, nous ne nous souvenons généralement pas de nos rêves. Une étude impliquant 444 jeunes a démontré que la plupart d'entre nous se souvenaient de deux à trois rêves par mois[3] alors que nous enregistrons un peu plus de 150 périodes de sommeil paradoxal par mois. Quelque 98 % de nos rêves passent donc inaperçus ou sont oubliés.

Des facteurs liés à la personnalité comme la créativité, l'ouverture à de nouvelles expériences, la mémoire visuelle, la motivation personnelle à se souvenir de ses rêves, le réveil en pleine nuit et la qualité du sommeil déterminent dans quelle mesure une personne peut se rappeler sciemment ses rêves.

« J'étais en train de rêver », disent la plupart des gens lorsqu'ils sont réveillés en plein sommeil paradoxal. Mais si vous ne leur demandez pas de quoi ils ont rêvé, il y a fort à parier que ce souvenir leur échappera rapidement.

Nous oublions la moitié de nos rêves dans les cinq premières minutes qui suivent le réveil. Après dix minutes, nous avons oublié jusqu'à 90 % de nos rêves. Seuls les rêves particulièrement exceptionnels restent en mémoire.

Certains affirment qu'ils ne rêvent jamais. En fait, ce qu'ils veulent dire, c'est qu'ils ne se souviennent jamais de leurs rêves. Mais ce n'est pas parce que vous ne vous souvenez pas de vos rêves que vous ne connaissez pas de phases de sommeil paradoxal.

Il m'arrive souvent de me réveiller la nuit et de me dire : « Ça, il faut que je l'écrive ! » Mais si je ne le fais pas immédiatement, la plupart du temps, je ne m'en souviens pas ou à peine le lendemain matin.

À défaut de se concentrer sur un souvenir, on l'oublie généralement très vite.

Le moment précis du réveil détermine aussi si l'on se souviendra ou non de ses rêves. Lorsque vous vous réveillez spontanément après une bonne nuit de sommeil, il y a peu de chance que vous vous souveniez de vos rêves. Par contre, si vous vous réveillez pendant la phase de sommeil paradoxal, par exemple, à cause des pleurs de votre bébé ou de l'alarme de votre réveil, il y a huit chances sur dix que vous vous souveniez de ce dont vous avez rêvé.

Le moment précis du réveil détermine aussi si l'on se souviendra ou non de ses rêves.

Les gens qui dorment bien et profondément se réveillent peu la nuit et se souviennent moins bien de leurs rêves le matin. Mais en vieillissant, le sommeil devient plus léger, ou parfois l'on dort moins bien en raison des circonstances (hébergement bruyant, long vol en avion, pleurs d'un bébé) et du coup on se retrouve plus souvent en phase de sommeil paradoxal au réveil. On a donc aussi plus de chances de se souvenir de ses rêves.

C'est également mon cas. Père de cinq enfants, mes nuits ont (très) souvent été interrompues. Lorsque je dors de manière moins soutenue, j'arrive à me souvenir de mes rêves. Les pages de mon journal se remplissent d'ailleurs très vite depuis que j'ai à nouveau deux jeunes enfants à la maison.

Heureusement, il ne faut pas nécessairement mal dormir ni être réveillé en sursaut pour mieux rêver : vous pouvez apprendre à mieux vous souvenir de vos rêves.

Si vous vous intéressez à vos rêves, je vous conseille d'avoir un carnet à portée de main. Dès que vous vous réveillez, notez ce dont vous avez rêvé ou ce à quoi vous avez pensé. Les rêves sont si futiles qu'il vaut mieux les noter immédiatement. Ce faisant, vous pourrez vous concentrer pleinement sur votre souvenir, sans porter votre attention ailleurs, ce qui aurait pour effet de faire disparaître vos rêves.

En notant vos rêves, comme moi, vous verrez après un certain temps que vous rêvez plus, ou en tout cas que vous vous souvenez davantage de vos rêves. Vous vous souviendrez mieux et de manière plus détaillée de ce que vous avez vécu au pays des rêves. Plus vous noterez vos rêves, plus vous aurez l'impression d'être concentré(e) pendant que vous rêvez. Il se pourrait même que vous pensiez pendant que vous rêvez : « Oh ça, il faut que je m'en souvienne ! » Cela peut vous aider à trouver l'inspiration créative, voire vous ouvrir la porte des rêves lucides.

Sachez toutefois que nos souvenirs sont toujours *biaisés*. Nous nous souvenons surtout principalement des tournures loufoques que prennent nos rêves, des événements inhabituels et des expériences émotionnelles. Un rêve banal dans lequel vous seriez par exemple en train de travailler au bureau sera rapidement oublié, à moins que cette scène ne s'apparente évidemment dans votre cas à un cauchemar.

Heureusement, la plupart de nos rêves sont loin d'être banals ; généralement, ils sont plutôt surréalistes, fantasmagoriques et chargés d'émotions. Il n'est donc pas surprenant que nous cherchions depuis la nuit des temps à donner toutes sortes de significations à nos rêves.

9

L'EXUTOIRE DE NOS ÉMOTIONS

« L'homme doit oublier sa colère avant de s'endormir. »

Mahatma GANDHI.

Tout d'un coup, votre cerveau s'active intensément. Vos yeux vont dans tous les sens. Vous êtes en train de rêver. Votre rythme cardiaque et votre respiration s'accélèrent à leur tour. Au cours du sommeil profond, ils sont encore lents et réguliers, mais dès que vous rêvez, votre respiration devient plus chaotique et votre cœur s'emballe comme si vous fournissiez un effort physique énorme.

Il y a d'ailleurs un lien : nos recherches ont montré que plus il y avait d'activité au niveau du siège des émotions dans le cerveau (au niveau de l'amygdale), plus le cœur battait de manière irrégulière[1]. Un rêve émotionnel intense va réellement accélérer le rythme cardiaque.

Nous avons également pu voir lors de l'activation du siège des émotions dans le cerveau pendant la phase de sommeil paradoxal que les rêves s'apparentaient effectivement à des expériences émotionnelles intenses. Le siège des émotions est alors excessivement actif, comme lors d'une crise de panique ou d'un délire lié au sevrage de l'alcool ou à l'arrêt de médicaments.

C'est précisément parce que les rêves ont un impact émotionnel aussi grand que l'être humain accorde autant d'importance à l'univers des rêves depuis des millénaires. Il y a encore à l'heure actuelle des charlatans qui se font payer pour interpréter les rêves. Je ne voudrais pas paraître arrogant, mais actuellement personne ne peut expliquer pourquoi nous rêvons ni la signification précise des rêves.

Jusqu'à aujourd'hui, les disciples psychiatres de la psychanalyse de Sigmund Freud et de Carl Jung s'opposent aux disciples neurobiologiques d'Allan Hobson et de ses collègues. Les uns disent que les rêves ont une signification et qu'ils constituent la base de la thérapie. Les autres ont un regard plus réductionniste, mécanique et neurochimique et sont convaincus par les traitements médicamenteux.

Je pense que la multiplicité des théories sur les rêves signifie surtout qu'il y a encore beaucoup de choses que nous ne comprenons pas.

Les rêves permettent de maintenir les émotions négatives sous contrôle

La psychologue américaine Rosalind Cartwright a été rebaptisée « Queen of Dreams » en raison de ses décennies de recherches sur les rêves (et les troubles du sommeil).

Selon elle, les rêves pourraient s'inscrire dans un processus de résolution des problèmes. En cas de conflit avec un collègue, par exemple, il est fort probable que vous en rêviez la nuit et que vous traitiez les émotions négatives qui y sont associées.

Comment en est-elle arrivée à cette conclusion ? Rosalind Cartwright a réalisé une étude impliquant des personnes divorcées[2]. Elle a constaté que les gens qui rêvaient de leur divorce et éprouvaient de la colère ou de la tristesse à propos de ce divorce s'en sortaient généralement mieux et se sentaient mieux dans leur peau. Elle en a conclu que les rêves influençaient les émotions que nous ressentions durant la journée.

Elle ne croyait cependant pas aux messages mystiques ni prophétiques des rêves ; elle considérait plutôt les rêves comme un moyen naturel de nous aider à surmonter les épreuves et les émotions de la vie quotidienne. Les rêves nous permettraient d'associer de nouvelles émotions à notre vécu.

Ainsi, nous pouvons replacer un événement inattendu, voire un traumatisme, dans un contexte familier, ce qui nous aide à canaliser les émotions négatives.

Cette hypothèse correspond à ce que j'ai moi-même vécu. Les émotions jouent de toute façon un grand rôle dans mes rêves. Les frustrations et les tensions en font partie. Lorsque l'on traverse une période difficile, il n'est pas si mauvais d'en rêver : il peut très bien arriver que les frustrations apparaissent dans un contexte positif.

Lors de la perte d'un proche, il peut s'avérer apaisant de rencontrer le défunt en rêve, malgré le chagrin lié à la perte qui pourrait à nouveau être ressenti au réveil. Les croyants considèrent ce genre de rêve probablement comme une manifestation réelle ; mais même si vous n'avez pas la foi, vous pouvez en retirer un certain bénéfice. C'est une manière de garder le contact et d'y associer un sens plus personnel.

Les rêves ne doivent pas nécessairement être ressentis négativement, et nous ne devons pas non plus nécessairement nous préoccuper de leur signification symbolique. La seule chose qui importe, c'est qu'ils peuvent servir à garder nos émotions en équilibre.

Rosalind Cartwright allait même un peu plus loin. Non seulement elle avait découvert que les rêves nous aidaient à gérer nos émotions négatives, mais elle apprenait aussi à ses patients à utiliser certaines techniques pour échapper aux rêves négatifs, et donc aux cauchemars.

Généralement, soit on se réveille rapidement en plein cauchemar, le cœur battant à 100 à l'heure, soit on subit ce rêve désagréable sans rien contrôler. On se retrouve alors submergé par la peur et l'angoisse. Rosalind Cartwright parlait de la possibilité de rêver de manière lucide et de donner soi-même au scénario une tournure positive : en reprenant le contrôle, vous pouvez par exemple fuir en vous envolant.

Son approche n'est pas acceptée de manière générale comme thérapie psychologique, mais des études récentes n'en révèlent pas moins les possibilités thérapeutiques en cas de stress post-traumatique[3]. Il y a aussi des témoignages de gens qui transforment effectivement leurs cauchemars récurrents en aventures fantastiques – j'y reviendrai dans le chapitre sur les rêves lucides.

Une expérience menée par le psychiatre Richard Greenberg confirme les conclusions de Rosalind Cartwright selon lesquelles les rêves permettent de gérer les émotions négatives. En 1972, Richard Greenberg a demandé à plusieurs volontaires de regarder un film d'horreur qui comportait notamment une scène d'autopsie assez sanglante. La nuit suivante, il les a réveillés pour leur demander de quoi ils rêvaient. Ceux qui avaient eu la chance d'atteindre la phase de rêve paradoxal étaient moins perturbés par le film que les autres. Le film était en effet beaucoup plus traumatisant pour ces derniers.

De récentes études montrent que le stress, l'angoisse et les traumatismes sont souvent des causes sous-jacentes des cauchemars qui peuvent à leur tour interrompre le sommeil paradoxal et donc la qualité du sommeil réparateur (le sommeil qui aide votre cerveau et votre organisme à se régénérer). Si vous êtes anxieux en regardant un film d'horreur, il est possible que cette anxiété réapparaisse dans vos rêves.

D'ailleurs, selon la sagesse populaire à propos de la télévision qui a envahi nos chambres, les enfants dorment mal et font des cauchemars lorsqu'ils regardent un film d'horreur avant d'aller dormir. *Les Griffes du cauchemar,* le film dans lequel Freddy Krueger poursuit des adolescents, n'est pas le meilleur film à regarder en famille. Si vous le faites quand même, parlez aux plus jeunes des scènes du film qui les impressionnent. Ou bien regardez quelque chose de drôle pour faire disparaître leur angoisse[4].

Ce film d'horreur de Greenberg me fait penser à un de mes rêves. En tant qu'étudiant en médecine, je devais disséquer des cadavres et, comme médecin stagiaire, je devais aussi pratiquer des autopsies. Et évidemment, il m'arrivait d'en rêver la nuit. Mais, dans un de mes rêves, c'était moi qui étais allongé sur la table d'autopsie et quelqu'un incisait calmement ma cuisse devant un public d'étudiants. C'était assez bizarre ! Et c'est justement parce que je trouvais très bizarre que quelqu'un incise mes muscles et mes ligaments alors que je n'étais pas encore mort que je me suis réveillé. Ce n'était pas un cauchemar en soi, mais quel bonheur de me réveiller en réalisant que c'était un rêve !

Pas de traumatisme, pas de cauchemar

Les rêves canalisent-ils les émotions négatives ? Les recherches menées par Peretz Lavie, expert israélien du sommeil, semblent indiquer le contraire. Lavie a analysé le sommeil de personnes ayant vécu des événements traumatisants.

Les gens qui souffrent de stress post-traumatique rêvent souvent des événements terrifiants qu'ils ont vécus.

Ceux qui ont survécu à des événements traumatisants font souvent des cauchemars. Les gens qui souffrent de stress post-traumatique rêvent souvent des événements terrifiants qu'ils ont vécus.

Ce sont généralement les vétérans de guerre et les personnes qui ont été gravement blessées dans un accident ou exposées à des abus sexuels ou des actes de violence qui souffrent de stress post-traumatique. Les cauchemars en sont des symptômes. Les patients revivent continuellement les moments terrifiants qu'ils ont vécus. Ils ressentent une peur intense et se réveillent avec des palpitations. Ce trouble est surtout décrit chez les soldats, mais n'importe quel traumatisme psychologique peut entraîner des cauchemars horribles récurrents. Peretz Lavie a travaillé avec des survivants de l'Holocauste[5] et a observé un phénomène assez particulier : malgré l'horreur des camps, les survivants de l'Holocauste étaient ceux qui fonctionnaient le mieux au quotidien et qui semblaient avoir le meilleur sommeil. Ils ne rêvaient pas de ce qu'ils avaient vécu. Cela va donc à l'encontre de ce que beaucoup de gens pensent : un traumatisme refoulé pendant la journée refait automatiquement surface dans les rêves. Mais, apparemment, ce n'est pas le cas. Certaines personnes semblent gérer leur traumatisme sans que celui-ci vienne envahir leurs rêves.

Par contre, les personnes qui avaient du mal à gérer l'horreur des événements qu'elles avaient vécus continuaient à ressasser inlassablement ces pensées et à souffrir de cauchemars récurrents.

Il y a un parallèle intéressant à faire avec les gens qui souffrent de grave dépression. Ces patients ont généralement un rythme de sommeil différent. Ils ont moins de phases de sommeil profond, et leur sommeil paradoxal commence plus tôt : souvent 20 à 40 minutes après l'endormissement au lieu de normalement 80 à 90 minutes.

L'Américain Gerard Vogel, qui a mené de nombreuses recherches sur le sommeil, fut le premier à remarquer que la réduction du nombre de phases de sommeil paradoxal était bénéfique aux gens qui souffraient de dépression grave. Ils se sentaient mieux. L'effet était même comparable à ceux des antidépresseurs[6].

Il ne faut néanmoins pas souffrir de dépression pour ressentir l'effet positif temporaire d'une privation de courte durée du sommeil : après une nuit très courte, on peut effectivement se sentir euphorique. Cela s'expliquerait par le fait que le sommeil paradoxal serait de plus courte durée. (Après deux nuits sans dormir, l'euphorie disparaît néanmoins très rapidement.)

Les conclusions de Peretz Lavie semblent contredire l'hypothèse de Rosalind Cartwright, selon laquelle les rêves permettent de maintenir les émotions négatives sous contrôle. Mais ce que nous ne savons pas, c'est si les survivants de l'Holocauste qui ne faisaient pas de cauchemars et qui se sentaient bien la journée ont fait beaucoup de cauchemars peu de temps après avoir vécu les événements traumatisants de l'horreur des camps. Soit ils n'ont subi aucun traumatisme, soit ils ont surmonté leur traumatisme beaucoup plus rapidement, de sorte que ces événements ne les ont pas poursuivis dans leurs rêves.

Les émotions négatives connaissent aussi une gradation. Un divorce est rarement une expérience agréable, mais cet événement ne mène généralement pas à un traumatisme psychologique chronique. Un traumatisme émotionnel est beaucoup plus grave qu'une émotion négative. Non seulement il vous touche au plus profond de vos émotions, mais également au niveau de votre personnalité et de votre regard sur la vie. C'est au psychologue qu'il incombe alors de replacer ce trouble du stress dans le bon contexte et de le traiter.

Vivre sans phases de sommeil paradoxal

Grâce à nos rêves, nous mémorisons de nouvelles informations. Nous partons du principe que ceux-ci nous aident à gérer les événements vécus et les émotions ressenties au cours de la journée écoulée. Nous pourrions dès lors en conclure que nous ne pourrions pas fonctionner dans la société sans sommeil paradoxal.

Néanmoins, Peretz Lavie a démontré que ce n'était pas nécessairement le cas. Au début des années 1980, il a suivi un soldat qui était en fauteuil roulant depuis qu'il avait reçu des éclats d'obus à la tête. Un de ces éclats s'était retrouvé dans le tronc cérébral, l'aire cérébrale essentielle au sommeil paradoxal.

Dans le laboratoire du sommeil, il semblait que cet homme ne connaissait presque pas, voire pas du tout de phases de sommeil paradoxal. Ce cas ne se présente normalement que chez les personnes qui prennent beaucoup de somnifères, consomment de la drogue ou avalent des doses importantes d'antidépresseurs. Pourtant, cet homme semblait mener une vie tout à fait normale sans sommeil paradoxal. Il avait même très bien réussi sa vie professionnelle en tant qu'avocat.

Ce paradoxe pourrait s'expliquer par le fait que son cerveau était entièrement développé au moment où il a été blessé. Dans son cas, le sommeil paradoxal ne semblait pas *nécessaire* pour assimiler de nouvelles informations : il est vrai que la motivation et le dur labeur peuvent compenser le manque de sommeil paradoxal.

Nous supposons que le sommeil paradoxal est extrêmement important au développement du cerveau des enfants. Le fait que les enfants connaissent tant de phases de ce sommeil en est la preuve. Les symptômes du syndrome d'alcoolisme fœtal semblent aussi aller dans ce sens. Ce trouble est la conséquence d'une consommation excessive d'alcool pendant la grossesse. Or on sait que l'alcool est un frein important au sommeil paradoxal et que les fœtus ont besoin de nombreuses phases de ce type de sommeil. Si l'alcool bloque le sommeil des rêves, il freine probablement le développement du cerveau des fœtus et l'apparition de la protoconscience.

Les nouveau-nés qui souffrent du syndrome d'alcoolisme fœtal ont des difficultés à traiter les informations et à contrôler leurs émotions. Deux aspects que nous associons au sommeil paradoxal.

Il y a aussi des gens qui ne rêvent plus à cause d'une lésion au niveau du cortex cérébral préfrontal, tout à l'avant de la tête. Tout au début de la psychochirurgie, ces lésions étaient même provoquées délibérément et entraînaient de véritables drames. La lobotomie, une des interventions les plus connues, consiste à détruire le cortex préfrontal. Le neurochirurgien James Watts utilisait même un pic à glace à cette fin. Ceux qui subissaient cette intervention ne rêvaient plus par la suite. Ils n'avaient plus aucun fantasme.

Le fait que les personnes dont le cortex cérébral préfrontal a été endommagé ne puissent plus rêver rejoint les conclusions de nos recherches qui nous ont permis de montrer que les rêves avaient lieu au niveau du cortex cérébral. Les aires émotionnelles en particulier semblent très actives[7].

Des érections en l'absence d'érotisme

Sigmund Freud a réussi à interpréter presque tous les rêves comme preuves de nos émotions sexuelles refoulées. Nous avons écarté cette conception des choses depuis longtemps. Heureusement ! Il nous est, par contre, impossible de nier les érections nocturnes. Comment dès lors les expliquer ?

Dans les années 1960, des chercheurs allemands ont découvert que des hommes endormis avaient une érection toutes les 90 minutes. Ils n'étaient pas au courant de la découverte du sommeil paradoxal par Kleitman et Aserinsky ; il faut dire qu'à l'époque, les informations ne circulaient pas aussi rapidement qu'aujourd'hui. Selon ces chercheurs allemands, ces érections étaient la *cause* de nos rêves. Ce n'est que plus tard que nous avons compris le lien entre le sommeil paradoxal et les érections ; le clitoris des femmes enfle d'ailleurs aussi.

Le lien avec les rêves érotiques semble évident ; pourtant, cette association n'est pas tout à fait correcte, car même en l'absence de rêves érotiques, j'ai une érection le matin. En fait, cette érection matinale est la dernière des six érections nocturnes. (Sigmund Freud ne le savait pas, sinon il y aurait certainement associé toutes sortes d'interprétations.)

Bien que les excitations sexuelles nocturnes et le sommeil paradoxal aient lieu au même moment, on ne comprend pas encore très bien le lien qui les unit.

Bien que les excitations sexuelles nocturnes et le sommeil paradoxal aient lieu au même moment, on ne comprend pas encore très bien le lien qui les unit. Chez les patients non répondants (en état végétatif, comme l'on disait avant) que nous avons étudiés dans notre laboratoire du sommeil après leur coma, nous n'avons par exemple pas observé de phases de sommeil paradoxal[8]. C'est assez logique finalement puisque leur tronc cérébral est la seule partie de leur cerveau endommagé qui fonctionne encore correctement, alors que les rêves ont lieu au niveau du cortex cérébral. Pourtant, ces patients ont aussi des érections nocturnes.

Le tronc cérébral, qui est un peu notre pilote automatique, régule non seulement notre température corporelle, notre respiration et notre digestion, mais également les réflexes péniens et clitoridiens.

Les rêves, qu'ils soient érotiques ou non, et le gonflement des organes génitaux la nuit ne sont donc pas liés par définition. À quoi servent dès lors ces érections nocturnes ? Les urologues pensent qu'elles servent à entretenir les tissus érectiles du pénis (ils ne disent rien à propos du clitoris)[9]. La régularité des érections permet de faire fonctionner le mécanisme correctement. L'érection reste ainsi possible à tout moment, et notamment en cas d'érotisme bel et bien réel.

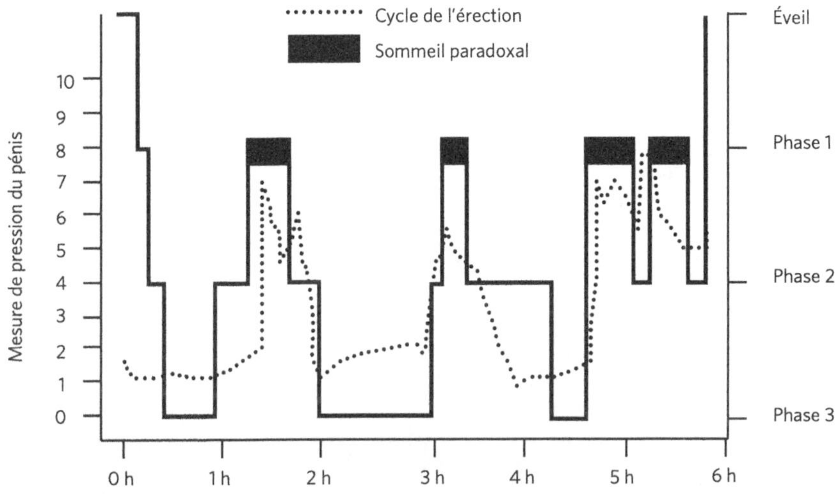

La mesure de pression du pénis la nuit montre que les érections ont lieu au même moment que le sommeil paradoxal et qu'elles durent plus longtemps vers le matin. Nous l'avons aussi constaté chez des patients inconscients, souffrant de graves lésions du cortex cérébral.

10

LES RÊVES, UNE SORTE DE RÉALITÉ VIRTUELLE

« L'homme est un génie lorsqu'il rêve. »

Akira KUROSAWA,
réalisateur japonais.

Quelle est la signification de nos rêves ? Et ont-ils vraiment une signification ?

Depuis que je travaille et que j'habite au Canada, j'ai appris que les Amérindiens avaient toujours attaché énormément d'importance aux rêves. Certains récits sont même transmis de génération en génération. Si quelqu'un rêve, par exemple, qu'il est mordu par un serpent, il prendra un antipoison dès le lendemain matin. Pour nous, Occidentaux, il ne s'agit que d'un rêve, mais pour eux ce rêve a une signification extrêmement importante.

Ils recherchent aussi ces visions et essaient d'entrer en communication avec d'autres dimensions lors de transes rituelles, un phénomène que nous étudions d'un point de vue scientifique depuis peu avec notre équipe de recherche[1].

Certaines populations autochtones considèrent les rêves comme une manière de comprendre l'âme. Pour elles, les rêves sont le lien entre différents mondes, entre les vivants et les morts. Dans ces communautés, il est d'ailleurs souvent tabou de réveiller quelqu'un brusquement, car cela pourrait l'empêcher de retourner dans son corps. Ce même récit, je l'ai aussi entendu chez mes patients africains pendant mon stage de neurochirurgie en Afrique du Sud.

Au royaume de Babylone, au pays de Sumer et dans la Grèce antique, les rêves étaient également considérés comme une manière de communiquer avec l'âme des morts, et même avec les dieux. Les rêves faisaient partie de rituels spécifiques, les prêtres interprétaient les rêves et y voyaient des prémonitions. Dans la Bible, le roi Saül se plaint aussi en disant : « Dieu s'est détourné de moi. Il ne me répond plus, ni par un prophète ni par un rêve. »

Freud et Jung considéraient les rêves comme la voie royale de la connaissance de l'inconscient. Leur psychanalyse reposait principalement sur l'interprétation des rêves. S'ils avaient su que les érections avaient lieu parallèlement au sommeil paradoxal, ils en auraient été tout excités.

Les neurosciences contemporaines ne suivent pas cette interprétation psychanalytique des rêves. Nous ne pensons pas non plus que les rêves nous emmènent dans un monde parallèle. En tant que neurologue, je ne peux pas me laisser entraîner aveuglément dans ce genre de théorie, même si je trouve l'idée intéressante. Pourquoi ? Parce que cette idée respecte le concept de sommeil paradoxal. Ce n'est pas un hasard si les communautés autochtones isolées du reste du monde sont souvent plus conscientes du phénomène des rêves lucides.

Lors de nos recherches sur les expériences de mort imminente[2], nous avons découvert quelque chose de curieux. Dans les témoignages que nous avons recueillis jusqu'à présent auprès de 1 500 personnes, il est souvent fait état d'expériences mystiques après un coma ou un arrêt cardiaque, mais aussi pendant le sommeil, en cas de transe profonde ou lors de la méditation. (Contactez-nous à l'adresse nde@uliege.be si vous aussi, vous avez vécu ce genre d'expérience).

Nous ressassons dans nos rêves les événements de la journée

Certains schémas reviennent toujours et partout dans nos rêves. Très souvent, les rêves sont bizarres et chargés émotionnellement ; ce sont des histoires liées à ce que nous vivons au quotidien. Les chercheurs rêvent de leurs études, les médecins de leurs patients, les étudiants des examens et les mécaniciens de leurs moteurs – ça, je le tiens de mon père. Espérons que les membres de nos gouvernements rêvent aussi de leurs bons accords politiques !

L'expert du sommeil Michel Jouvet était non seulement un brillant scientifique, mais aussi un rêveur très actif. Chaque matin, il notait ses rêves et agrémentait ses notes de dessins et de représentations plus élaborées. Quelle ne fut pas ma surprise lorsque j'ai découvert sa collection de petits cahiers annotés et colorés ! Le plus frappant, c'était que les travaux sur le sommeil qu'il menait en tant que chercheur revenaient régulièrement dans ses rêves.

Jouvet était régulièrement invité lors de congrès. Quand il se trouvait à l'étranger, il se demandait parfois : « Tiens, je suis à New York, mais je rêve encore de Lyon. Quand mes rêves deviendront-ils américains ? » Il avait remarqué qu'il fallait à peu près une semaine pour que le décor de ses rêves s'adapte à son nouvel environnement.

Lorsque je travaillais la nuit au service des urgences de l'hôpital universitaire de Bruxelles en tant que jeune médecin, je dormais plusieurs nuits d'affilée dans une petite chambre, à côté de mon téléphone qui pouvait sonner à tout moment. Ce téléphone apparaissait régulièrement dans mes rêves et se transformait même parfois en ambulance aux sirènes hurlantes.

Toutes les études montrent que notre quotidien et nos expériences révolues font partie de notre état de conscience nocturne : nos rêves reflètent ce que nous avons vécu. Si nous sommes impliqués dans un conflit, il y a de fortes chances que nous en rêvions. C'est universel, quel que soit l'endroit où nous nous trouvons sur terre.

Vers le matin, le sommeil paradoxal dure plus longtemps et nos rêves sont plus détaillés. Certaines études suggèrent que nous retournons au temps de notre enfance ou à notre jeunesse pendant cette dernière phase de sommeil paradoxal. Mais lorsque nous réveillons nos sujets dans notre laboratoire du sommeil pendant leur première phase de sommeil paradoxal, c'est plutôt le décor clinique du laboratoire qui semble envahir leurs rêves. Soulignons aussi que bon nombre de personnes nous ont dit que leurs rêves dans le laboratoire du sommeil étaient moins riches et fantasques que d'habitude ; peut-être s'agit-il là d'une sorte d'autocensure. Je pense donc que nous devrions faire davantage de recherches sur ce à quoi les gens rêvent dans leur environnement familier.

Le fait que l'on fasse le bilan des derniers événements de la journée au cours de la première phase de sommeil paradoxal devrait nous inciter à nous endormir en ayant des pensées positives.

Les petits soucis personnels reviennent aussi toujours et partout dans les rêves, comme, dans mon cas, mon manque de ponctualité... agrémenté évidemment de toutes sortes de rebondissements surréalistes.

Dites plutôt quelque chose de gentil à votre conjoint avant de vous endormir ; vous risquez sinon de revivre votre amertume plus tard dans la nuit. Les petits soucis personnels reviennent aussi toujours et partout dans les rêves, comme, dans mon cas, mon manque de ponctualité… agrémenté évidemment de toutes sortes de rebondissements surréalistes.

Lorsque Margot était encore bébé, je rêvais que j'arrivais en retard à la crèche. Et tout d'un coup, je ne savais plus où se trouvait la crèche. J'étais si gêné en tant que père de devoir demander le chemin à autrui ! À la crèche, ce n'était d'ailleurs pas Margot que je reprenais, mais son grand frère, Louis… et dans mes rêves, je trouvais cela tout à fait normal. Ma voiture avait ensuite disparu, et nous rentrions tout simplement à pied. Et tout paraissait parfaitement logique !

La course sans fin est également un thème récurrent. Il m'arrive d'en rêver. On essaie de fuir, mais en vain, on n'avance pas. Les pieds n'adhèrent plus au sol, et finalement il faut se mettre à quatre pattes pour pouvoir avancer. Au lieu de réaliser l'absurdité de la situation, on pense à ce que les gens pourraient bien penser de nous ! Il arrive aussi souvent que les gens rêvent qu'ils se retrouvent tout d'un coup tout nus à une réception. Ces thématiques sont récurrentes dans toutes les cultures.

Un devin virtuel

Le psychiatre Allan Hobson de l'Université Harvard disait de manière très convaincante que les rêves n'avaient aucune signification cachée. Il considérait les rêves principalement comme une réaction à nos expériences et une préparation à ce qui allait nous arriver. Être préparé à toute éventualité, mais ne rien attendre : c'est ce que nous enseignent nos rêves.

Nous constatons même que certains rêves semblent prémonitoires. Attention, soyons bien clairs : je ne veux pas dire que les rêves peuvent prédire l'avenir. Mais les rêves peuvent nous permettre de nous concentrer sur certaines peurs ou certains soucis, et nous pouvons y voir un message nous incitant à changer notre mode de vie.

Imaginons que ces derniers temps, vous vous disputiez souvent avec votre conjoint. Une nuit, vous rêvez que vous le/la quittez, ce qui vous chagrine au plus haut point. C'est peut-être un signe vous invitant à trouver la cause de ces querelles et à vous demander ce que vous pourriez faire pour résoudre le problème. Vous semblez effectivement tenir à cette relation !

L'expert du sommeil William Dement fait partie de l'équipe de Chicago qui a découvert le sommeil paradoxal. Une nuit, il a rêvé qu'il souffrait d'un cancer du poumon inopérable. Le lendemain, il a décidé d'arrêter de fumer. Son rêve lui avait fait comprendre que cette maladie ne valait pas le plaisir éprouvé par la nicotine. (William Dement est finalement décédé à l'âge de 91 ans d'une maladie cardio-vasculaire et pas d'un cancer du poumon.)

Selon la légende, le président américain Abraham Lincoln aurait rêvé de son assassinat quelques jours avant sa mort. Il est possible que Lincoln ait su que ses adversaires lui en voulaient. Cette crainte s'est alors exprimée dans ses rêves. Apparemment, elle était fondée !

Il ne faut pas nécessairement croire en l'existence de mondes parallèles et de forces paranormales pour trouver une signification aux rêves.

Les rêves permettent d'explorer un avenir éventuel. Ils vous permettent de vivre virtuellement différents scénarios, dans l'environnement sécurisé de votre sommeil, sans pour autant vouloir les vivre réellement, comme se retrouver nez à nez avec un ours ou un patron furieux.

J'ai déjà expliqué ce qui se passait dans le cerveau lors d'un nouvel apprentissage : nous pensons que le sommeil paradoxal sert à régénérer toutes sortes de circuits cérébraux. Pendant la phase de sommeil paradoxal, il y a plus de connexions cérébrales entre les réseaux moteurs et les autres réseaux du cerveau.

Le monde des rêves est un espace virtuel unique dans lequel vous pouvez exercer et perfectionner en toute sécurité de nouvelles compétences. Vous pouvez y tester des choses sans porter préjudice ni nuire à quiconque.

Cette réalité virtuelle ne se limite pas aux seules habiletés motrices. Les rêves nous préparent aussi à d'éventuelles situations périlleuses, comme l'explique le philosophe et psychologue finlandais Antti Revonsuo. Si vous rêvez, par exemple, d'un tsunami, vous aurez déjà une première expérience d'un raz de marée. Cela pourrait s'avérer utile si vous deviez un jour faire face à un tsunami dans la vie réelle.

C'est un peu comparable à la fonction des histoires et des contes : ils nous permettent de vivre des aventures sans être exposés aux dangers que rencontrent les personnages. C'est pareil lorsque vous regardez un film : vous vivez le récit sans bouger de votre fauteuil.

Les nouveau-nés connaissent beaucoup de phases de sommeil paradoxal, et même les fœtus rêvent dans l'utérus de leur mère. On pourrait dire qu'ils testent plusieurs choses virtuellement pour se préparer à leur vie future.

Grâce au projet de recherche européen Luminous, nous avons pu observer notre plus jeune fils Louis dormir dans le ventre de sa mère – il était donc déjà sujet d'une étude avant même sa naissance. Ce projet de recherche se concentre sur l'émergence de la conscience humaine. À l'Université de Tübingen, nous disposons d'un magnéto-encéphalographe spécialement conçu pour accueillir le ventre des femmes enceintes. Il n'existe à ce jour que deux machines de ce type-là.

Cet appareil permet d'enregistrer l'activité cérébrale d'un fœtus dans l'utérus de sa mère ; cette technique demeure toutefois extrêmement difficile. C'est un peu comme essayer d'écouter la façon dont une souris se déplace pendant un concert de Coldplay.

Il était assez impressionnant de voir ce qui se passait dans le cerveau de notre futur fils Louis. Son cerveau s'illuminait lorsqu'il entendait des bruits. Il réagissait même aux flashs lumineux extérieurs. Nous pouvions aussi voir qu'il passait la majeure partie de son temps dans un sommeil paradoxal.

Donc oui, nous commençons à rêver dès la vie utérine !

Il est même possible que Louis en rêve encore. En tout cas, son activité cérébrale en tant que fœtus a été citée dans un article scientifique... et est affichée désormais au-dessus de son lit[3].

Pénétrer dans le monde des rêves

Au XIXe siècle, le médecin français Alfred Maury prétendait que nos rêves étaient la *conséquence* des informations perçues par nos sens. Pour le prouver, il décida de s'utiliser comme sujet ; il était convaincu qu'il était le rêveur parfait. Il demanda à ses assistants de le chatouiller pendant son sommeil et rapporta ensuite qu'il avait rêvé qu'il était martyrisé par des voleurs. Lorsque ses assistants lui firent sentir du parfum, il dit qu'il s'était retrouvé tout d'un coup dans le souk du Caire.

Il est possible que ces expériences soient vraies, mais Maury ne se trouvait probablement pas dans la vraie phase du sommeil des rêves ; il s'agissait plutôt probablement d'hallucinations hypnagogiques. À ce moment-là, il n'était pas encore vraiment endormi ; son cerveau était encore ouvert aux sensations extérieures.

Pendant le sommeil paradoxal, nous nous déconnectons de notre entourage. Même les érections qui se produisent pendant le sommeil paradoxal n'apparaissent pas dans nos rêves. Néanmoins, il existe plusieurs stimuli qui pénètrent dans notre monde des rêves. La vessie pleine, il arrive que nous rêvions par exemple d'un besoin impérieux d'uriner. Une pression sur le bras ou la jambe peut également influencer les rêves.

Mon collègue le professeur Fabien Perrin de Lyon a constaté que le cerveau de sujets endormis réagissait clairement aux sons de leur nom pendant leur sommeil paradoxal. Pendant le sommeil profond, le thalamus bloque la plupart des perceptions sensorielles, mais si quelqu'un prononce votre nom, votre cerveau va réagir.

Nous sommes parvenus aux mêmes conclusions chez les personnes souffrant de lésions cérébrales. Nous avons démontré que tout ce qui était chargé émotionnellement attirait notre attention, même en cas de coma[4]. Tous les signaux qui nous concernent induisent une réaction. Les propos mentionnant le prénom sont un stimulus très puissant ; c'est un des premiers éléments qui fait réagir. Nous utilisons d'ailleurs ce stimulus au service des soins intensifs ou après une anesthésie pour susciter une réaction chez les gens qui se réveillent d'un coma pathologique (par exemple après un traumatisme crânien) ou d'un coma (pharmacologique) artificiel.

Cette réaction est comparable au *cocktail party effect.* Lors d'une réception bruyante à laquelle participe une foule de gens, si une personne prononce votre nom, vous l'entendrez clairement dans tout ce brouhaha. Apparemment, nous sommes des animaux plutôt narcissiques.

La musique est un autre stimulus important. Notre équipe a démontré qu'il y avait une certaine activité cérébrale chez les gens atteints d'une altération de l'état de conscience lorsqu'ils entendaient leur musique préférée[5].

Il est cependant assez exceptionnel qu'un stimulus extérieur modifie le cours des rêves. Verser de l'eau froide sur quelqu'un, lui faire entendre de la musique ou prononcer son nom ne va pas provoquer de rebondissements dans le scénario de ses rêves.

L'équipe de mon collègue israélien Peretz Lavie a pu le démontrer de manière assez élégante. Selon un de ses assistants, l'apnée du sommeil est un gros problème et cause un stimulus intense, plus important encore que la prononciation du nom. Pendant un bref moment, la personne s'étouffe. On pourrait donc s'attendre à ce que ces personnes rêvent qu'on les étrangle au moment où ils s'étouffent, n'est-ce pas ?

Eh bien, il n'en est rien ! Dans le Technion Sleep Laboratory de Tel Aviv, aucun des sujets souffrant d'apnée du sommeil ne s'est réveillé d'un cauchemar dans lequel il ou elle était étranglé(e)[6].

Le temps passe-t-il plus vite dans nos rêves ?

J'appelle à nouveau le pionnier français Alfred Maury à la barre. Dans son livre *Le Sommeil et les Rêves*, il décrit avoir rêvé d'être accusé de trahison pendant la Révolution française (celle-ci a eu lieu évidemment bien avant la naissance de Maury). Alors qu'il était conduit à la guillotine et allongé sur la planche, il s'est réveillé juste avant que le couperet ne tombe.

Il s'est réveillé en ayant mal à la tête.

Rien de surprenant en fait : la toile accrochée au-dessus de son lit venait de lui tomber sur le crâne. Maury en déduisit que son rêve s'était déroulé pendant la fraction de seconde qui avait suivi la chute du cadre. Vous en avez sûrement déjà aussi fait l'expérience : votre rêve semble durer beaucoup plus longtemps que le temps écoulé réellement. C'est aussi comme ça que débute le film *Inception*, dans lequel l'horloge des rêves est plus rapide que celle du temps réel.

Sigmund Freud s'était également penché sur cette question intrigante, mais nous retiendrons surtout qu'il avait expliqué le rêve de son prédécesseur Alfred Maury comme la volonté refoulée d'un homme politique raté de mourir en héros. Il est quasiment impossible de confirmer ou d'infirmer cette interprétation, ce qui pose problème si l'on veut tester scientifiquement cette théorie.

L'expert du sommeil Stephen LaBerge de l'Université Stanford, pionnier dans l'étude des rêves lucides, a toutefois apporté une explication concluante. Il a demandé à plusieurs sujets d'effectuer certains mouvements des yeux au cours de leurs rêves lucides. Pendant le sommeil paradoxal, les muscles oculaires sont les seuls à pouvoir bouger. LaBerge avait appris à ses sujets à bouger les yeux trois fois vers la droite lorsqu'ils faisaient un rêve lucide. Au bout d'une minute, ils devaient bouger les yeux quatre fois vers la gauche. Ce schéma régulier se traduisait par un signal sur l'encéphalogramme que les chercheurs pouvaient identifier[7].

Il est assez incroyable, soulignons-le, que des personnes puissent entendre et comprendre des questions alors qu'elles sont en train de rêver ; comme il est tout aussi incroyable qu'elles puissent contrôler consciemment le mouvement de leurs yeux. Il s'est finalement avéré que l'horloge était tout aussi rapide dans les rêves lucides que dans le monde réel. Nous ne savons évidemment pas encore s'il y a une différence de perception du temps entre les rêves normaux et les rêves lucides ; nous devons faire davantage de recherches en la matière.

11

LA FANTASTIQUE AVENTURE DU RÊVE LUCIDE

« Tout semble possible la nuit quand le reste du monde est endormi. »

David ALMOND, auteur britannique.

Le père du rêve lucide s'appelle Marie-Jean-Léon, marquis d'Hervey de Saint-Denys. Ce marquis français a vécu au XIXe siècle, à l'époque de l'invention de la photographie, et avait fait l'analogie entre la photographie et les rêves : il considérait ses rêves comme des instantanés de ce qu'il avait vécu la journée. Il s'était aussi posé cette curieuse question : « Suis-je responsable moralement de ce que je fais dans mes rêves ? »

Vu que nous ne sommes pas pleinement conscients quand nous rêvons, nous pouvons partir du principe que nous ne devons pas nous sentir coupables. Nous n'avons même pas voix au chapitre.

Mais qu'en est-il des rêves lucides ? Nous semblons effectivement davantage conscients de ce que nous rêvons à ce moment-là que pendant le sommeil paradoxal.

En 1921, une excentrique anglaise, Mary Arnold-Forster, publia son livre *Studies in Dreams*, dans lequel elle expliquait comment d'un coup elle était parvenue à *profiter* de ses cauchemars en prenant le contrôle de ceux-ci. Le fait d'être poursuivie par un inconnu au chapeau melon ne la terrorisait plus dorénavant. Au contraire : l'excitation de l'aventure la satisfaisait au plus haut point. Si elle le voulait, elle n'avait qu'à s'envoler pour fuir la menace.

Mary Arnold-Forster avait appris à rêver de manière lucide. Un an après la publication de *Studies in Dreams*, naissait à New York une petite fille qui allait devenir la « Queen of Dreams » : Rosalind Cartwright. En tant que psychologue, Rosalind Cartwright se concentra sur les troubles du sommeil et sur les rêves. La méthode qu'elle enseignait à ses patients pour se libérer de leurs cauchemars était exactement la même que celle appliquée par Mary Arnold-Forster : prenez conscience de vos rêves, dirigez-les et partez à l'aventure dans ce monde imaginaire.

Pour beaucoup de gens, les cauchemars sont si oppressants que fuir la menace semble impossible. Pourtant, tout change dès qu'ils comprennent qu'il est bel et bien possible d'intervenir. Dès ce moment, la peur et l'anxiété font place au plaisir.

Mes collègues du prestigieux laboratoire du sommeil de l'Université Laval au Québec, où je travaille actuellement, testent cette approche depuis peu chez les gens souffrant d'anxiété et de troubles du sommeil[1].

Un rêve lucide est une fantastique expérience indescriptible. Alors que vous êtes dans une phase de sommeil paradoxal, vous réalisez tout d'un coup que vous êtes en train de rêver ! Vous pouvez regarder vos mains, ce que vous ne faites pas normalement quand vous rêvez. Vous pouvez même décider de vous envoler si vous le souhaitez !

Vous ne pouvez pas contrôler ce que vous vivez, mais vous pouvez décider de votre réaction. Vous décidez vous-même de ce que vous allez faire ; vous pouvez vous mettre à chercher des solutions et à tester différentes pistes. Moi, je voulais essayer de voir si je pouvais voler à travers la croûte terrestre ; je n'y suis hélas pas parvenu : je me suis réveillé avant de m'écraser.

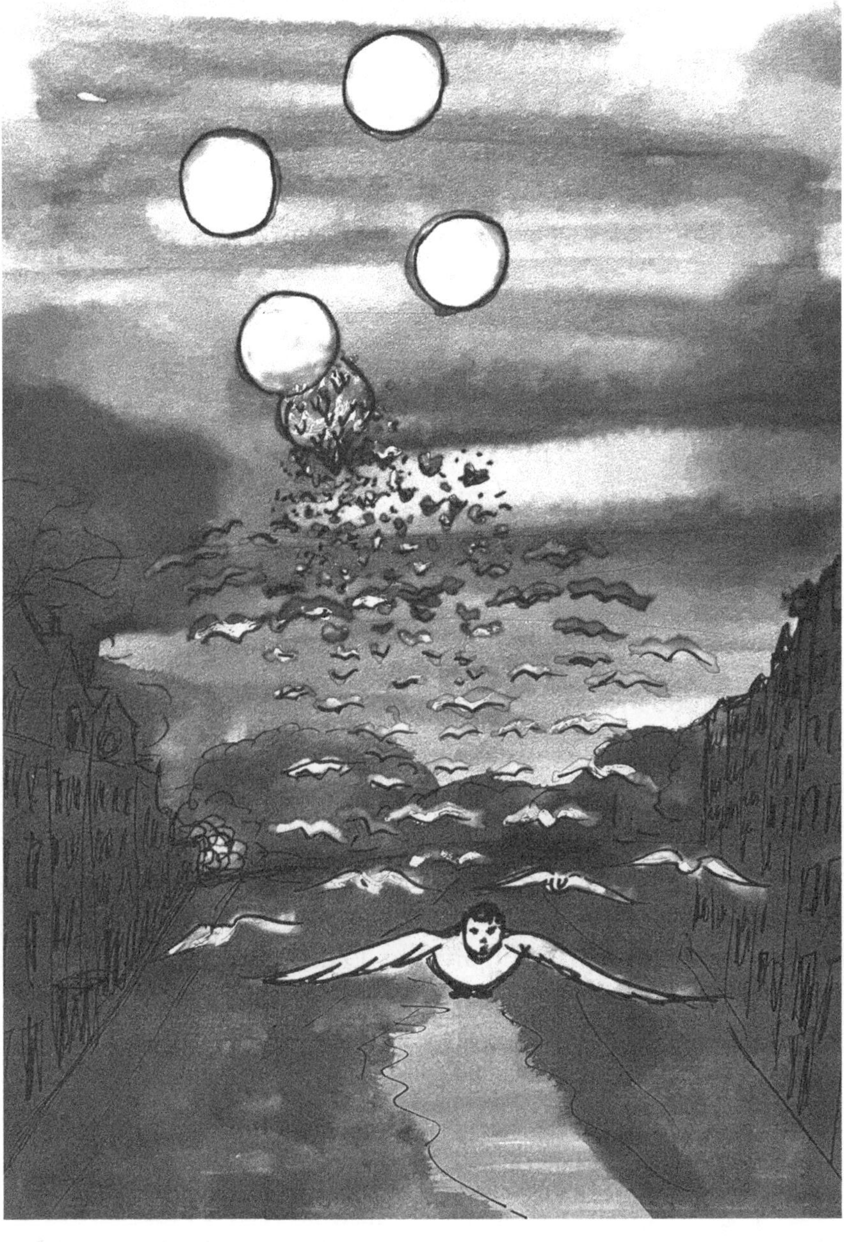

Un des nombreux dessins du monde surréaliste du formidable journal des rêves lucides que Jocelyne Salomé m'a envoyé.

Pouvoir voler est souvent un signe de rêve lucide – c'est une sensation phénoménale de s'envoler vers le ciel en quelques battements de bras. J'ai déjà comparé les rêves à l'immersion dans une réalité virtuelle, mais cette comparaison ne prend tout son sens qu'en cas de rêve lucide. Un rêve lucide offre une expérience beaucoup plus intense et agréable que celle vécue avec des lunettes de réalité virtuelle.

Tout le monde peut apprendre à rêver de manière lucide

Le livre de Stephen LaBerge *Le Rêve lucide : le pouvoir de l'éveil et de la conscience dans vos rêves* est un livre fascinant sur les rêves lucides. Il m'a littéralement ouvert les yeux. J'ai d'ailleurs fait mon premier rêve lucide en lisant ce livre : je n'avais jamais vécu pareille expérience ! Les étudiants à qui j'ai également conseillé ce livre ont souvent fait aussi leur premier rêve lucide en le lisant.

Vous pouvez effectivement apprendre à réaliser que vous rêvez : c'est assez surréaliste !

Vous pouvez effectivement apprendre à réaliser que vous rêvez : c'est assez surréaliste ! Alors que vous savez pertinemment que vous rêvez, vous admirez des paysages qui semblent tout droit venus de l'esprit de Salvador Dalí ou de René Magritte.

Il est très rare de faire un rêve lucide, de manière inconsciente, sans vraiment le vouloir. Comme pour la méditation, c'est l'intention qui compte par-dessus tout, comme nous l'ont appris les moines du bouddhisme tibétain. C'est pour cela que le Dalaï Lama affirme que « le sommeil est la meilleure des méditations ».

Depuis des siècles, les moines bouddhistes s'entraînent aux rêves lucides, ce qui a d'ailleurs été validé par la science. Mais les *méditants* expérimentés comme Matthieu Ricard me disent aussi qu'ils s'entraînent à *la clarté mentale du sommeil profond*, ce qui n'a pas encore été décrit dans les cercles scientifiques.

Cette technique permet au méditant de se détendre dans la clarté mentale de l'état de conscience, en vidant complètement son esprit (contrairement au rêve lucide), sans sombrer dans l'inconscience du sommeil profond. Nous projetons d'étudier ce phénomène dans notre laboratoire du sommeil avec notre super cobaye, Matthieu.

Chez les gens ordinaires, comme vous et moi, le rêve lucide est déjà une expérience en soi. Le rêve lucide consiste fondamentalement à apprendre à se souvenir de ses rêves et à se motiver à se rappeler autant de détails possible de ses rêves. En les notant chaque matin et en se demandant systématiquement de quoi on a rêvé, on parvient à vivre ses rêves de manière beaucoup plus attentive.

C'est ainsi que tout commence.

À la longue, votre attention sera telle que vous réaliserez pendant vos rêves que vous êtes en train de rêver. Hélas, souvent, on se réveille dès que l'illusion du rêve se brise. Au début, les rêves lucides sont instables, mais si vous continuez à vous exercer, l'habitude s'installera et vous apprendrez à rester dans votre rêve lucide pendant plusieurs minutes. Vous aurez alors presque le contrôle pleinement conscient de ce que vous faites et vous parviendrez même à faire de l'autocritique. Vous pourrez décider de tester certaines choses et de vous envoler. Mais pourrez-vous traverser un mur en volant ? ou la croûte terrestre ?

Si vous êtes une femme, vous avez un avantage, car les rêves lucides sont plus fréquents chez les femmes que chez les hommes. Si vous êtes jeune, vous avez aussi plus de chances d'en faire. Malheureusement, plus on vieillit, moins on rêve lucidement. Cela fait déjà un petit temps que je n'ai plus eu de rêve lucide, et ça me manque.

Stephen LaBerge a créé une société qui commercialisait un bandeau favorisant l'apparition des rêves lucides : le NovaDreamer. Celui-ci détectait automatiquement les phases de sommeil paradoxal et envoyait des flashs lumineux pour signaler l'endormissement. Depuis 2004, ce bandeau n'est plus commercialisé. À cause de celui-ci, Stephen LaBerge a perdu un peu de crédibilité scientifique, mais je trouvais l'initiative intéressante.

Il existe aujourd'hui différents bandeaux favorisant les rêves : Remee, REM-Dreamer, LucidCatcher et le très onéreux Hypnodyne ZMax. Ces appareils sont loin d'être parfaits, mais les développements récents sont prometteurs. Depuis peu, il existe même des lunettes de réalité virtuelle vous permettant de vous entraîner aux rêves lucides, mais les résultats de cette étude ne sont pas vraiment concluants[2].

Quoi qu'il en soit, l'important, c'est de ne pas avoir peur d'accorder plus d'attention aux rêves lucides !

Prendre conscience de sa perte de conscience

J'ai fait mon premier rêve lucide à 22 ans ; je venais d'être papa d'une petite Clara, ma fille aînée. Mon sommeil était très fragmenté et je me réveillais régulièrement, ce qu'il faut précisément pour rêver lucidement. J'en appréciais non seulement le ressenti, mais je voulais aussi en faire quelque chose en tant que scientifique.

Il y avait déjà des groupes qui entretenaient cette culture du rêve lucide et qui échangeaient leurs expériences ; pourtant, très peu d'études s'y intéressaient. Je trouvais bizarre cette réserve de la part de la communauté conservatrice des chercheurs sur le sommeil. Mais, il faut admettre aussi qu'il existe une certaine méfiance vis-à-vis des scientifiques. Les rêveurs lucides se rencontrent sur des forums Internet ; j'en ai moi-même fait partie. Ils m'ont cependant éjecté lorsque je leur ai parlé de mon intérêt scientifique. Soudain, j'étais devenu le loup dans la bergerie.

Bon nombre de rêveurs lucides parlent d'autres mondes, et certains se présentent comme chamans. Il n'est donc pas illogique qu'ils se méfient des scientifiques. J'étais pourtant prêt à les écouter en étant ouvert d'esprit.

J'ai pu convaincre une femme de venir rêver dans notre PET-scan. Elle était d'accord, mais elle voulait d'abord demander en rêve à son chaman si elle pouvait le faire. Hélas, celui-ci était plutôt réticent, et notre expérience n'a rien ou quasiment rien donné.

La psychologue Ursula Voss et mon ami Allan Hobson sont parvenus bien plus tard à faire passer un électroencéphalogramme à des rêveurs lucides. Ils ont alors constaté davantage d'activité cérébrale frontale pendant le rêve lucide.

Plusieurs études sont réalisées actuellement par stimulation électrique transcrânienne ; notre équipe l'utilise aussi en cas de lésion cérébrale pour stimuler l'état de conscience. Cette technique utilise un champ électrique pour activer les neurones du cerveau. En suscitant les ondes cérébrales de cette manière, il serait possible de faciliter les rêves lucides[3].

À l'Université de Wisconsin-Madison, la neuropsychologue Olivia Gosseries, une de « nos » étudiantes, actuellement codirectrice du Coma Science Group, a convaincu des rêveurs lucides de passer une IRMf. Son équipe a découvert que les différentes aires cérébrales du réseau de la conscience communiquaient davantage pendant les rêves lucides[4].

D'autres études ont montré que les gens qui faisaient régulièrement des rêves lucides avaient plus de matière grise, comme les gens qui méditaient depuis longtemps. Cette différence apparaît clairement au niveau du cortex préfrontal, que nous associons à l'état de conscience. Les experts en méditation et les moines bouddhistes comme Matthieu Ricard font beaucoup plus de rêves lucides, même à un âge plus avancé[5].

Je continue donc à méditer !

Je suis très heureux que la recherche sur l'état de conscience et la lucidité dans les phases de sommeil paradoxal ait enfin démarré, et je suis impatient de lire les conclusions des nombreuses études en cours actuellement.

Des examens EEG récents ont montré que les électrodes frontales détectaient plus d'ondes gamma rapides pendant les rêves lucides que pendant les rêves non lucides. La cohérence entre les aires frontales et postérieures augmente, et c'est probablement ce qui permet de prendre conscience du rêve. Cette sensation n'est normalement pas éprouvée lors d'un rêve normal.

L'aire cérébrale déterminante pour les rêves lucides est le *précuneus*, une zone qui se situe plutôt au niveau postéro-médian du cerveau[6].

Notre étude a révélé que cette zone n'était quasiment pas active pendant le sommeil profond, le coma et l'anesthésie[7]. Mais pendant le rêve lucide, elle s'active et envoie des signaux vers le cortex préfrontal « rationnel ».

Les rêves lucides nous apprennent eux aussi que l'état de conscience ne suit pas une logique du tout ou rien. C'est un phénomène graduel, un processus aux multiples facettes. Être éveillé ne signifie pas être conscient : dans le cas du syndrome d'éveil non répondant, les patients semblent éveillés, mais leur matière grise est si endommagée qu'ils n'ont plus conscience d'eux-mêmes. Par ailleurs, vous pouvez très bien dormir tout en étant parfaitement conscient de vous-même. Dans ce cas, vous réalisez que vous dormez.

Les rêves lucides ressemblent le plus à une forme extrême, mais temporaire, du syndrome d'enfermement ou *locked-in* : vous êtes conscient(e), mais vous êtes dans votre propre monde des rêves, et vous n'avez quasiment aucun contrôle de votre corps physique. Vos yeux sont les seules parties du corps que vous pouvez bouger[8].

Stephen LaBerge a réussi à apprendre à plusieurs sujets comment bouger les yeux pour montrer qu'ils étaient dans un rêve lucide. Ces volontaires avaient aussi reçu comme mission de faire un grand signe de la main. LaBerge put identifier ce signal au niveau de leur cerveau, mais leur corps était paralysé. C'est à peine s'il y eut un petit soubresaut.

Outre les rêves lucides, le cerveau traverse aussi d'autres états dissociatifs, comme en cas de somnambulisme ou *REM behavior disorder*. Le cas échéant, une partie du cerveau se trouve dans un état et l'autre partie dans un autre état, ce qui se traduit parfois par des ondes assez surprenantes.

rêve lucide. Ces volontaires avaient aussi reçu comme consigne de faire un geste [illegible] de la main. [illegible] signal au niveau de leur cerveau, mais leur corps [illegible] [illegible]

Outre les rêves lucides, le rêve [illegible] d'autres états dissociatifs, comme [illegible] somnambulisme [illegible] [illegible] dans [illegible] parfois [illegible]

12

LE CHEMIN DU SOMNAMBULE

> « Rêver permet à chacun de nous d'être fou tranquillement et en toute sécurité chaque nuit de notre vie. »
>
> William DEMENT, chercheur sur le sommeil.

En dormant, Patty Foti est devenue une icône sur Internet grâce à la vidéo postée sur YouTube par son fils Nicola en 2012. Dans cette vidéo, Patty était dans un sommeil profond. Depuis, la vidéo a été visionnée par des millions d'internautes. Mais qu'y avait-il de si particulier à cette femme qui dormait ?

En fait, elle n'était pas *tranquillement* en train de dormir.

Au beau milieu de la nuit, Patty faisait d'étranges pas de danse en pyjama rose dans sa cuisine. Lorsque son fils lui a demandé ce qu'elle faisait, elle est à peine arrivée à articuler, le regard vague, quelque chose à propos d'une cage à tomates – aucune idée de ce que cela pouvait bien être. Cette vidéo s'intitule : *My Mom Sleepwalking (Tomato Cage).*

La vidéo dans laquelle Patty réagit à l'enregistrement de son fils est encore plus drôle et a même été visionnée davantage. Elle semble complètement incrédule de ce qui lui est arrivé – la différence entre son visage éveillé et son visage de somnambule est flagrante.

Ce sont des images fantastiques qui montrent à quel point le somnambulisme est complexe.

Le phénomène attise d'ailleurs l'imagination, comme le montre la littérature : depuis des millénaires, les écrivains parlent de somnambules dans leurs récits. Homère a raconté l'histoire de ce jeune somnambule qui dégringolait d'un toit. William Shakespeare a résumé l'essence même du somnambulisme dans son très célèbre *Macbeth* : « Vous voyez, ses yeux sont ouverts. Oui, mais ils sont fermés à toute perception. » Les somnambules se promènent les yeux ouverts, mais ils ne voient pas réellement ce qui se passe autour d'eux.

Le somnambulisme se produit pendant le sommeil profond et non pendant que nous rêvons.

C'est assez étrange parce que certains somnambules parlent également. Il y a même des somnambules qui sont très agités et qui crient. La plupart ne font que s'asseoir dans leur lit et tripoter leurs draps. Ils regardent autour d'eux et semblent confus.

Les somnambules qui quittent leur lit se déplacent souvent lentement et de manière maladroite. Lorsqu'on leur pose une question, souvent, ils ne répondent pas. Ils ne semblent pas conscients de leur environnement, mais ils évitent pourtant tous les obstacles.

Comment est-il possible qu'ils ne heurtent rien ? L'explication pourrait être trouvée chez les voyants aveugles. À cause d'une lésion cérébrale, ces patients ne sont plus conscients de ce que voient leurs yeux alors que leur cerveau traite encore les informations visuelles. *De facto*, ces personnes sont aveugles ; elles ne peuvent plus voir comme vous et moi, mais elles parviennent encore à se déplacer convenablement dans un couloir rempli d'obstacles. Nous appelons cela le *blindsight* ou la vision aveugle. Sur YouTube, vous pourrez trouver de nombreuses vidéos sur ce phénomène étrange[1].

Il est possible qu'un tel mécanisme se produise également chez les somnambules. Ce qui n'empêche pas les somnambules de heurter des objets dans la pénombre ou de ne pas détecter la présence d'un escalier. D'où parfois des blessures graves.

Le somnambulisme est dominant chez les enfants, principalement de 5 à 13 ans. Quelque 10 à 15 % des jeunes sont somnambules, et ce phénomène est plus présent chez les garçons que chez les filles.

Notre fils Matias était aussi somnambule. Alors que nous étions encore en bas, nous entendions parfois tout d'un coup du bruit dans sa chambre. Nous l'entendions ouvrir sa porte et descendre l'escalier – j'ai toujours eu peur qu'il tombe. Parfois, il restait dans sa chambre et s'asseyait à son bureau. Ses yeux étaient ouverts, mais il ne réagissait pas à notre présence. Nous ne l'avons jamais réveillé, mais nous le reconduisions toujours tout doucement vers son lit où il se rendormait comme si de rien n'était. Le lendemain, il ne s'en souvenait pas ou à peine. C'était assez impressionnant !

Le somnambulisme se produit généralement une heure après l'endormissement, pendant la longue période de sommeil profond. Cela ne dure que quelques minutes, rarement plus de 10 minutes. Un stimulus, comme l'envie d'uriner, peut pousser la personne à sortir de son lit et à errer. Une fois l'adolescence passée, le somnambulisme disparaît généralement spontanément. Seuls 1 % des adultes errent la nuit au moins une fois par semaine ; la plupart du temps, ils souffrent à la fois de stress et de manque de sommeil. Une bonne hygiène de sommeil – dormir suffisamment surtout – réduit les crises de somnambulisme. Les médicaments, l'alcool et la fièvre en sont aussi des éléments déclencheurs.

C'est principalement lorsque l'on est extrait de manière répétée de son sommeil (profond) que l'on commence à déambuler la nuit. C'est pourquoi, pendant la Seconde Guerre mondiale, l'armée américaine a souhaité mener une grande étude sur le phénomène. Se réveiller brusquement la nuit en temps de guerre fait partie de la vie de soldat. Mais si, à ce moment-là, la personne vient d'entrer dans un sommeil profond, elle se réveille confuse au lieu d'être alerte. Quand cela se produit régulièrement, certains ont tendance à se promener la nuit en dormant. C'est un risque énorme pour la sécurité. Un soldat somnambule qui a une arme sous la main et qui a appris à réagir automatiquement peut être dangereux. Il peut causer la mort de ses semblables dans ses propres rangs.

Il y a aussi une composante héréditaire : si un de vos proches est somnambule, vous avez dix fois plus de chances de l'être aussi. Quelque 60 % des enfants dont les deux parents sont somnambules le sont d'ailleurs.

Généralement, les enfants n'ont aucun souvenir concret de leurs escapades nocturnes. Mais 80 % auraient une certaine forme de pensée pendant leurs déambulations. La plupart du temps, il s'agit d'une scène assez simple, souvent plutôt désagréable, impliquant une agression ou un accident.

À l'âge adulte, 60 % des somnambules semblent se souvenir quelque peu de leur comportement. Parfois, cela correspond même à ce qu'ils ont vraiment fait. Le somnambulisme est une forme surprenante de dissociation : le corps est éveillé, mais l'esprit dort[2].

Nous ne savons pas encore comment l'expliquer d'un point de vue neurologique.

En tout cas, le somnambule a un comportement moteur et émotionnel évident, sans contrôle conscient.

Mon collègue neurologue suisse Claudio Bassetti, qui préside la European Sleep Research Society, a publié en 2000 une belle étude sur le somnambulisme dans la très prestigieuse revue médicale *The Lancet*. Il a suivi un jeune de 16 ans qui déambulait dans son sommeil plusieurs fois par semaine, voire deux fois par nuit. Sa grand-mère, sa mère et son jeune frère étaient aussi somnambules.

Claudio et son équipe ont invité le jeune homme dans leur laboratoire du sommeil. Et effectivement : deux heures après s'être endormi, il s'est assis et a ouvert les yeux. Il a tripoté quelques instants les électrodes de l'EEG posées sur son crâne et a articulé quelques mots incompréhensibles. Les chercheurs lui ont alors injecté un marqueur radioactif et lui ont fait passer un scanner SPECT, une variante du PET-scan que nous utilisons à Liège.

Ils ont pu voir sur les clichés ce que nous constatons chez les patients éveillés non répondants : les lobes cérébraux frontaux et pariétaux – le fameux réseau cérébral de l'état de conscience – étaient moins irrigués. Les autres aires cérébrales, comme le thalamus, étaient actives. Ce n'est pas un hasard si les patients éveillés non répondants ont aussi les yeux ouverts sans être conscients de leur environnement. Ils bougent, mais ils ne répondent pas aux questions.

La différence, évidemment, c'est que l'état d'un somnambule est temporaire et réversible : les somnambules ont un cerveau parfaitement normal qui fonctionne seulement de temps en temps un peu différemment. Le cerveau des patients éveillés non répondants est, quant à lui, endommagé. Il est en quelque sorte éveillé, mais il n'y a plus aucune communication avec les réseaux de la conscience.

Le somnambulisme chez l'enfant n'est pas une vraie pathologie du sommeil. Il y a peu de risque en soi, et aucun traitement n'est nécessaire.

Soyons clairs : le somnambulisme n'est pas une pathologie du sommeil. Il n'y a aucun risque en soi, et aucun traitement n'est nécessaire. Il faut juste éviter que le ou la somnambule ne fasse quelque chose de dangereux, comme escalader un mur par exemple. Le somnambulisme n'est problématique que chez une infime minorité, soit 4 % des enfants.

Une personne somnambule est-elle responsable de ses actes ?

Le somnambulisme alimente le débat sur le libre arbitre. Plusieurs cas sont effectivement rapportés où des somnambules mangent, boivent et conduisent un véhicule sans en être conscients.

Le chef écossais Rob Wood était si passionné par la cuisine qu'il lui arrivait de préparer des omelettes et des spaghettis à la sauce bolognaise en dormant. Lorsque le matin il trouvait son réfrigérateur vide, nul doute, il s'était levé la nuit pour cuisiner…

La plupart des somnambules retournent spontanément se coucher, mais certains passent par la fenêtre ou font de l'escalade. En 2005, la police de Londres a trouvé une jeune adolescente de 15 ans sur le haut d'une grue qu'elle avait escaladée en dormant. Elle se trouvait à 40 mètres de hauteur ; heureusement, elle a pu être secourue à temps.

Mais qu'en est-il lorsqu'une personne somnambule devient agressive ? voire si elle commet un crime ? Car, hélas, cela s'est déjà produit.

Au petit matin du 24 mai 1987, le Canadien Kenneth Parks s'est rendu chez ses beaux-parents qui habitaient à 22 kilomètres de chez lui. Il a ensuite battu sa belle-mère à mort avant de poignarder son beau-père. Il leur a aussi assené plusieurs coups de couteau. Il s'est ensuite réveillé, couvert de sang. Stupéfait, il s'est rendu au commissariat le plus proche pour se dénoncer.

Parks a été acquitté lors de son procès. Il avait apparemment des antécédents de somnambulisme, et tout semblait indiquer que cette nuit-là, il n'était pas responsable de ses actes.

L'Américain Scott Falater avait lui aussi des antécédents de somnambulisme. Une nuit de janvier 1997, il s'est réveillé aux sons des sirènes hurlantes de la police. Il se tenait debout en haut d'un escalier, et des agents de police pointaient leur arme dans sa direction. Ils lui criaient de s'allonger sur le sol. C'est alors que Falater a réalisé que son pyjama était couvert de sang. L'homme n'avait aucune idée de ce qui s'était passé. Ses voisins par contre le savaient. C'étaient eux qui avaient appelé la police parce qu'ils avaient vu Falater jeter sa femme gémissante dans la piscine. Il avait tenu sa tête sous l'eau avant de rentrer en courant chez lui. Yarmila avait reçu 44 coups de couteau.

Scott Falater était anéanti d'avoir perdu sa femme, et encore plus quand il a compris que c'était à cause de ses agissements. Il fut condamné à la détention à perpétuité, une peine qu'il purge encore aujourd'hui. Il ne pense pas qu'il pourra un jour se pardonner ce qu'il a fait, bien qu'il n'en ait aucun souvenir.

Ces cas sont des situations extrêmement délicates. Peut-on rendre responsable de ses actes quelqu'un qui agit comme un zombie, probablement sans en être conscient et sans aucun libre arbitre ?

Certaines personnes, à nouveau principalement des hommes, sont aussi très actives sexuellement pendant leur sommeil. Là aussi, plusieurs procès ont eu lieu pour ces motifs. D'un point de vue juridique, il s'agit évidemment d'un viol lorsque la femme n'est pas consentante. Mais peut-on réellement être tenu responsable en cas d'inactivité du réseau de la conscience ? Le cas échéant, les agissements ont lieu, par définition, en marge de toute volonté.

Il s'agit de questions relativement complexes et douloureuses.

Parfois, les antécédents de ces « auteurs » ouvrent de nouvelles perspectives. Bien que l'on puisse dire qu'un assassin somnambule n'est pas coupable vu qu'il n'était pas conscient, celui-ci se sent souvent terriblement coupable ultérieurement.

Encore une fois : dans la plupart des cas, le somnambulisme est parfaitement sans danger.

Loin de moi l'idée de vous dire, avec ces récits tragiques, qu'il est possible que vous assassiniez quelqu'un si régulièrement vous ne dormez pas assez. Mais si vous avez des antécédents de somnambulisme, veillez quand même à dormir suffisamment. Ne fût-ce que pour éviter de tomber dans un escalier la nuit !

Lorsque vos jambes vous réveillent

Vous réveiller parce que vous n'arrêtez pas de bouger les jambes, c'est possible. Il s'agit du syndrome des jambes sans repos. Ce trouble touche bon nombre de gens : 15 % de la population ne peuvent s'empêcher de bouger les jambes pendant la nuit. Certaines personnes bougent même anormalement beaucoup les jambes pendant leur sommeil, parfois jusqu'à des centaines de mouvements par nuit.

Ce syndrome se manifeste déjà avant le coucher par des fourmillements ou des sensations désagréables au niveau des jambes. La seule chose qui semble remédier à cet inconfort, c'est le mouvement des jambes. Les jambes semblent s'agiter juste avant l'endormissement. Il n'y a pas plus mauvais timing !

Et même si vous parvenez à vous endormir, vos jambes continuent à bouger et à sursauter. Résultat : vous ne dormez pas bien et vous êtes épuisé(e) le lendemain – et là, le comble, vos jambes semblent vous enjoindre de vous reposer. Les crampes ainsi que les douleurs et les raideurs musculaires font partie des symptômes. Pour y remédier, vous pouvez déjà commencer par arrêter de fumer et de boire du café le soir et par bouger suffisamment la journée. La promenade peut aussi contribuer à apaiser des jambes sans repos.

Chez une minorité de patients, la situation est telle qu'ils doivent prendre des médicaments. Le magnésium peut résoudre certains troubles moteurs ainsi que les crampes musculaires nocturnes. Il faut aussi exclure toute carence en fer. Par ailleurs, il existe des pilules qui renforcent efficacement les effets de la dopamine. Les antidépresseurs comme le Prozac ne sont pas conseillés parce qu'ils accentuent le syndrome des jambes sans repos, surtout en position assise.

En passant une nuit au laboratoire du sommeil, j'ai appris que je bougeais aussi anormalement beaucoup dans mon sommeil. C'est pourquoi je prends désormais du sélénium et j'ai réduit ma consommation de café.

Et j'ajouterai : ce n'était pas une sinécure de s'y endormir. J'ai dû m'allonger dans un lit avec toutes sortes d'électrodes sur le crâne et les mollets, des tuyaux dans les narines et une sangle autour de la poitrine et du ventre. Je n'ai vraiment pas passé une bonne nuit : je n'ai pu dormir que 4 heures et demie.

Parler dans son sommeil

Il n'est pas rare qu'un enfant parle dans son sommeil, mais chez les adultes, cela n'arrive pas souvent. Heureusement, d'ailleurs, car cela pourrait être gênant. J'ai d'ailleurs une anecdote à vous raconter à ce sujet : un homme parlait souvent la nuit d'une femme prénommée Sabrina. Il était très enthousiaste à son propos ; pourtant, sa tendre moitié ne s'appelait pas Sabrina.

Cela énervait sa compagne au plus haut point et créait des tensions au sein de leur couple. L'homme décida donc de passer une nuit dans notre laboratoire du sommeil à l'hôpital universitaire. Nous avons pu voir qu'il avait effectivement un trouble du sommeil. Pendant le sommeil profond, il se réveillait, se redressait et commençait à parler de manière confuse. Il parlait à nouveau de sa fameuse Sabrina.

L'examen du sommeil révéla qu'à ces moments-là, l'homme était dans un sommeil profond. Permettez-moi de souligner à ce propos que les émotions ressenties pendant le sommeil correspondent souvent aux sentiments éprouvés en état de veille. Dans votre sommeil, vous n'allez pas commencer à aimer les gens que vous n'aimez pas lorsque vous êtes éveillé(e), et le contraire est vrai aussi. Je ne peux pas exclure que cet homme connût effectivement une Sabrina qui ne lui était pas indifférente… (mais cela reste entre nous, bien entendu !)

Depuis, il s'est marié avec sa compagne, et pas avec Sabrina. J'espère qu'ils vivent encore heureux ensemble et que cette femme ne vient plus mettre la pagaille dans leur couple.

La somniloquie est comparable au somnambulisme, même si celle-ci peut apparaître pendant le sommeil des rêves. Le cas échéant, les propos sont alors plus compréhensibles.

Pendant que je parle de somniloquie, il faut aussi que j'aborde l'écoute dans le sommeil. Est-il possible d'écouter dans son sommeil ?

J'ai entendu dire que, dans la tradition bouddhiste, les textes saints étaient parfois lus aux jeunes moines pour qu'ils les retiennent mieux. Mon bon ami Matthieu Ricard m'a confirmé qu'il s'agissait d'une fable.

Depuis les années 1930, plusieurs expériences ont été tentées avec le fameux Linguaphone, un appareil qui permettait aux gens d'apprendre une nouvelle langue en dormant. L'argument commercial était que l'on assimilait les informations sans être éveillé. On a aussi essayé d'enseigner le morse à des soldats de cette manière. Et lors d'un camp d'été, des enfants qui rongeaient leurs ongles ont dû écouter en dormant une phrase qui était répétée des centaines de fois d'affilée : « Mes ongles sont terriblement amers. » À en croire les récits, ce fut une franche réussite : à la fin du camp, 40 % des enfants avaient arrêté de ronger leurs ongles.

Du coup, la méthode Linguaphone fonctionnerait-elle ? Hélas, non. Apprendre une nouvelle langue ou le morse demande de l'entraînement. Dormir vous aide à traiter les informations que vous accumulez en étant éveillé(e), mais le cerveau ne traite aucune nouvelle information pendant le sommeil.

Les terreurs nocturnes, une expérience terrifiante

Lors d'une crise de *terreur nocturne*, les enfants se mettent tout d'un coup à pleurer et à hurler pendant la nuit sans raison apparente. Il est alors très difficile de les consoler et ils paraissent confus. C'est logique ; leur cerveau est encore dans un sommeil profond. Seule une petite zone cérébrale est à moitié éveillée, comme dans le cas du somnambulisme.

Essayez de ne pas réveiller votre enfant ; faites-lui plutôt un câlin en lui parlant doucement jusqu'au moment où il se recouche.

Je parle par expérience : il nous est arrivé de devoir le faire avec notre fils Louis.

Au cours de l'une de ses crises, il était tellement agité qu'il tremblait de tout son petit corps. Son cœur battait terriblement vite. Il criait dans tous les sens, mais il ne pouvait pas dire ce qu'il y avait et ne réagissait pas à ce que nous disions ou faisions : il était effectivement encore en train de dormir.

Bien que les terreurs nocturnes soient très intenses, les enfants ne s'en souviennent, généralement, pratiquement pas lorsqu'ils se réveillent le lendemain. Souvent, cela n'arrive qu'une ou deux fois par mois. Celles-ci n'ont pas nécessairement de signification : il s'agit simplement d'une activation inconsciente de mécanismes moteurs. Comme dans le cas du somnambulisme, une partie du cerveau est éveillée alors que l'autre partie dort encore. Vu que les terreurs nocturnes surviennent pendant le sommeil profond, elles ne sont en aucun cas liées à d'éventuels cauchemars.

Lorsque cela arrive souvent, il est possible qu'il soit question de stress chronique ou qu'il y ait une tension mentale sous-jacente. La rentrée scolaire, l'approche d'un camp de vacances sont généralement des moments où surviennent les terreurs nocturnes. Lorsqu'un enfant dort moins que d'habitude en raison des circonstances, il arrive aussi que les terreurs nocturnes tirent papa et maman hors du lit.

Les terreurs nocturnes surviennent typiquement chez les jeunes enfants et disparaissent d'elles-mêmes. L'énurésie ou incontinence nocturne est un autre événement souvent lié au manque de sommeil et à une tension accrue. Elle se produit pendant le sommeil profond, lorsqu'une partie du cerveau s'active soudainement.

Patience et *dédramatisation* sont les maîtres mots.

Les rêveurs agressifs

En 2010, il a été interdit à l'Américain Andy Kearns d'entrer en contact avec son épouse Randi parce qu'il l'avait attaquée la nuit. Après l'avoir frappée trois fois au visage, Andy s'était rendormi.

Randi est arrivée blessée aux urgences. Bien qu'elle n'ait pas déposé plainte, la police a accusé son conjoint de violence conjugale. L'interdiction de contact a stupéfié les époux : Randi voulait que son mari et père de ses trois enfants revienne à la maison. Il ne l'avait jamais traitée de manière agressive ; son « geste » était consécutif à une pathologie.

Certains patients parlent ou crient, d'autres frappent ou donnent des coups de pied dans tous les sens. Il peut même y avoir des formes de violence extrêmes.

Il s'agit du trouble du comportement du sommeil paradoxal ou *REM sleep behavior disorder* (RSDB) ; les patients qui en souffrent mettent physiquement leurs rêves à exécution. Grâce à un examen dans un laboratoire du sommeil, il a pu être prouvé objectivement qu'Andy Kearns souffrait de ce trouble.

Certains patients parlent ou crient, d'autres frappent ou donnent des coups de pied dans tous les sens. Il peut même y avoir des formes de violence extrêmes. Non seulement ces patients peuvent se blesser, mais s'ils rêvent qu'ils sont en train de frapper un adversaire, ils peuvent aussi frapper leur conjoint(e) endormi(e) à leur côté. Dans leurs rêves, certains hommes pensent qu'ils défendent leur épouse alors que ce sont elles qui sont en train d'encaisser les coups.

Il existe des cas où des hommes ont tué leur femme dans leur sommeil et n'ont découvert que le lendemain ce qu'ils avaient fait. Certains hommes ont aussi des relations sexuelles inconscientes avec leur conjoint(e) pendant un rêve érotique, ce que la victime peut vivre comme un viol.

Le trouble du comportement du sommeil paradoxal est différent du somnambulisme. Un somnambule se trouve dans un sommeil profond et pas dans un sommeil paradoxal. Le risque de blessures est également plus grand en cas de trouble du comportement du sommeil paradoxal vu que les patients bougent beaucoup plus que les somnambules.

La cause est une défaillance du petit interrupteur cérébral qui paralyse normalement les muscles pendant le sommeil paradoxal ; il s'agit, disons, d'un mauvais contact.

Alors que le somnambulisme concerne principalement les enfants, le trouble du comportement du sommeil paradoxal survient généralement chez les personnes plus âgées. Souvent, ce trouble est annonciateur de la maladie de Parkinson ou d'une autre forme de démence. Ce trouble peut aussi être déclenché par des médicaments, des antidépresseurs et le sevrage d'alcool.

Généralement, les gens qui en souffrent se retrouvent dès l'endormissement dans le sommeil paradoxal, ce que nous observons d'ailleurs aussi chez les gens qui souffrent d'une lésion au niveau du pont, une partie du tronc cérébral.

Il s'agit à nouveau d'un exemple de dissociation puisque, pendant le sommeil paradoxal normal, le corps est paralysé. Et à nouveau : peut-on être responsable de l'assassinat ou du viol d'une personne lorsque l'on dort ? D'un point de vue juridique et moral, c'est une question particulièrement épineuse.

Les jambes sans repos

Qu'est-ce que c'est ?

Le syndrome des jambes sans repos se caractérise par un besoin incontrôlable de bouger les jambes le soir ou la nuit pour soulager un inconfort. Ces mouvements périodiques nocturnes sont une pathologie qui se traduit par des coups de pied et des secousses des membres inférieurs au cours du sommeil.

Comment reconnaître cette pathologie ?

Vous souffrez au repos de sensations désagréables impérieuses (comme un fourmillement ou des douleurs), vous devez bouger les jambes après un long moment en position assise (en voiture, dans l'avion, au cinéma ou devant la télévision) et, surtout, lorsque vous dormez la nuit ou faites la sieste. Le fait de bouger les jambes diminue temporairement l'inconfort et le besoin impérieux de bouger.

Les mouvements nocturnes des jambes (généralement les deux jambes) vous empêchent de vous endormir ou vous réveillent, ce qui vous rend somnolent(e) la journée et peut même provoquer une dépression. Les étirements, les petits mouvements, les cent pas et la marche permettent de réduire l'inconfort. Parfois, les symptômes disparaissent pendant un certain temps avant de revenir.

Pourquoi est-ce que je souffre de ce syndrome ?

Souvent, l'origine n'est pas connue. Les femmes en souffrent davantage, et parfois il y a plusieurs cas au sein d'une même famille, surtout si cela commence avant 40 ans.

Mais cela peut commencer à tout âge (même chez les enfants) et cela s'aggrave avec le temps. Nous pensons qu'il peut s'agir d'un manque de dopamine dans le cerveau, cette substance étant essentielle au contrôle des mouvements musculaires.

Ce syndrome est fréquent à la fin d'une grossesse et disparaît après l'accouchement.
Parfois, l'on constate aussi une insuffisance en fer (en cas de règles abondantes, d'insuffisance rénale, d'hémorragies intestinales ou gastriques ou chez les donneurs de sang), en cas de lésions nerveuses (comme en cas de neuropathie causée par un diabète ou une consommation d'alcool) ou en cas de maladie de la moelle épinière (après une anesthésie péridurale).
Certains médicaments peuvent aussi aggraver les symptômes (comme les antidépresseurs) ou les déclencher (comme les médicaments contre la maladie de Parkinson).

Que puis-je faire ?

En modifiant quelques petites habitudes de la vie quotidienne, vous pouvez atténuer les symptômes. Consultez votre médecin si les douleurs influencent votre qualité de vie ; celui-ci vous recommandera à un confrère spécialiste du sommeil, le cas échéant. Optez uniquement pour un supplément de fer sous contrôle médical et après avoir fait une prise de sang pour vérifier votre taux de fer. Les médicaments qui augmentent la production de dopamine dans le cerveau sont utiles, mais ils peuvent avoir des effets secondaires (par exemple Mirapex). Les somnifères ne sont généralement pas conseillés.

Source : Manconi M., Dauvilliers Y. et al., *« Restless legs syndrome »,* Nature Reviews Disease Primers, *2021, 7, art. 80.*

TROISIÈME PARTIE

ARRÊTEZ D'ESSAYER DE VOUS ENDORMIR ; ESSAYEZ PLUTÔT DE VOUS DÉTENDRE

DORMIR PLUS LONGTEMPS POUR VIVRE PLUS LONGTEMPS

« Le sommeil est la chaîne dorée qui relie la santé et notre corps. »

Thomas DEKKER, acteur américain.

13

LORSQUE MAL DORMIR NOUS TIENT ÉVEILLÉS

> « Certaines personnes ne peuvent s'endormir parce qu'elles souffrent d'insomnies. Je ne peux pas m'endormir à cause d'Internet. »

Quelque 30 à 50 % de la population luttent contre l'insomnie. Selon le professeur néerlandais du sommeil Eus Van Someren (Université libre d'Amsterdam), nous devrions être plus reconnaissants envers les personnes insomniaques si l'on se place du point de vue de l'histoire de l'évolution. Celles-ci ont probablement permis au feu de continuer à brûler au temps de la Préhistoire, nous protégeant ainsi des prédateurs. Il se pourrait donc que les insomniaques aient contribué à la survie et à la pérennité de notre espèce. Sans eux, la race humaine aurait peut-être disparu – soyons donc respectueux et reconnaissants envers les insomniaques !

Mal dormir peut vite devenir un cercle vicieux. Si vous dormez mal pendant un certain temps, vous allez vous convaincre à la longue que votre sommeil sera de toute façon perturbé. Vous ne ferez alors qu'aggraver le problème. Mal dormir ne signifie toutefois pas la même chose pour tout le monde. Certaines personnes ont du mal à s'endormir, tandis que d'autres ne parviennent pas à dormir toute une nuit : ces personnes se réveillent trop tôt ou plusieurs fois par nuit.

Pour parler d'un trouble du sommeil, il faut que la carence ait des répercussions sur la vie quotidienne, les études ou le travail. Et il faut ressentir au moins deux fois par semaine pendant trois mois les effets d'une mauvaise nuit et de la somnolence pour pouvoir parler officiellement d'insomnie.

L'insomnie semble être déterminée en partie génétiquement. Elle survient généralement plus chez les femmes (surtout à la ménopause) que chez les hommes.

Souvent, il est question aussi d'anxiété. Le fait de ressasser certaines pensées tient éveillé, mais il ne faut absolument pas essayer de résoudre ses problèmes au lit. C'est une très mauvaise idée ! Vous ne trouverez de toute façon pas la solution, et vous aurez perdu des heures de sommeil pour rien.

Le stress est un frein immense à l'apaisement dont on a besoin pour s'endormir. Certaines personnes souffrent en plus d'hyperventilation chronique. Le cas échéant, la respiration s'opère à tort à partir de la poitrine au lieu du ventre. Il s'agit d'une sorte de stress chronique provoquant une accélération de la respiration et une diminution excessive de la concentration de CO_2 dans le sang. Le niveau d'acidité du sang diminue et provoque une contraction des vaisseaux sanguins. Du coup, l'afflux en oxygène vers le cerveau diminue. C'est ainsi qu'apparaît une sensation chronique de fatigue et d'étourdissement. Il arrive aussi que les personnes souffrent de crampes, de douleurs et de palpitations.

Les exercices de relaxation permettent de combattre le stress. Les exercices de respiration abdominale sont particulièrement bénéfiques et peuvent améliorer la qualité du sommeil – j'y reviendrai plus tard.

Les douleurs ne favorisent pas non plus le sommeil réparateur. D'ailleurs, nombreux sont les parents qui souffrent de douleurs chroniques qui les empêchent de bien dormir, ce qui évidemment accroît la sensation de douleur.

Il est possible que les médicaments comme la morphine et les myorelaxants aggravent la situation à long terme. Les anti-douleur contenant de la codéine aggravent aussi les problèmes de sommeil. Plusieurs médicaments peuvent induire de la fatigue et de la somnolence la journée, voire l'endormissement : les médicaments contre l'anxiété, les neuroleptiques et autres psychotropes, mais aussi les médicaments contre l'épilepsie, la maladie de Parkinson et les nausées.

Une étude australienne réalisée auprès de 2 000 chauffeurs de poids lourds a par ailleurs révélé que les antidouleur multipliaient par deux le risque d'accident. Les antihistaminiques provoquent même un risque plus de trois fois supérieur. Les chauffeurs de poids lourds prennent principalement ces médicaments pour s'endormir, mais les substances actives qu'ils contiennent sont encore partiellement présentes dans leur sang lorsqu'ils doivent reprendre le volant.

Les antidépresseurs influencent aussi négativement la qualité du sommeil. Certes, la combinaison dépression-nuit blanche est complexe ; il n'est pas toujours facile de dire qui de la poule ou de l'œuf est arrivé en premier. La dépression peut aussi être une conséquence de l'apnée du sommeil ; je l'aborderai ultérieurement de manière plus approfondie.

Souvent, lorsque les gens parviennent à mieux dormir, leur dépression s'atténue, voire disparaît. Il est primordial pour le médecin d'avoir une vision globale de la situation et de ne pas se concentrer sur un seul aspect.

Les mauvaises habitudes perturbent également la qualité du sommeil. Certaines personnes n'ont pas appris à bien dormir ou plutôt elles ont appris à *mal* dormir. Regarder la télévision trop longtemps et surfer au lit sur son smartphone ou sa tablette ne favorisent pas le sommeil réparateur.

Se défaire de ses mauvaises habitudes est un défi en soi. Mais rien n'est impossible !

Votre environnement joue un rôle important : les gens qui résident dans un immeuble ou un quartier bruyant dorment souvent plus mal. De même, un conjoint qui ronfle est néfaste à une bonne nuit de sommeil.

Même votre lieu de travail peut influencer la qualité de votre sommeil. Un lieu sombre, peu baigné de lumière naturelle, perturbe par exemple le rythme sommeil-éveil. J'ose à peine le dire, mais à l'hôpital universitaire de Liège, bon nombre de collaborateurs occupent un bureau sans fenêtre. Nous donnons donc le mauvais exemple. Si vous n'êtes pas suffisamment exposé(e) à la lumière naturelle la journée, vous dormez plus mal la nuit. Vous pouvez même le cas échéant perdre en moyenne trois quarts d'heure par nuit. C'est pourquoi j'ai fait installer un éclairage à lumière bleue dans nos bureaux les plus sombres. Mais en fait, ces personnes devraient pouvoir bénéficier de la lumière naturelle pendant les heures de bureau.

Certaines personnes sont épuisées la journée et hyper éveillées la nuit. Paradoxalement, elles sont très alertes la nuit et détectent le moindre bruit, alors qu'en journée elles se sentent épuisées et déconcentrées. Certains artistes utilisent cette hypervigilance pour être créatifs la nuit. Si cette vie nocturne vous convient, aucun problème !

Somnolent ou fatigué ?

« Docteur, je suis fatigué. »

Près d'une personne sur dix consultant un médecin déclare être fatiguée, souvent sans avoir de problème de sommeil. En tant que médecins, nous ne pouvons pas l'ignorer : la fatigue peut être le symptôme d'une maladie grave. Mais souvent, il s'agit de fatigue

Près d'une personne sur dix, consultant un médecin, déclare être fatiguée, souvent sans avoir de problème de sommeil.

mentale. Ce sont surtout les femmes, les jeunes et les personnes hautement qualifiées qui s'en plaignent.

Il faut toutefois différencier la somnolence de la fatigue, bien que nous utilisions les mots « somnolent » et « fatigué » comme synonymes. Quand on a envie d'aller dormir, on dit : « Je vais dormir parce que je suis fatigué. » Mais ce n'est pas cette fatigue-là que vous abordez avec votre médecin.

Quoi qu'il en soit, la fatigue est un trouble relativement aspécifique, ce qui signifie qu'elle peut être provoquée par de nombreux facteurs. Elle peut survenir en cas de mauvais sommeil, mais aussi en cas de pathologies comme dans le cas du syndrome de fatigue chronique.

La fatigue est un symptôme révélateur de nombreux problèmes de santé. Vous pouvez vous sentir fatigué(e) en cas de dépression, si vous souffrez de diabète ou si vous luttez contre un cancer ou une infection. Souvent, les gens ne se sentent pas seulement fatigués physiquement, mais aussi mentalement.

Après une lésion cérébrale, nous voyons que près de la moitié des patients souffrent de fatigue. Plus la lésion est grave, plus la fatigue est intense ; souvent, ces patients souffrent aussi de troubles chroniques du sommeil.

Il est impossible de mesurer objectivement à quel point quelqu'un est fatigué ; le défi consiste donc à bien écouter pour comprendre ce que le patient ressent et quelle est la cause de sa fatigue. Ensemble, il est alors possible d'élaborer le meilleur traitement. Comme en cas de fatigue musculaire, il nous revient d'exclure les causes connues, bien que dans la moitié des cas nous ne trouvions aucune cause organique.

La somnolence est quelque chose de différent : celle-ci est spécifiquement liée à un manque de sommeil, à la prise de médicaments ou à un trouble du sommeil.

Après un effort physique intense, vous pouvez vous sentir épuisé(e), mais cela ne signifie pas que vous êtes somnolent(e). Alors que votre corps aspire au repos, votre esprit est plein d'énergie, raison d'ailleurs pour laquelle beaucoup de gens aiment faire du sport.

Dormez-vous assez ?

À quel point vous sentez-vous reposé(e) quand vous vous levez le matin ? Vous réveillez-vous spontanément ou devez-vous programmer votre réveil ? Pourriez-vous, si vous le pouviez, vous rendormir à 10 heures ou 11 heures du matin ?

Si votre réveil sonne alors que vous sentez que vous pourriez encore dormir et que plusieurs heures plus tard vous commencez à somnoler, il y a fort à parier que vous dormez trop peu la nuit. Si vous n'êtes pas performant(e) sans café, il se peut même que vous souffriez d'un manque de sommeil chronique.

Avez-vous déjà entendu parler de l'échelle SATED ? Celle-ci permet d'évaluer le sommeil au moyen de ces cinq questions simples :

1. Satisfaction : êtes-vous satisfait(e) de votre sommeil ?
2. Attention : restez-vous alerte toute la journée sans piquer du nez ?
3. Timing : dormez-vous (ou essayez-vous de dormir) entre 2 heures et 4 heures du matin ?
4. Efficacité : restez-vous moins de 30 minutes éveillé(e) la nuit ? (vous devez inclure le temps qu'il vous faut pour vous endormir et tous les moments où vous vous réveillez la nuit).
5. Durée : dormez-vous de 6 à 8 heures par nuit ?

Il faut attribuer un score à chaque question – 0 (rarement/jamais), 1 (parfois) ou 2 (souvent/toujours) – et ensuite additionner les scores. Vous obtenez ainsi un résultat sur 10 de la qualité de votre sommeil[1]. Si vous obtenez moins de la moitié, il est grand temps de consulter votre médecin généraliste ou de parler à un professionnel de votre problème de sommeil.

Le côté obscur de la lumière

Le sommeil est un processus adapté à la réalité cosmique de la Terre qui tourne autour du Soleil, de la Lune qui tourne autour de la Terre et surtout de la Terre qui tourne sur elle-même.

L'homme a vécu pendant des dizaines de milliers d'années en suivant ce rythme.

Mais le 21 octobre 1879, tout a changé. Ce jour-là, Thomas Alva Edison a réussi à faire fonctionner une ampoule à incandescence pour la première fois. Certes, il ne l'a pas inventée lui-même (nous devons cette invention au chimiste britannique Humphrey Davy), mais Edison a été le premier à la commercialiser avec succès. Son objectif était de faire briller une lampe – ses lampes – dans chaque ménage.

L'ère de la lampe à huile et des bougies était révolue pour de bon ; désormais, des sources d'éclairage de plus en plus efficaces allaient faire leur apparition.

Conséquence en 2022 : il est presque impossible d'échapper à la pollution lumineuse. Nous baignons littéralement aujourd'hui dans une lumière artificielle. Pour une bonne nuit de sommeil, il est important que la chambre soit plongée dans l'obscurité, mais ce n'est plus aussi évident, et encore moins dans les villes. D'où l'importance d'avoir des volets ou des rideaux obscurcissants, même si nous devons les ouvrir systématiquement chaque matin pour laisser pénétrer la lumière du jour.

Dans le monde, deux personnes sur trois vivent sous un ciel éclairé artificiellement. À proximité des villes, il n'y a plus aucune pénombre absolue, et dans les régions à forte densité de population les villes ne sont jamais très éloignées les unes des autres. Il est très difficile de trouver encore des endroits plongés entièrement dans l'obscurité de la nuit.

L'horloge biologique des animaux nocturnes s'en trouve d'ailleurs parfois très perturbée. Chaque année, 100 millions d'oiseaux migrateurs meurent parce qu'ils sont complètement désorientés à cause de la lumière artificielle. Les tortues de mer s'échouent involontairement sur la plage parce qu'elles pensent nager vers le soleil, alors qu'en fait elles se dirigent vers une ville balnéaire illuminée de mille feux. Les insectes et les chauves-souris ressentent aussi les effets du produit phare d'Edison.

Mais cette lumière artificielle n'est pas le seul fléau qui perturbe notre sommeil : il y a aussi tous ces petits objets lumineux auxquels nous ne pouvons pas résister, même lorsque nous ne trouvons pas le sommeil. Nous n'avons même plus besoin de lumière supplémentaire pour utiliser nos smartphones et nos tablettes. Par conséquent, le mieux à faire, c'est de bannir la télévision, l'ordinateur et le smartphone de la chambre à coucher.

En 2015, 71 % des gens ont déclaré dormir avec leur smartphone à leur côté. Nombreux sont ceux qui disent : « Oui, mais c'est mon réveil. »

Peut-être, mais ce n'est pas une bonne idée. La tentation de contrôler une dernière fois ses mails ou les messages postés sur les réseaux sociaux est trop grande. Vous aurez effectivement beaucoup plus de mal à vous apaiser et à trouver le sommeil. Par ailleurs, la luminosité du petit écran va vous inciter à rester éveillé(e) encore plus longtemps en freinant la production de mélatonine, l'hormone du sommeil.

Les réseaux sociaux et l'actualité souvent alarmiste génèrent également du stress et de l'inquiétude, ce qui nuit à notre bien-être émotionnel et à la qualité de notre sommeil.

Les applis sont à la fois nuisibles et bonnes pour le sommeil

À cause de la lumière artificielle et des petits écrans, nombreux sont ceux qui se privent du sommeil dont ils ont tant besoin. Beaucoup de gens sont dès lors fatigués la journée. La lumière artificielle prolonge notre journée ; nos smartphones et nos tablettes nous submergent de stimuli jusque tard le soir. Les réseaux sociaux et les applications d'actualités titillent sans cesse notre curiosité, même lorsque notre esprit devrait être en train de se reposer.

Mais toutes les applications ne sont pas à mettre dans le même sac. Certaines peuvent nous aider à respecter notre horloge biologique (à la fin du livre, vous trouverez une liste d'applications qui vous y aideront). Vous pouvez ainsi configurer votre smartphone pour que votre écran émette automatiquement moins de lumière bleue après une certaine heure ; c'est super pratique et ça fonctionne vraiment ! Garder son mobile, sa tablette et son ordinateur en dehors de la chambre à coucher est évidemment encore beaucoup plus efficace.

Vous pouvez aussi configurer votre smartphone ou votre ordinateur pour vous notifier à heure fixe qu'il est temps d'aller dormir et pour ne plus entendre les notifications d'autres applications. Les smartwatches vous aident aussi à suivre de près la qualité de votre sommeil, et certaines détectent même vos différentes phases de sommeil. C'est un atout indéniable, car une montre intelligente surveillant votre rythme de sommeil vous permettra de connaître le meilleur moment de votre cycle de sommeil pour vous réveiller afin de commencer la journée frais et dispos. Si votre réveil sonne par exemple quand vous êtes encore dans un sommeil profond ou paradoxal, votre saut du lit sera beaucoup moins agréable. Vous commencerez la journée en traînant les pieds et vous n'aurez qu'une envie, retourner au lit.

J'ai utilisé toutes les machines possibles et imaginables pour étudier mon sommeil et celui de mes patients, du scanner le plus sophistiqué aux objets connectés. J'en utilise d'ailleurs encore pour analyser mon propre sommeil. À mon poignet gauche je porte une Apple Watch et à mon poignet droit une Fitbit. À l'annulaire, je porte un Oura Ring. Les applications sur mon iPhone enregistrent tous les bruits de mon environnement, y compris mes ronflements. Et j'ai placé un capteur de mouvements de Withings sous mon matelas. Je dors et je vis sous monitoring !

Ma montre Fitbit enregistre mes mouvements, mon rythme cardiaque et ma respiration, mais également ma saturation du sang en oxygène (pratique pour détecter une apnée du sommeil) et ma température. Toutes sortes d'algorithmes tirent ensuite les conclusions nécessaires. Lorsque j'examine ces données au moyen de nos appareils médicaux dans notre laboratoire du sommeil, il est clair que ces mesures ne sont pas toujours précises et correctes, mais je pense quand même que ces informations sont utiles et surtout faciles à utiliser.

Ma montre Apple Watch fait exactement la même chose, mais je la trouve plus précise. Par contre, il faut la recharger souvent. Ma bague Oura est mon gadget favori le plus récent. Elle connaît presque tout de mon sommeil.

Les applications liées à tous ces appareils me donnent des informations intéressantes et stimulantes. Il existe bien d'autres appareils que je n'ai pas encore testés, comme les montres Garmin, Amazfit et Polar et les bracelets Whoop et Xiaomi. Je suis un peu frustré parfois de voir qu'apparemment je dors un peu moins profondément qu'un homme moyen de mon âge : à peine 30 minutes. Par contre, je passe 1 heure et 35 minutes dans le sommeil paradoxal et 5 heures et 58 minutes dans le sommeil léger. En vieillissant, le sommeil profond raccourcit de toute façon, mais j'aurais aimé avoir plus que la moyenne. J'y travaille désormais en veillant consciencieusement à mon hygiène de sommeil.

Toutes ces applications me conseillent sur l'heure à laquelle je dois idéalement aller me coucher et m'avertissent, par exemple, si je ne suis pas suffisamment calme pour m'endormir. Grâce à tous ces gadgets, je sais qu'en 2019, j'ai dormi en moyenne 7 heures et 52 minutes. Cela correspond à ce dont j'ai besoin. Mais un an plus tard, cette moyenne est retombée à 7 heures et 19 minutes de sommeil par nuit… Merci petite Margot !

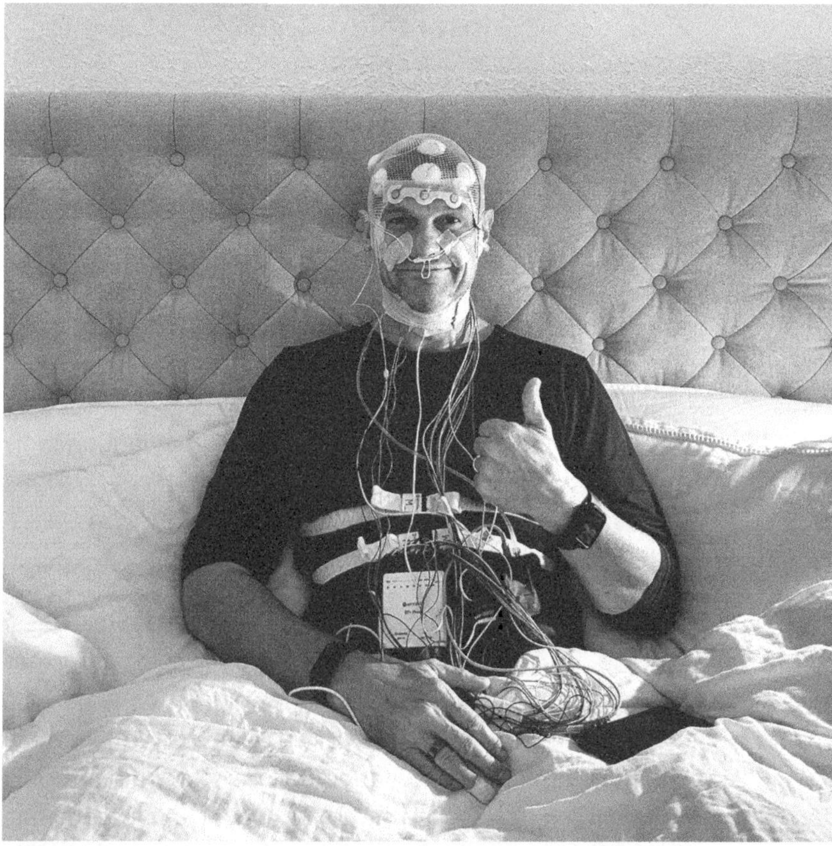

Me voici au lit, chez moi, affublé d'électrodes pour un monitoring classique du sommeil (crâne, visage, poitrine et jambes). Je porte aussi un système d'analyse EEG automatique Neurosteer ainsi que les trackers de sommeil Fitbit, Oura Ring, Withings et Apple Watch. Bienvenue aux pays des rêves !
(Photo : Vanessa Charland-Laureys.)

Je trouve intéressant d'avoir toutes ces informations parce qu'elles me permettront d'atteindre un jour mon objectif de 8 heures de sommeil par nuit. Et oui, je peux enfin le dire : j'ai besoin de mes 8 heures de sommeil ! Hélas, cela n'arrive pas souvent. Mes journées chargées, les nombreuses dates d'échéance à respecter et mes voyages réguliers à l'étranger font que j'accumule souvent un manque de sommeil.

Insomnie

Qu'est-ce que c'est ?

L'insomnie est un trouble du sommeil fréquent qui vous empêche de vous endormir ou de dormir convenablement, qui vous réveille régulièrement la nuit ou trop tôt et qui vous empêche de vous rendormir.
L'insomnie aiguë de courte durée persiste pendant plusieurs jours, voire semaines, et est souvent liée à des circonstances spécifiques temporaires.
L'insomnie chronique de longue durée s'installe souvent pendant un mois minimum.

Comment puis-je la reconnaître ?

Vous dormez mal et vous vous sentez fatigué(e) au réveil (faites le test de la somnolence p. 204). Il ne faut pas nécessairement passer des nuits sans dormir pour en souffrir. Les insomnies ont généralement un impact négatif sur l'humeur, le niveau d'énergie et les performances au travail. La qualité de vie des insomniaques est moins bonne que celle des bons dormeurs. Les besoins de sommeil varient d'une personne à l'autre, mais la plupart des adultes ont besoin de 7 à 8 heures de sommeil par nuit.

Pourquoi est-ce que je dors mal ?

Les insomnies peuvent avoir différentes causes, mais elles sont souvent associées à d'autres problèmes (ronflements, apnée du sommeil, grincement des dents, jambes sans repos), aux médicaments (antidépresseurs, traitement contre l'asthme ou l'hypertension, antidouleur, produits amaigrissants, traitement contre l'allergie et le rhume), à l'alcool ou aux stimulants (caféine et nicotine).
L'insomnie chronique découle souvent de mauvaises habitudes de sommeil ou d'événements stressants ou traumatiques, comme un divorce (qui ne se passe pas bien), le décès ou la maladie d'un proche, la perte

d'un emploi ou le harcèlement. Souvent, les gens parlent de problèmes rencontrés au travail ou à l'école ainsi que de problèmes de santé, d'argent ou d'ordre familial comme raisons de leurs insomnies.
Parmi les mauvaises habitudes de sommeil, citons l'irrégularité des heures de coucher, des activités stimulantes avant l'endormissement, un environnement défavorable (bruit et lumière) ainsi que travailler, manger et regarder la télévision au lit. Utiliser son téléphone portable ou son ordinateur avant d'aller au lit perturbe également le cycle du sommeil. Il faut en outre éviter de manger trop le soir, au risque d'avoir des brûlures d'estomac qui contrarient également l'endormissement.
La dépression, les troubles de l'anxiété, les troubles de stress post-traumatique, les douleurs, les horaires irréguliers de travail ou de voyage (changements d'équipe et décalage horaire) perturbent souvent le sommeil (d'autres pathologies comme le diabète, les maladies cardiaques, l'asthme, l'hyperthyroïdie, la maladie de Parkinson, la maladie d'Alzheimer et le cancer sont aussi perturbatrices du sommeil).

Que puis-je faire ?

Si vos insomnies vous empêchent de fonctionner normalement la journée, décrivez vos nuits de sommeil dans un journal et consultez votre médecin généraliste pour en déterminer la cause et trouver le meilleur traitement possible avec un psychologue spécialiste du sommeil pour une approche plus spécifique, comme une thérapie comportementale cognitive. En cas de trouble éventuel du sommeil, adressez-vous à un centre du sommeil pour une analyse approfondie. Il faut effectivement commencer par traiter toute cause sous-jacente.
De simples adaptations de la routine quotidienne vous aideront le plus souvent à mieux dormir.

Source : Morin C. M. et al., *« Endorsement of European guideline for the diagnosis and treatment of insomnia by the World Sleep Society »,* Sleep Medicine, *2021, 81, p. 124-126.*

14

L'HÉROÏSME DU MACHO FATIGUÉ

> « Une journée bien remplie nous donne un bon sommeil. »
>
> Léonard DE VINCI.

Il ne faut pas chercher très loin la raison pour laquelle tant de gens sont fatigués le matin : ils n'ont tout simplement pas assez dormi. La charge de travail et les horaires variables en sont deux principales causes. Régler encore « deux ou trois choses » le soir, répondre rapidement à un mail du patron avant d'aller dormir et travailler en horaires décalés ne favorisent pas le sommeil.

La lumière artificielle omniprésente n'a pas été bénéfique non plus à nos habitudes de sommeil puisqu'elle nous permet de continuer à travailler quand il fait noir. Notre biorythme n'est plus calqué sur le lever et le coucher du soleil, et l'éclairage électrique a complètement chamboulé notre horloge interne.

Edison s'en moquait royalement : dormir n'était pas important pour lui. Comme il considérait le sommeil comme une perte de temps, il dormait le moins possible : d'après ses dires, à peine 2 à 3 heures par nuit. Il se vantait d'avoir des journées de 18 heures et il entraînait hélas bon nombre de ses acolytes dans ses insomnies. La presse de l'époque faisait même l'éloge de son éthique professionnelle.

Thomas Edison n'était pas seulement inventeur ; il a aussi fondé General Electric, une multinationale qui existe depuis maintenant plus de deux siècles et qui fabrique aussi des scanners cérébraux. Lorsqu'il engageait de nouveaux collaborateurs, il leur demandait toujours s'ils étaient prêts à rester éveillés longtemps et de préférence à dormir le moins possible.

Nous subissons encore aujourd'hui les conséquences de cette philosophie. La clé de la réussite semble parfois dépendre principalement d'un nombre très réduit d'heures de sommeil.

L'historien Alan Derickson a dédié tout un livre à cette conception erronée de la réussite fondée sur les nuits blanches : *Dangerously Sleepy : Overworked Americans and the Cult of Manly Wakefulness.*

Le culte du sacrifice viril du sommeil existe aussi chez nous. Tous les matins, notre café est censé nous réveiller. Aucune réunion ne semble pouvoir commencer sans que chacun ait reçu sa tasse de café. Notre cruel besoin de caféine est une habitude, mais aussi une illustration du manque de sommeil généralisé.

Dans notre société, le sommeil est souvent aveu de faiblesse. Les gens, et d'autant plus les hommes, sont presque honteux de dire qu'ils ont besoin de dormir 8 heures par jour. À la machine à café, ils s'empressent même de dire : « Je dormirai quand je serai mort. »

Messieurs, sachez que si vous ne dormez pas suffisamment, vous mourrez beaucoup plus vite !

Cette attitude néfaste vis-à-vis du sommeil se transmet hélas depuis des générations. Benjamin Franklin, l'un des pères fondateurs des États-Unis, était un grand défenseur de l'idée que le sommeil était une perte de temps. Il disait : « Le monde appartient à ceux qui se lèvent tôt. »

Franklin est mort jeune, à l'âge de 55 ans, mais ses héritiers ont toujours prétendu qu'il avait vécu plus longtemps que les autres parce qu'il n'avait pas perdu de temps en dormant…

À Wall Street, les banquiers ont pour devise « *money never sleeps* », et les implications sont claires : l'argent ne dort jamais, donc si vous voulez en gagner, ne perdez pas votre temps à dormir.

Sam Walton, le fondateur de la chaîne américaine de magasins Walmarkt, était célèbre pour ses journées de travail interminables. Le samedi matin, ses collaborateurs étaient attendus dès 7 heures à la réunion hebdomadaire – Walton était lui-même éveillé depuis 2 h 30 parce qu'il commençait sa journée dès potron-minet. De cette manière, Walton prenait ses concurrents de vitesse, au sens propre comme au sens figuré.

L'ancien président Donald Trump disait aussi que le sommeil était pour les faibles. Il aimait se vanter qu'il n'avait besoin que de 4 heures de sommeil par jour. Dans son livre *Think Like a Billionaire* (2012), Trump conseille de se lever plus tôt que ses concurrents pour réussir.

Malheureusement, certains scientifiques soutiennent depuis trop longtemps l'idée que l'on peut se passer de ses heures de sommeil. Des psychologues ont même suggéré qu'il était possible de modifier son sommeil comme son régime alimentaire… comme s'il était possible de décider tout simplement d'avoir moins besoin de sommeil. En 1981, le psychologue Ernest Hartman a affirmé que les gens qui dormaient moins de 6 heures par nuit réussissaient mieux dans la vie et étaient plus heureux (les résultats de ses recherches n'ont pas pu être confirmés). Dans son livre *Dormez moins, vivez plus* (1979), Everett Mattlin promouvait l'idée d'une semaine de travail de 90 heures.

La culture du machisme qui pousse les hommes à se vanter de dormir seulement 4 heures par nuit est encore fort présente. Néanmoins, seules certaines exceptions génétiques le permettent. La grande majorité des soi-disant petits dormeurs se privent en fait du sommeil dont ils ont réellement besoin.

Cette culture des nuits presque blanches imprègne non seulement la vie entrepreneuriale, mais aussi la vie politique.

De nombreuses négociations importantes ont malheureusement lieu la nuit. Celles-ci ne sont pas remportées par ceux qui ont les meilleurs arguments, mais plutôt par ceux qui résistent le mieux à la privation de sommeil. Vu que je reçois aussi bien des représentants politiques que des P-DG en consultation, je sais que notre pays n'y fait pas exception. Il y a même des gens qui racontent que certains vice-premiers ministres étaient si épuisés qu'ils faisaient des microsiestes. Mais, quand ils étaient de retour à la table des négociations, la décision avait évidemment été prise en leur absence.

En fait, ils donnent un mauvais exemple à la société. Non, il n'est pas bon de faire comme si le manque de sommeil était une nécessité une fois que l'on est arrivé au sommet. Se priver de sommeil ne permet pas d'être performant. Au contraire, une carence en sommeil affaiblit toutes les fonctions cognitives. On prend de mauvaises décisions sans s'en rendre compte. Dans la circulation, le manque de sommeil provoque des accidents. Quels effets a dès lors le manque de sommeil sur la politique menée par nos gouvernements ?

Cette conception erronée des choses est encore très répandue dans notre société ; tout le monde considère comme un exploit de dormir le moins possible. « J'ai dormi 2 heures et je suis frais comme une rose », affirment les hommes héroïquement ; le monde médical ne fait pas exception. J'estime que ce machisme est ridicule. Comme si c'était un exploit de permettre à son cerveau de mal fonctionner !

Par ailleurs, les hommes qui dorment mal produisent moins de testostérone et ont des testicules de plus petite taille. Les machos qui se vantent de dormir peu devraient peut-être opter pour un autre discours pour mettre leur virilité en avant.

Heureusement, l'héroïsme du macho fatigué suscite de plus en plus d'opposition. Jeff Bezos, le patron d'Amazon et l'homme le plus riche du monde depuis quatre ans, a déclaré lors d'une interview dans le *The Wall Street Journal* qu'il essayait toujours de dormir 8 heures par nuit. Il a ainsi prouvé qu'il était possible de réussir dans la vie tout en dormant une nuit complète. La chanteuse Jennifer Lopez dit aussi que son secret pour rester en bonne santé, c'est de dormir 8 heures par nuit.

Encore une fois, j'insiste ici pour clamer haut et fort qu'il n'y a aucun problème à dormir 8 heures par nuit. Certaines personnes ont même besoin de dormir 9 heures. Aucun problème !

Mais a-t-on vraiment besoin de 8 heures par nuit ?

Nous pouvons rester plus longtemps sans manger que sans dormir. Mais de combien d'heures de sommeil avons-nous réellement besoin ? On dit souvent : 8 heures. C'est un peu arbitraire, car il existe beaucoup d'exceptions. Ce chiffre de 8 heures sert en réalité de référence, mais nous avons tous notre propre mode de vie, et tout le monde n'a pas besoin d'autant d'heures de sommeil.

Au XIIe siècle, le philosophe juif Maïmonide fut le premier à dire que nous avions besoin de 8 heures de sommeil par nuit. En réalité, rares sont les gens qui parviennent à dormir autant d'heures d'affilée. Grâce à mes gadgets Fitbit, Apple Watch, Withings et Oura Ring, je sais que j'arrive difficilement à 7 heures de sommeil. Et je sens que ce n'est pas assez pour moi. Les études montrent que la plupart des gens dorment seulement 6 à 7 heures par nuit et qu'ils essaient de rattraper le week-end leur manque de sommeil.

En fait, c'est toute notre société qui pèche par manque de sommeil chronique.

Ceux qui par nature ont moins besoin de dormir sont les exceptions qui confirment la règle. Le psychologue britannique

Ray Meddis a eu la chance de pouvoir inviter, dans son laboratoire du sommeil, une infirmière retraitée qui dormait à peine 1 heure par nuit[1].

Cette infirmière expliquait que depuis son adolescence elle n'avait jamais eu besoin de dormir beaucoup. Même pendant ses nuits passées au laboratoire du sommeil, il est apparu qu'elle n'avait dormi en moyenne que 67 minutes.

Ray Meddis trouva encore d'autres petits dormeurs et conclut que, souvent, leurs parents ne dormaient pas beaucoup non plus. Cela semblerait indiquer un facteur génétique, et, effectivement, à l'Université de Californie-San Francisco, une mutation génétique a été mise en évidence. Certaines personnes ressentent significativement moins le besoin de dormir.

Mon père scientifique, le neurologue Guy Ebinger qui dirigeait le service de neurologie de l'hôpital de Bruxelles lorsque j'ai commencé ma formation, dormait seulement quelques heures par nuit. Il pouvait du coup accomplir beaucoup plus de choses la journée. Ce qui me frustrait énormément. Cet homme pouvait consacrer beaucoup plus de temps à la lecture d'articles et à l'écoute de BBC World. On pouvait lui parler de n'importe quel sujet, il avait toujours quelque chose à dire. Heureusement, ces personnes ne représentent qu'une minorité ; sinon, ma frustration aurait été encore plus grande.

Comme pratiquement toutes les caractéristiques de notre organisme, nos besoins de sommeil suivent une courbe de Gauss. Ainsi, la grande majorité d'entre nous ont besoin de 7 à 8 heures de sommeil par nuit. Il y a ensuite les extrêmes qui ont besoin de très peu ou de vraiment beaucoup de sommeil pour se sentir reposés.

Près de 65 % des adultes doivent dormir de 6 à 9 heures par nuit. Les 5 % de petits dormeurs se contentent de moins de 5 heures alors que certains ont besoin de plus de 10 heures.

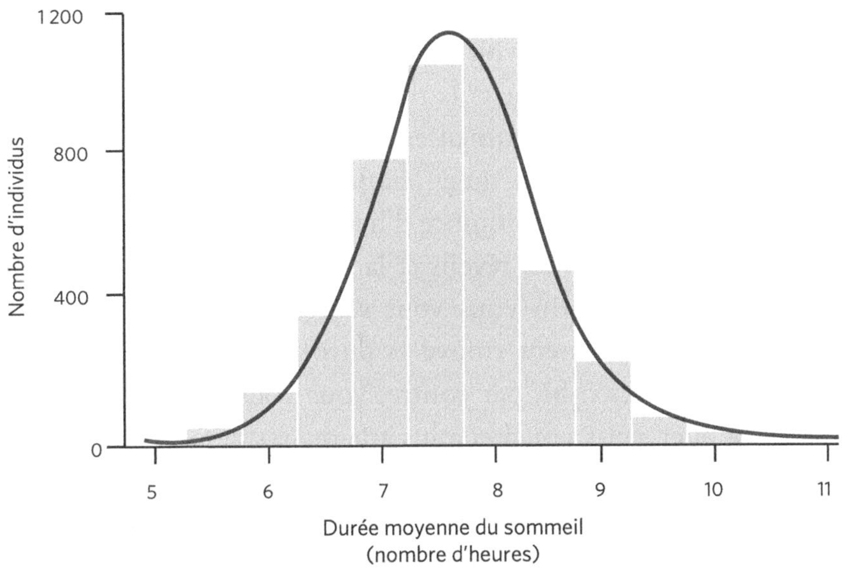

Représentation graphique des variations des besoins de sommeil (moyenne répartie sur les jours de semaine et les week-ends) de 4 329 étudiants universitaires[2].

Il est clair que les enfants ont besoin de dormir plus et il est peu probable qu'un enfant de 3 ans puisse s'en sortir avec moins de 10 heures de sommeil par nuit.

Par ailleurs, les couples avec deux enfants dorment à peu près une demi-heure de moins en moyenne. Les gens qui ont plus ou moins une heure de trajet à faire pour se rendre au travail dorment aussi généralement une demi-heure en moins que la moyenne. Sans compter les différences culturelles !

Ainsi, les Anglais dorment en moyenne moins de 8 heures par nuit, et les Allemands dorment en moyenne 7 heures et demie. Les femmes semblent dormir plus que les hommes, et un tiers des femmes disent avoir du mal à s'endormir ou à dormir une nuit complète. Chez les hommes, il s'agit de plus ou moins 25 %.

Thomas Edison était un petit dormeur, comme Napoléon Bonaparte. Mais le physicien Albert Einstein dormait notoirement longtemps ; peut-être son cerveau avait-il besoin de ces heures supplémentaires pour avoir toutes ces idées révolutionnaires, comme la théorie générale et la théorie restreinte de la relativité ?

La durée de votre sommeil est en grande partie déterminée génétiquement. Ce n'est qu'en étant à l'écoute de votre corps que vous découvrirez le nombre d'heures de sommeil dont vous avez besoin, même si les réveils et la lumière artificielle faussent le tableau. Si le matin vous vous sentez frais et dispos, alors vous avez probablement trouvé la durée du sommeil qui vous convenait le mieux. Si, par contre, vous vous sentez fatigué(e), il faudra aller vous coucher plus tôt ou rester plus longtemps au lit, si votre travail vous le permet.

Si vous avez le luxe de pouvoir vous passer de réveil et d'être de bonne humeur au saut du lit, profitez-en ! Cela signifie que vous vous réveillez lorsque votre corps est suffisamment reposé. Hélas, ce n'est pas donné à tout le monde.

Retenez surtout que le sommeil n'est pas un luxe, mais une nécessité. Si vous dormez trop peu, non seulement vous vous levez fatigué(e), mais vous serez moins alerte sur le plan cognitif. Le manque de sommeil vous rendra irritable, et ce n'est que le début de l'enfer !

Évitez toute carence extrême de sommeil

Tous ceux qui ont dû enchaîner plusieurs nuits trop courtes d'affilée se reconnaîtront : lorsque l'on dort moins, on ne se sent pas bien dans sa peau.

Qu'en est-il dès lors lorsque l'on enchaîne les nuits blanches ?

En janvier 1964, l'Américain Randy Gardner, alors âgé de 17 ans, a battu le record du monde de privation de sommeil. Il est resté 11 jours et 25 minutes sans dormir[3] et a ainsi intégré le fameux *Guinness Book of World Records*.

Depuis, d'autres sont parvenus à rester encore plus longtemps éveillés. La plus longue durée serait de quasiment 19 jours. Mais, officiellement, le record de Gardner n'a pas été battu parce que le *Guinness Book of World Records* ne valide plus ce genre de records. La raison ? Ce n'est pas bon pour la santé. Tout simplement ! La carence en sommeil rend les gens irritables. Mais ce n'est pas tout ! Vous pouvez avoir la nausée ainsi que des problèmes de concentration et de mémorisation. Vous pouvez frissonner et trembler. Vous pouvez par-dessus le marché commencer à halluciner et être en proie à des épisodes de paranoïa ou de dépression. À partir d'un certain point, la réponse au stress est même exagérée. Le système immunitaire ne réagit plus, et vous pouvez mourir, rongé(e) de l'intérieur par toutes sortes de bactéries. Le choc septique finira par provoquer un arrêt cardiaque.

Croyez-moi : c'est une très mauvaise idée que de vouloir battre le record de privation de sommeil.

Je parle aussi par expérience, en tant que chercheur sur le sommeil bien sûr. Lorsque, à la fin des années 1990, nous avons mené plusieurs expériences au Cyclotron, j'ai continué à travailler la journée à l'hôpital tout en faisant passer des scanners cérébraux la nuit à des sujets endormis… Autant dire que je ne dormais pas souvent chez moi à ce moment-là.

Au cours de ces longues nuits passées au centre de recherche, j'ai ressenti la même chose que Randy Gardner et j'ai aussi eu des pensées délirantes. À un moment donné, j'étais même convaincu d'avoir vu quelqu'un dans les couloirs glacials de notre laboratoire alors que je savais pertinemment que c'était impossible. J'ai remarqué que ma mémoire ne fonctionnait plus bien non plus. Ce fut une expérience intéressante en soi, mais je retiens surtout qu'un être humain n'est pas fait pour rester éveillé si longtemps.

L'échelle de somnolence

À quel point êtes-vous somnolent(e) ?

Cet autotest scientifique se compose d'une liste de huit situations dans lesquelles vous devez évaluer votre tendance à somnoler en choisissant un score de 0 (aucun risque de s'endormir) à 3 (grand risque de s'endormir).
Quelle est la probabilité que vous vous endormiez dans les situations suivantes ? Il faut réellement évaluer vos chances de vous endormir et non pas le fait de vous sentir fatigué(e). Essayez d'évaluer ces situations, même si vous ne les avez pas vécues depuis longtemps, en vous imaginant quel serait votre score.

- Aucun risque d'endormissement = 0
- Risque réduit d'endormissement = 1
- Risque modéré d'endormissement = 2
- Gros risque d'endormissement = 3

Notez le chiffre correspondant à votre choix. Additionnez ensuite les points obtenus.

Situation	**Risque d'endormissement**
Pendant que vous lisez.	
Pendant que vous regardez la télévision.	
Lorsque vous êtes inactif(ve) dans un lieu public (salle de théâtre ou de réunion) en position assise.	
Lorsque vous êtes passager(ère) depuis au moins 1 heure sans interruption dans un véhicule.	
Lorsque vous vous allongez pour vous reposer l'après-midi dans de bonnes conditions.	
Lorsque vous êtes en conversation avec quelqu'un en position assise.	

Lorsque vous êtes tranquillement assis(e) à table à la fin d'un repas sans alcool.	☐
Lorsque vous êtes en voiture, à l'arrêt depuis quelques minutes dans un embouteillage.	☐

Total (sur une échelle de 0 à 24)
Un score normal avoisine les 6 (de 2 à 10).
Un score moyen d'une personne souffrant de narcolepsie est de 18 (un score de plus de 9 révèle une anomalie).

0-7 : il est improbable que vous soyez anormalement somnolent(e).
8-9 : vous êtes somnolent(e) la journée et vous pouvez remédier vous-même à votre manque de sommeil.
10-15 : selon la situation, vous êtes extrêmement somnolent(e) ; envisagez de consulter un professionnel et veillez à mettre en place de meilleures habitudes de sommeil.
16-24 : vous êtes extrêmement somnolent(e), et il vous faut consulter un professionnel de santé.

Référence : Johns M. W., « A new method for measuring daytime sleepiness : De Epworth Sleepiness scale », Sleep, *1991, 14 (6), p. 540-545.*

FRANK DE WINNE, ASTRONAUTE

« Dans l'espace, il m'est arrivé une fois de ne pas me réveiller à temps. »

L'astronaute Frank De Winne (1961) a séjourné deux fois dans la Station spatiale internationale (ISS) : en 2002 pendant huit jours et en 2009 pendant un semestre entier. Il a appris à dormir dans des conditions très particulières.

LE SOMMEIL EST-IL IMPORTANT POUR VOUS ?

« Le sommeil est quelque chose de très personnel. Certains ont besoin de dormir beaucoup, d'autres moins. J'ai moi-même besoin de beaucoup de sommeil et je prends le temps de dormir suffisamment. Je suis du matin et je vais me coucher relativement tôt afin d'avoir mes 8 heures de sommeil. Lorsque je dors un peu moins la nuit, je le sens immédiatement au travail le lendemain et je suis moins concentré pendant les réunions. Comme je suis sensible au manque de sommeil, je veille toujours à passer de bonnes nuits. »

DORMEZ-VOUS FACILEMENT ?

« La plupart du temps, je m'endors facilement. J'essaie de ne pas travailler trop tard et d'éteindre mon ordinateur à temps, mais je n'y parviens pas toujours. Ensuite, je lis encore un peu ou je regarde le football et à 21 h 30-22 heures, je vais me coucher.

« Généralement, je n'ai pas besoin de réveil. Je le programme à 7 h 30, mais la plupart du temps je m'éveille spontanément entre 6 heures et 6 h 30.

« Si je bois du café l'après-midi, je remarque que je dors moins bien. Il en va de même quand je bois de l'alcool le soir : je reste éveillé la nuit pendant des heures. »

COMMENT AVEZ-VOUS DORMI DANS L'ISS ?

« J'ai participé à une expérience sur le sommeil en tant qu'astronaute. Pendant six mois, ainsi qu'avant et après ma mission, j'ai porté un

bracelet équipé d'un capteur de lumière et de mouvements. Il s'est avéré que j'étais un des membres de l'équipage qui dormait le plus longtemps.
« À bord de l'ISS, je dors beaucoup moins que sur terre, entre 6 h 30 et 7 heures de sommeil. Je dors mieux dans le noir, quand il fait calme, mais ce n'est jamais le cas dans la station. Les ventilateurs, par exemple, ne cessent jamais de tourner.
« Au début, j'avais des difficultés à dormir dans l'ISS. Vu que l'on n'a pas le poids du corps, il est impossible de prendre la même position que dans un lit normal. J'aime bien être sous les couvertures, mais dans l'espace ce n'est pas possible. Nous dormons dans un sac de couchage dans lequel nous flottons. Certains utilisent des élastiques qu'ils accrochent pour rester près du mur, mais au bout d'un certain temps ces élastiques deviennent superflus. »

AVEZ-VOUS FAIT LA SIESTE DANS L'ESPACE ?
« Au cours des six mois que j'ai passés à bord de la station, j'ai peut-être fait deux ou trois siestes d'une demi-heure. Sur terre, j'aime faire la sieste le week-end, mais dans l'ISS on n'en a pas vraiment le temps : notre journée est entièrement planifiée pour nous. »

COMMENT SE DÉROULE UNE JOURNÉE DANS L'ISS ?
« La journée commence à 6 heures. On commence par se brosser les dents, se laver et prendre le petit déjeuner. Ensuite, nous parcourons le planning de la journée. Le travail commence véritablement à 7 h 30. Le déroulement de la journée est ensuite planifié jusque dans les moindres détails jusqu'à 19 h 30. Ensuite, on prépare le matériel nécessaire pour l'expérience à effectuer le lendemain.
« Après le repas, il est temps d'aller dormir. On était censés aller dormir à 21 h 30, mais personne n'y allait à cette heure-là. D'ailleurs, personne n'y allait jamais avant 23 heures. »

AVIEZ-VOUS L'IMPRESSION D'ÊTRE REPOSÉ LE MATIN ?
« Oui, vraiment. Il m'est même arrivé une fois de ne pas me réveiller à temps. Les autres ont dû me réveiller : "Chef, il est temps de se lever !" *[Rires]* Dans l'espace, je n'ai jamais dû mettre mon réveil.

« Je n'ai pas remarqué que le manque de sommeil était un problème. Il est vrai que la capacité cognitive des astronautes est diminuée, mais cela provient-il du sommeil ou des conditions de vie dans la station spatiale ? Nous vivons effectivement dans un environnement stressant, rempli de stimuli, sans oublier la microgravité.

AVEZ-VOUS RÊVÉ DANS LA STATION ?
« Je ne me souviens pas de mes rêves. Il arrive très rarement que je m'en souvienne encore. Et ça n'a pas été le cas non plus dans l'ISS. »

QUELLE A ÉTÉ VOTRE PLUS LONGUE JOURNÉE DE TRAVAIL À BORD ?
« Un jour, j'ai dû travailler plus de 24 heures d'affilée. Mais je n'ai jamais dû prendre de stimulants. L'adrénaline et le café suffisent. Lorsque le corps est reposé, on peut travailler plus longtemps pendant une journée. Mais j'ai ensuite dormi pendant deux jours. »

15

ERREURS FATALES FAUTE DE SOMMEIL

> « Le sommeil qui démêle l'écheveau embrouillé du souci. Le sommeil, mort de la vie de chaque jour, bain du labeur douloureux, baume des âmes blessées, second service de la grande nature, aliment suprême du banquet de la vie. »
>
> William Shakespeare, *Macbeth*.

J'aurais pu perdre la vie lorsque jeune médecin, me dirigeant vers l'hôpital, j'ai heurté le garde-fou de la sortie 9 du ring de Bruxelles.

Dans de nombreux accidents de voiture, les gens sont presque arrivés à destination et relâchent leur attention. Peut-être en avez-vous fait l'expérience aussi ? Après avoir passé de belles vacances, le temps est venu de reprendre la route vers la maison. Les kilomètres défilent sans aucun problème, mais la fatigue augmente au fur et à mesure que vous vous rapprochez de chez vous. Et pourtant, vous vous persuadez de continuer parce que vous y êtes presque ! Et c'est précisément parce que vous y êtes presque que vous pensez que vous y êtes déjà. Vous relâchez l'attention et soudain… *Bam !* Vous heurtez stupidement un obstacle, faute d'attention.

La majorité des accidents se produisent parce que le conducteur s'est assoupi, parfois à moins de 1 kilomètre de chez lui. Et force est de constater que cela arrive encore très souvent.

Mon propre accident de voiture m'a réveillé brusquement au sens propre comme au sens figuré. J'entends encore le crissement du métal contre le métal, à 2 kilomètres à peine de l'hôpital de Bruxelles. J'y ai presque laissé la vie. Le choc a été intense et dramatique. Je n'avais plus aucun contrôle sur le véhicule. Ma vie ne tenait qu'à un fil et dépendait des lois de la mécanique qui heureusement m'ont remis sur le droit chemin.

Cet incident me pousse encore et toujours à être très prudent dans la circulation. Ce souvenir renforce d'autant plus ma vigilance quand les enfants sont avec moi. Je ne suis pas un robot et j'ai aussi des défauts. Donc, oui, il m'arrive d'avoir des amendes parce que je roule trop vite. Mais je suis toujours conscient des risques éventuels et j'essaie autant que possible de prendre mes responsabilités en tant que citoyen. N'oubliez pas qu'en tant que médecin, je vois aussi beaucoup de gens aux soins intensifs.

Ne tournons pas autour du pot ! La somnolence tue chaque jour !

Lorsque vous piquez du nez, vous faites un microsommeil qui vous fait perdre connaissance pendant quelques secondes à une demi-minute. C'est le moyen qu'a choisi l'organisme pour compenser le manque de sommeil accumulé. Mais lorsque vous faites un microsommeil au volant d'un véhicule, ces quelques secondes d'inattention peuvent être fatales.

C'est pourquoi les ralentisseurs vibreurs de vitesse sont une belle invention. Ils vous réveillent, normalement, avant que vous heurtiez l'obstacle. C'est une solution simple qui peut sauver des vies, mais ces ralentisseurs ne sont présents que le long des routes importantes, hautement fréquentées. Et de toute façon, on peut placer autant de ralentisseurs vibreurs ou sonores que l'on veut, ils ne résoudront pas le problème de carence de sommeil.

La somnolence au volant est de toute façon dangereuse, même sans ces microsommeils. Épuisés, nous sommes moins vigilants et nous réagissons plus lentement en cas d'imprévu. Éveillé depuis 15 heures, on court quatre fois plus de risques d'avoir un accident de voiture. Au-delà de 20 heures, on court même trente fois plus de risques. Ce sont des chiffres alarmants. Il ne faut donc pas négliger le manque de sommeil.

Les personnes qui sont éveillées depuis plus de 19 heures ont des résultats aussi médiocres aux tests de concentration que les personnes qui ont un taux d'alcool de 0,5 g pour mille dans le sang. Non seulement les réactions sont plus lentes, mais le fait de conduire longtemps exige un effort mental immense. En réalité, il ne faudrait plus conduire à ce moment-là.

Le manque de sommeil aigu a des répercussions, mais le manque de sommeil chronique nous rend aussi plus lents. Dormir 2 heures trop peu chaque nuit, pendant deux semaines, provoque les mêmes effets qu'une nuit blanche.

Dans une société où tout le monde dort trop peu, nous conduisons tous comme si nous étions saouls.

Notre horloge interne garde le cerveau calqué sur le rythme alterné du jour et de la nuit, mais l'on peut décider d'ignorer cette horloge en continuant à travailler ou en faisant la fête toute la nuit. Dans ce cas, la pression de sommeil augmente. Plus on reste éveillé, plus cette pression augmente et, tôt ou tard, il faut payer l'addition.

Dans une société où tout le monde dort trop peu, nous conduisons tous comme si nous étions saouls.

Le moment le plus difficile pour rester éveillé, c'est entre 3 heures et 5 heures du matin. Les soldats et les urgentistes le savent : ce sont les petites heures au matin qui sont les plus difficiles. C'est d'ailleurs à ce moment-là qu'il y a le plus d'accidents de la route. En Occident, c'est au lever du soleil que le risque d'accident est le plus élevé. De 3 heures à 5 heures du matin, on peut même multiplier le nombre d'accidents par huit.

De manière générale, un accident de la route sur deux est lié à la fatigue, l'alcool jouant également un rôle important en la matière.

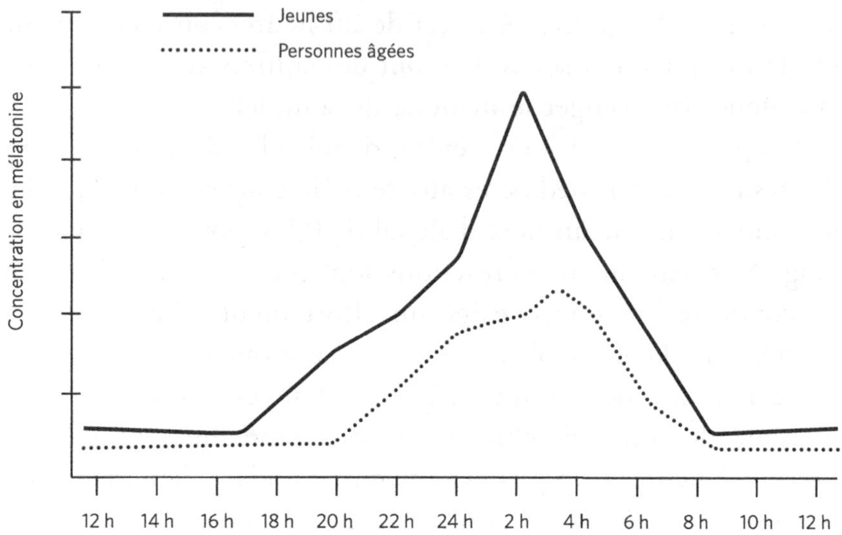

La production de mélatonine (échantillon salivaire) augmente pendant la nuit. En vieillissant, nous constatons que la production de mélatonine diminue légèrement.

Soulignons aussi que la température corporelle est étroitement liée à l'état de somnolence ressenti. Vous connaissez probablement des gens qui ont froid lorsqu'ils sont fatigués. Peut-être en faites-vous partie ? La température corporelle diminue dès que l'horloge interne estime qu'il est temps de penser à aller dormir. L'état de fatigue est le plus grand aux alentours de 5 heures du matin ; c'est d'ailleurs à ce moment-là que notre température corporelle est la plus basse lors du pic de production de mélatonine, l'hormone du sommeil.

Pendant la journée, la température corporelle régresse une deuxième fois (légèrement) autour de 14 heures ; c'est à ce moment-là que nous ressentons l'envie de faire la sieste. Rassasiés après un bon repas, nous en ressentons encore davantage l'effet.

Les chauffeurs de poids lourds savent que, dans la circulation, les plus grands risques d'accident se présentent autour de 5 heures du matin et de 14 heures. Ce sont les moments où ils ont plutôt intérêt à faire une pause. La fatigue demeure un facteur de risque important dans leur secteur d'activité, la somnolence étant en effet la cause de six accidents mortels sur dix.

Le manque de sommeil n'est pas uniquement un facteur de risque d'accident de la route. De grandes catastrophes ont également eu lieu la nuit, comme la catastrophe nucléaire de Tchernobyl (1986) et le naufrage du pétrolier *Exxon Valdez* (1989).

Le capitaine de l'*Exxon Valdez* était fatigué et s'était assoupi dans sa cabine. Contrairement au règlement, l'officier de sécurité est alors resté beaucoup trop longtemps aux commandes du navire jusqu'à ce que celui-ci s'échoue sur un banc. L'*Exxon Valdez* a ensuite déversé des millions de litres de pétrole brut dans la mer et provoqué une énorme catastrophe écologique au large des côtes de l'Alaska.

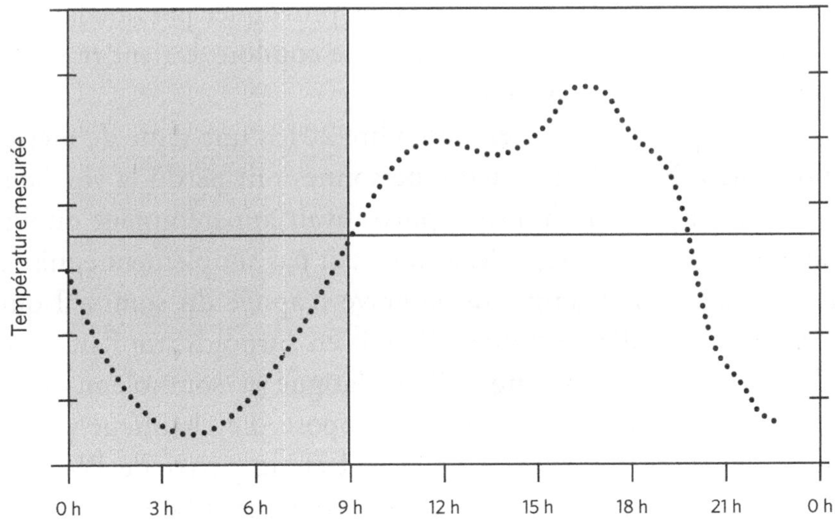

Relevé de température corporelle : le suivi permanent de l'auteur montre une diminution au cours de la nuit (de 0,5 degré) avec une température plus faible aux alentours de 5 heures et une augmentation pendant la journée (avec à nouveau une légère diminution aux alentours de 14 heures).

Dans la ville ukrainienne de Tchernobyl, plusieurs décisions irréfléchies ont été prises successivement et ont provoqué une réaction nucléaire en chaîne. Ce fut la plus grande catastrophe nucléaire de l'Histoire. D'ailleurs, le territoire est encore inhabitable.

À peine quelques mois plus tôt, la navette américaine *Challenger* avait explosé au décollage. L'enquête a révélé que les ingénieurs et les responsables qui travaillaient alors en équipe en horaires décalés manquaient de sommeil, ce qui avait contribué directement à une réduction de leur capacité d'évaluation des risques. Ils ne dormaient qu'un nombre d'heures minimal, devaient se lever trop tôt le matin et enchaînaient trop d'heures de service.

En 1999, le vol 1420 de la compagnie aérienne American Airlines s'est écrasé à l'atterrissage à l'aéroport de Little Rock, Arkansas. Il faisait effectivement mauvais, mais l'accident a en fait été causé par une erreur humaine, provoquée par une fatigue intense. Le commandant de bord et le copilote avaient travaillé pendant plus de 16 heures.

Il y a à peine dix ans, en décembre 2013, une rame de métro a déraillé à New York. Quatre personnes ont perdu la vie dans cet accident. Le machiniste, épuisé, avait apparemment oublié de freiner dans un virage. Mais il n'était pas simplement épuisé ; il souffrait en fait d'une forme grave d'apnée du sommeil qui n'avait pas été diagnostiquée. Il était en surpoids, ronflait et se plaignait depuis longtemps d'être fatigué et somnolent, mais aucun traitement ne lui avait été proposé. Le chauffeur venait aussi de changer d'horaire de travail et de passer de l'équipe de nuit à l'équipe du matin, ce qui avait perturbé son rythme circadien.

C'est la même chose qui est arrivée lors de l'accident de train dans le New Jersey en 2016. Le machiniste n'a pas freiné, et le train s'est écrasé contre un mur. Le chauffeur a survécu, mais plus d'une centaine de blessés ont dû être secourus. Lui aussi souffrait d'apnée du sommeil non diagnostiquée. En 2019, il a pu reprendre le travail à condition de dormir en portant en permanence un masque CPAP. J'y reviendrai plus tard.

Erreurs médicales provoquées par un manque de sommeil

Dans mon contexte professionnel, les carences en sommeil ont également des effets néfastes. Plusieurs études ont montré qu'un médecin de garde pendant 24 heures courait deux fois plus le risque d'avoir un accident de la route. Pire : un chirurgien qui reste sans dormir pendant plus de 24 heures commet 20 % d'erreurs en plus, selon une étude publiée dans *The Lancet*[1].

Malheureusement, les erreurs médicales peuvent coûter la vie.

Âgée de 18 ans, Libby Zion est décédée en 1984 d'une crise cardiaque au New York Hospital, encore appelé de la sorte à l'époque. Son père intenta un procès à l'hôpital, car elle avait été traitée par un médecin en formation qui travaillait depuis plus de 24 heures. Libby, qui avait les symptômes de la grippe, était agitée, et le médecin en formation a décidé d'augmenter la dose de calmants qui lui était administrée, jusqu'à ce que finalement elle en décède.

Cet accident a soulevé un vif débat. Le juge n'est pas allé jusqu'à parler d'erreur médicale, mais il a statué qu'il fallait mieux réguler les heures de travail des médecins.

En Belgique, le ministre de la Santé Marcel Colla a limité les journées interminables des médecins et des prestataires de soins de santé en 1999. Depuis lors, nous ne pouvons plus dépasser 24 heures d'affilée et nous ne pouvons plus travailler plus de 80 heures par semaine. Logique : comme patient, vous ne voudriez pas recevoir de diagnostic d'un médecin abruti par le manque de sommeil ni être opéré par un médecin harassé.

Pourtant, des médecins et des chirurgiens continuent à s'occuper de patients alors qu'ils devraient être en train de se reposer. Les études ont prouvé qu'un médecin épuisé ne remettait plus son diagnostic en question, même si les preuves allaient à l'encontre de son avis.

Le manque de sommeil nous fait faire des choses stupides, comme heurter un garde-fou, ou nous fait tourner en rond. Le cerveau reste coincé dans un schéma de pensée qu'il ne quitte plus.

Prenons un cas purement hypothétique à titre d'exemple. Imaginons qu'un homme arrive au service des urgences après avoir fait un malaise. L'homme fume ; le médecin qui le prend en charge suppose qu'il souffre de diabète et suspecte l'homme d'avoir fait un infarctus. Plusieurs éléments vont en effet en ce sens, et le médecin décide d'approfondir cette hypothèse.

Cela semble tout à fait raisonnable. Il a toutefois été prouvé qu'en cas de manque de sommeil, on ne se remettait plus en question.

Les résultats des analyses arrivent et réfutent le diagnostic d'infarctus. Le médecin épuisé ne veut pas changer d'avis. Il estime simplement que les analyses n'ont probablement pas été faites correctement.

Dans le pire des cas, le patient ne mourra pas d'un infarctus, mais mourra d'autre chose.

Un autre médecin qui consultera le dossier le lendemain se demandera pourquoi son collègue n'a pas détecté le problème.

Les études ont révélé que les médecins établissaient plus de prescriptions erronées et le personnel infirmier faisait plus d'erreurs de procédure à la fin de leur nuit de garde. Il ne s'agit pas nécessairement de graves erreurs médicales, mais il s'agit d'erreurs qui auraient pu être évitées.

Chez les chirurgiens en formation, cela a aussi été démontré, heureusement au moyen d'un simulateur et non avec des patients. À la fin de leur nuit de garde, il est prouvé qu'ils commettent deux fois plus d'erreurs que lorsqu'ils sont reposés.

En fait, il faudrait demander au médecin combien d'heures il/elle a dormi avant qu'il/elle ne prescrive ou ne propose de traitement médical.

Les compagnies aériennes donnent le bon exemple

Après mon accident, toute l'aile gauche de ma voiture était démolie. Je ne pouvais donc pas cacher ce qui m'était arrivé. Je n'en étais pas fier, mais ce n'était pas non plus une catastrophe : personne ne me regardait en se disant « Voilà l'idiot qui s'est endormi au volant ». Le manque de sommeil faisait partie de mon boulot, et, à l'époque, cette carence était encore plus une preuve de virilité que de nos jours.

Maintenant que j'encadre moi-même des étudiants et des collègues, je trouve complètement ridicule de les faire travailler autant d'heures d'affilée que ce que nous faisions à l'époque. Heureusement que la loi Colla y a mis un terme ou, en tout cas, a tenté d'y mettre un terme. Nous constatons en effet que le cadre légal n'est pas toujours appliqué dans la pratique. Il semble qu'il y ait encore et toujours une certaine résistance au fait d'imposer un certain rythme de sommeil.

Les jeunes médecins ne coûtent pas cher et sont très motivés : c'est une combinaison toxique. Ils font tout ce qui leur est demandé parce qu'ils sont heureux de pouvoir le faire. C'est pourquoi le cadre réglementaire est primordial.

Dans le secteur aérien, les temps de travail et de repos des pilotes ont été minutieusement définis. C'était essentiel vu que plusieurs avions s'étaient écrasés parce que les pilotes s'étaient assoupis. Le dernier crash date de 2013 – il n'y a donc pas si longtemps.

À l'ouverture de la boîte noire et à l'écoute des enregistrements audio après ce genre d'accident, il y a fort à parier que les derniers bruits aient été les ronflements paisibles des pilotes. Autant dire que dans de tels accidents, ce n'est certainement pas ce genre de bruits que l'on a envie d'entendre !

Lorsqu'un pilote s'assoupit aux commandes, les dégâts ne se limitent pas à quelques éraflures de la carrosserie. C'est une catastrophe aérienne qu'il risque. Aussi le secteur a-t-il conçu un système fantastique permettant d'enregistrer précieusement qui vole et quand, ce qu'un pilote a fait avant son vol et s'il risque ou non de subir les répercussions du décalage horaire. Se fiant à leur fuseau horaire, leur temps de repos et leurs horaires de travail, le système détermine quel pilote peut voler.

Mon ami d'enfance Henk Van Rensbergen, capitaine de vols long-courriers et instructeur de vol[2], m'a parlé des rapports dits de fatigue. Les pilotes sont invités à introduire un tel rapport lorsque leur épuisement a entraîné un incident ou un problème. Par exemple, si un pilote était si fatigué qu'il avait du mal à suivre les communications, il doit le notifier. Le système prévoit différents niveaux de gradation, de la plus petite à la grosse erreur. Chaque membre d'équipage peut dresser ce genre de rapport. Il s'agit d'un document officiel, analysé obligatoirement. Lorsque certains incidents sont récurrents dans les statistiques, la compagnie doit chercher une solution au problème. Il peut s'agir par exemple de définir un meilleur moment de départ ou de prévoir un temps de repos supplémentaire avant un vol difficile. Il peut aussi s'agir de prévoir un membre d'équipage supplémentaire.

Les membres d'équipage peuvent introduire un rapport de fatigue anonyme, ce qui facilite la démarche. Aucune sanction n'est prévue non plus en cas de notification. Par contre, si l'erreur (résultant de la fatigue) n'a pas été déclarée, une sanction est bel et bien prévue.

Les pilotes peuvent se déclarer « *unfit to fly* », à savoir « inaptes à voler ». C'est possible en cas d'épuisement, mais aussi en cas de problèmes familiaux, comme un divorce (compliqué) ou toute autre raison qui pousse le pilote à renoncer à voler. Les horaires de travail peuvent également entraîner une importante fatigue.

Dans le cockpit, les pilotes se surveillent l'un l'autre ; il n'y a aucun contrôle technologique. Les pilotes sont entraînés à détecter leur fatigue ainsi que celle de leurs collègues. À bord, ils peuvent dormir dans une sorte de caisson insonorisé, un espace restreint pourvu d'un matelas pouvant accueillir tout juste un adulte. Sur les vols long-courriers, les pilotes y passent en moyenne 2 heures et demie par vol.

Ils peuvent aussi se reposer brièvement dans le cockpit ; il vaut mieux effectivement se reposer en vitesse de croisière que devoir atterrir en étant fatigué. Ce genre de *powernap* ne doit pas durer plus de 40 minutes afin d'éviter de s'endormir profondément. Le copilote reste vigilant et prêt à réveiller son collègue en cas de problème ou lorsqu'il est temps de reprendre les commandes.

Les formations permettent aux pilotes de détecter tout état de somnolence. Au cours du premier quart d'heure qui suit le sommeil profond, la capacité de jugement est si mauvaise qu'il faut éviter de prendre des décisions ou des mesures vitales.

D'autres groupes professionnels pourraient tirer parti de cette attention accordée aux effets du manque de sommeil et de la fatigue. Surveiller l'équilibre travail-repos, rapporter les erreurs résultant d'un épuisement et apprendre à reconnaître la somnolence pourraient permettre d'éviter des problèmes dans de nombreux secteurs.

Hélas, rapporter les erreurs va à l'encontre de notre tendance naturelle à les cacher. Je le sais pertinemment : il y a des choses que j'aurais dû faire autrement, mais il est toujours difficile, en tant que médecin, de parler de ses erreurs éventuelles.

Il faudrait peut-être pourtant que nous y réfléchissions. Le sommeil des chauffeurs de poids lourds et de cars devrait être contrôlé comme celui des pilotes, tant au niveau du nombre d'heures que de la qualité du sommeil.

Les chauffeurs de poids lourds ont un tachygraphe qui enregistre différentes informations, dont notamment les temps de conduite et de repos du chauffeur. Mais nous pourrions éviter davantage d'accidents en contrôlant l'état de fatigue des chauffeurs et en dépistant leurs éventuelles pathologies du sommeil. Il serait tout aussi intéressant de le faire pour les médecins et les travailleurs des centrales nucléaires. Qui sait, peut-être qu'un jour, cela fera partie de la routine ?

Mais avant, il faudra un changement radical de notre attitude vis-à-vis du sommeil et du manque de sommeil. Les machos se vantent encore trop souvent de la courte durée de leurs nuits. Sachez néanmoins qu'en dormant trop peu, vous portez atteinte à votre bien-être mental et à votre santé physique. Celui qui dort structurellement trop peu court non seulement plus le risque d'avoir un accident, mais aussi de souffrir de maladies chroniques.

Il y a encore beaucoup de pain sur la planche. Lors de la construction de notre hôpital universitaire à Liège, l'architecte n'avait même pas prévu, à l'époque, de salle de repos pour les médecins urgentistes. Ils y travaillent pourtant jour et nuit !

16

NUITS PLUS COURTES, VIE PLUS COURTE

> « Moi : Laisse-moi dormir ! Mon cerveau : Non, nous devons rester éveillés pour réfléchir à toutes les mauvaises décisions que nous avons prises jusqu'à présent. »

Le sommeil est littéralement vital. Pourtant, nous n'y accordons pas suffisamment d'attention dans notre société.

Si on empêche des rats de laboratoire de dormir, ils meurent au bout de 3 à 4 semaines. Lorsque ces expériences ont été menées dans les années 1980, personne ne comprenait pourquoi ils mouraient. Les animaux ne survivaient tout simplement pas au manque de sommeil persistant. Leur sommeil fortement perturbé entraînait un métabolisme accru. Ils mangeaient énormément, mais ils perdaient quand même du poids. Aujourd'hui, nous savons qu'ils mouraient à cause de la défaillance de leur système immunitaire, qui entraînait un choc septique.

Tous les animaux, l'être humain y compris, ont un besoin vital de sommeil. Empêcher régulièrement quelqu'un de dormir est un des sorts les plus cruels que l'on puisse réserver à autrui. C'est pourquoi il est d'autant plus inquiétant qu'autant de gens souffrent de troubles persistants du sommeil.

En Occident, deux tiers des adultes ne dorment pas 8 heures par nuit.

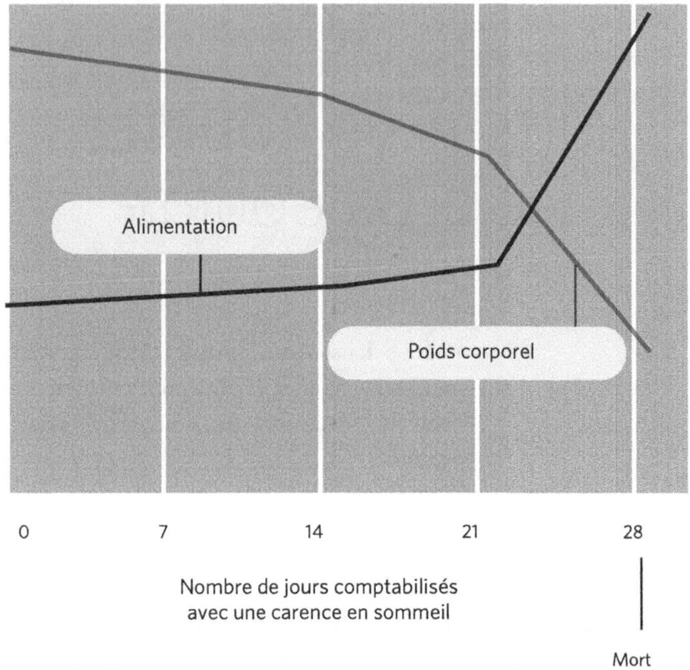

Au bout de 28 jours, les rats perdaient du poids (alors qu'ils mangeaient énormément) et mouraient.

C'est néfaste. Lorsque l'on ne dort pas assez, le système immunitaire se détériore, et l'on court deux fois plus le risque d'avoir un cancer, la maladie d'Alzheimer, une maladie cardio-vasculaire ou le diabète. Le manque de sommeil peut aussi provoquer des pathologies neuropsychiatriques comme des troubles de l'angoisse, de la dépression et des troubles alimentaires.

Lorsque je suis épuisé, j'attrape facilement des boutons de fièvre. Je sais alors que je suis dans le rouge. Lorsqu'en 2019 je me suis entraîné pour le marathon de New York, j'avais mal au tendon d'Achille. J'en souffre encore régulièrement aujourd'hui. Chaque fois que je manque de sommeil, mon tendon me fait mal. Les livres de médecine ne le mentionnent pas assez, mais c'est un fait connu cliniquement : chaque symptôme s'aggrave lorsque l'on ne dort pas bien. Ce que je remarque clairement chez moi, d'autant plus maintenant que j'ai de jeunes enfants et que j'avance en âge, c'est que je n'ai plus la même souplesse mentale que lorsque j'étais jeune. On ressasse inlassablement les mêmes pensées et on tourne en rond. C'est plutôt fâcheux parce que ressasser les mêmes idées peut devenir angoissant à la longue. L'avenir semble alors plus sombre que ce qu'il est vraiment. Je peux donc aussi dire en me fondant sur ma propre expérience que le sommeil influence les émotions.

Lorsque l'on dort mal pendant un certain temps, on ne parvient plus à réfléchir clairement. Cela aggrave les ruminations, augmente l'angoisse ressentie et empêche encore plus de dormir. La méditation et le sport sont les remèdes idéaux pour casser ce cercle vicieux, tant pour moi que pour les nombreux patients que je suis.

Le sommeil est véritablement le baromètre de notre bien-être général.

Une charge de travail trop élevée rend malade

Certains considèrent le sommeil comme une perte de temps ; d'autres le considèrent comme une forme de plaisir. Pour notre organisme, ce n'est ni plus ni moins qu'un besoin fondamental pour rester en bonne santé. De nombreuses fonctions physiques et cognitives dépendent d'une bonne nuit de sommeil. Il est par conséquent étrange que nous ne privilégiions pas notre sommeil.

Beaucoup de gens sont continuellement en manque de sommeil et essaient de compenser en dormant plus le week-end ou en faisant une sieste l'après-midi. Ils sentent qu'ils ne sont pas reposés, mais ils continuent à vivre en ne dormant pas assez. Il ne sert à rien de vouloir compenser cette carence en sommeil le week-end ou pendant les vacances. Si vous dormez plus longtemps le week-end, c'est parce que vous ne dormez pas assez pendant la semaine. C'est là que le bât blesse !

Ce n'est qu'en cas de manque de sommeil que l'on remarque à quel point celui-ci est important.

Selon une étude récente de la National Science Foundation, 35 % des Américains se réveillent au moins trois fois par nuit. La majorité prétend même préférer une bonne nuit de sommeil à toute relation sexuelle. Il faut vraiment que le manque de sommeil soit un sérieux problème pour en arriver là !

En 2010, 30 % des travailleurs américains dormaient moins de 6 heures par nuit, et près de 70 % des travailleurs déclaraient ne pas dormir assez.

Dans son livre *The Sleep Revolution* (2016), l'auteur à succès Arianna Huffington explique dans quelle mesure une charge de travail élevée est préjudiciable à notre sommeil. Elle cite l'exemple tragique de Sarvshreshth Gupta. Ce jeune analyste de la banque d'affaires Goldman Sachs a été retrouvé mort en 2015 sur le parking de son immeuble. Gupta était tellement surmené qu'il a mis fin à ses jours – notez bien quelques heures seulement après avoir dénoncé sa semaine de travail de 100 heures.

Dans de nombreux secteurs, la charge de travail est si élevée que le manque de sommeil chronique en est le prix à payer. Même depuis que nous télétravaillons beaucoup plus souvent en raison du Covid-19, la charge de travail reste élevée, voire plus élevée, car nous n'arrivons plus à séparer vie privée et vie professionnelle.

Ce n'est en outre pas nécessairement les gens qui ont un travail exigeant d'un point de vue cognitif qui souffrent le plus d'un manque de sommeil, mais bien les gens qui financièrement ont plus de difficultés à s'en sortir. Ils sacrifient la qualité de leur sommeil. Dans les quartiers plus précaires, il y a également beaucoup de bruits et de lumières nocturnes. Les professions les moins bien payées sont souvent assorties d'horaires difficiles ; aux États-Unis, nombreux sont ceux aussi qui cumulent deux emplois pour joindre les deux bouts en fin de mois.

Outre le décalage horaire ressenti lors d'un vol long-courrier, il y a ce que l'on appelle le décalage social. Le travail perturbe le rythme sommeil-veille. À cause de la pression exercée par la société moderne, 40 % des travailleurs européens seraient constamment en décalage de 2 heures, voire plus, par rapport à leur rythme naturel sommeil-veille.

En 2007, l'Organisation mondiale de la santé (OMS) a affirmé que les grandes perturbations du rythme circadien, en raison par exemple du travail de nuit, pouvaient provoquer le cancer.

Le travail nocturne est de toute façon une vraie souffrance pour le cerveau – ce n'est pas un hasard si la privation de sommeil est une technique de torture. Celle-ci a d'ailleurs été utilisée dans la fameuse prison de Guantanamo Bay.

Le personnel infirmier et les autres travailleurs de la nuit ne meurent pas au travail, mais leur carence persistante en sommeil est un tueur indirect et silencieux. Les jeunes parents dont le bébé pleure souvent la nuit connaissent aussi le martyre des nuits perturbées des mois durant – certaines relations n'y résistent d'ailleurs pas.

Nous avons besoin de dormir pour fonctionner normalement.

Un sondage récent effectué parmi les indépendants belges vient de révéler que sept à huit d'entre eux sur dix se plaignaient de fatigue. C'est donc réellement un problème. Lorsque l'on ne dort pas assez, on en paie toujours le prix à un moment ou un autre. Nous sacrifions notre qualité de vie et, lorsque l'on est dans le rouge, le cerveau ne fonctionne plus correctement. On commence à avoir des problèmes de concentration et à réagir plus lentement, mais cela peut aller jusqu'aux hallucinations et troubles de la perception.

Notre équipe de recherche a été contactée par des gens souffrant de carence de sommeil extrême qui ont souffert de troubles de la perception et de la dépersonnalisation, comme l'expérience extracorporelle[1]. Dans certains cas extrêmes, il est même possible de souffrir de psychose de privation de sommeil.

Pendant le sommeil profond, notre organisme produit moins de cortisol et plus d'hormones de croissance. L'inverse est vrai aussi : lorsque nous dormons trop peu, notre organisme produit moins d'hormones de croissance et jusqu'à 15 % en plus de cortisol. Les enfants qui ne dorment pas suffisamment souffrent d'un retard de croissance. Et lorsque l'hormone du stress circule davantage dans l'organisme, il est plus difficile de s'endormir. Cette spirale négative n'est pas la seule. Un excès de cortisol peut aussi entraîner toutes sortes de pathologies qui à leur tour perturbent le sommeil.

Les études montrent que dépression et sommeil sont étroitement liés. Dans mon cabinet, je vois aussi que tous les gens, quasiment, souffrant de troubles de l'humeur dorment mal. En tant que médecins, nous hésitons même à poser le diagnostic de dépression en l'absence d'un problème de sommeil[2].

Les études montrent que dépression et sommeil sont étroitement liés.

La dépression et les troubles du sommeil s'inscrivent dans un schéma causal bidirectionnel. La dépression empêche de dormir, et les troubles du sommeil déclenchent la dépression. Cette interaction dynamique complexe entraîne souvent une spirale négative.

Il est parfois difficile de savoir ce qui a débuté en premier : les problèmes de sommeil ou la dépression.

En cas de dépression, nous constatons souvent des insomnies (dans près de 75 % des cas), une apnée obstructive du sommeil (dans près de 20 % des cas), mais aussi de l'hypersomnie (15 % des cas). Les personnes déprimées alternent également parfois périodes d'insomnie et périodes d'hypersomnie. Ces troubles du sommeil peuvent aggraver la dépression à cause de la fluctuation des taux d'hormones du stress et des neurotransmetteurs comme la sérotonine.

Heureusement, les gens qui guérissent de leur dépression dorment aussi souvent beaucoup mieux[3].

Répercussions physiques du manque de sommeil

Attardons-nous quelque peu sur les répercussions du manque de sommeil sur l'organisme.

Presque aucune cellule de l'organisme n'est épargnée par le manque de sommeil. Le fait de ne pas dormir suffisamment déclenche une réaction de stress et, par conséquent, la sécrétion de cortisol, ce qui a des effets sur le métabolisme du sucre, le système immunitaire et la pression sanguine. C'est pourquoi la carence en sommeil est un facteur de risque pour le diabète.

Une étude menée par l'Université de Chicago sur une population de jeunes hommes âgés de 20 ans a démontré que le risque de troubles métaboliques comme le diabète de type 2 existait déjà quand les sujets dormaient à peine 4 heures par nuit pendant six nuits par semaine. L'organisme réagit jusqu'à 30 % moins bien à l'augmentation de sucre dans le sang. Quelques heures de sommeil en moins par nuit multiplient par 2,5 le risque de souffrir de diabète. C'est une mauvaise nouvelle pour les personnes qui ont déjà une prédisposition.

Dormir 5 heures, voire moins, par nuit est également mauvais pour la pression sanguine. Celle-ci peut même augmenter de 25 %, ce qui accroît évidemment le risque de pathologies comme l'infarctus, l'accident vasculaire cérébral ou la démence.

Une étude impliquant 500 000 personnes de huit pays différents a mis en évidence le fait que le manque de sommeil augmentait de 45 % le risque de décéder d'une maladie cardiovasculaire. Et au Japon, une étude qui s'est déroulée sur quatorze ans a révélé que les personnes qui dormaient moins de 6 heures par nuit souffraient cinq fois plus de maladies cardiaques, même en écartant le tabagisme et le surpoids[4].

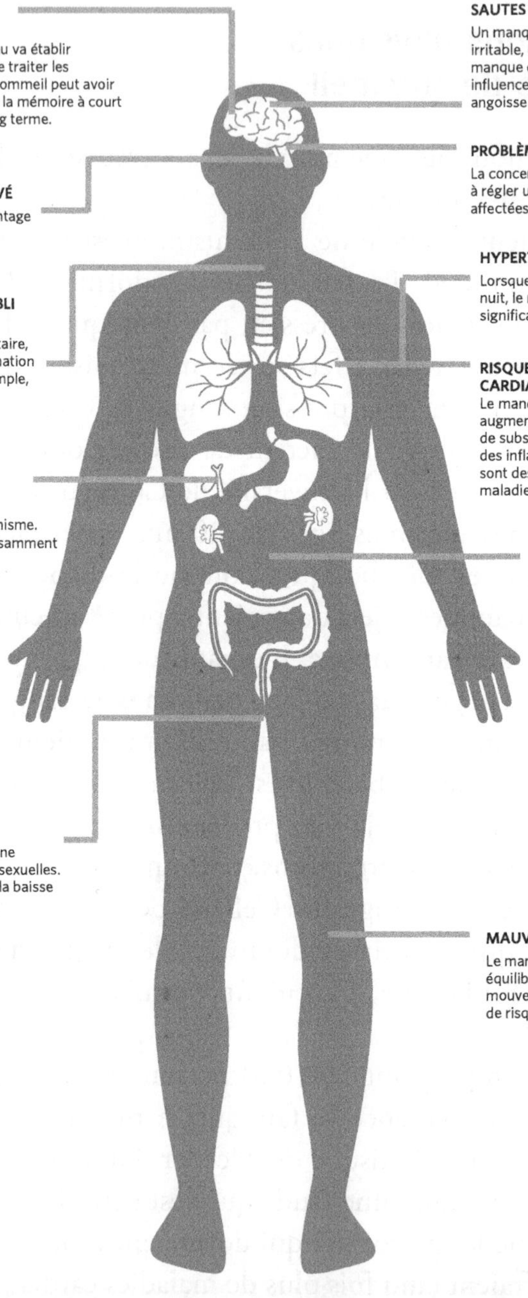

Effets du manque de sommeil sur le cerveau et sur le corps

Le système immunitaire souffre aussi énormément du manque de sommeil. Lorsque vous faites la fête ou continuez à travailler la nuit, vous produisez deux fois moins d'anticorps dans le sang que les gens qui ont un rythme de sommeil régulier. L'organisme produit également moins de globules blancs en cas de manque de sommeil. Votre système immunitaire profitera donc de vos bonnes nuits de sommeil, d'autant plus lorsque de dangereux virus circuleront autour de vous.

Il a été prouvé que bien dormir était essentiel pour renforcer le système immunitaire. Dormir suffisamment d'heures permet de maintenir le système immunitaire en équilibre, de souffrir moins de réactions allergiques graves et d'induire une réponse plus efficace aux vaccins. Le sommeil a un effet antioxydant, et en cas de manque de sommeil l'organisme est plus exposé aux inflammations et à l'oxydation. Cela peut entraîner l'accélération du vieillissement, voire l'apparition de tumeurs.

Dans le cadre du travail en horaires décalés, il est trop souvent supposé que c'est le travailleur qui doit s'adapter. Mais le travail nocturne induit chez les femmes jusqu'à 50 % de risque en plus de développer le cancer du sein. Ce n'est pas rien. Mais, attention, si vous souffrez d'une maladie cardio-vasculaire ou du cancer, on ne peut pas *vous* reprocher de ne pas avoir dormi assez.

Les effets sont néanmoins là. Tenez-en donc compte ! D'autant plus si vous courez un risque plus grand !

Pour lutter contre le surpoids, la solution classique consiste à faire plus de sport et à manger moins. Mais dormir plus a aussi des répercussions : près de 40 études ont montré qu'il y avait un lien entre le manque de sommeil et le risque d'obésité. Certaines études affirment même que la carence en sommeil est la raison principale de l'obésité, après le fait de manger quand on n'a pas faim, le manque d'activité physique et la consommation excessive d'alcool.

Comment est-ce possible ? La leptine est l'hormone de la satiété qui est secrétée pendant le sommeil. Lorsque vous dormez moins ou mal, vous produisez moins de leptine. Or, lorsque le taux de leptine est trop faible, l'organisme sécrète davantage de ghréline pour stimuler l'appétit. Donc, en dormant moins, vous avez beaucoup plus faim. Et vous mangez plus. Vous risquez ainsi de prendre du poids, ce qui peut-être vous empêchera de bien dormir, et vous aurez plus faim...

Moins de leptine signifie aussi plus d'orexine, un neurotransmetteur qui stimule l'appétit. Par ailleurs, l'orexine titille notre système de veille. C'est une sorte d'amphétamine naturelle qui nous met en mouvement et augmente notre absorption d'aliments. L'orexine nous donne surtout l'envie de consommer des aliments riches en calories. C'est ce qui explique pourquoi le soir, lorsque vous êtes fatigué, vous avez envie d'ouvrir le congélateur pour prendre un cornet de glace. C'est en tout cas ce que je fais.

Une boucle de rétroaction complexe s'installe parfois : vous dormez trop peu, votre organisme sécrète plus d'hormones du stress, ce qui fait chuter votre glycémie et augmente la sécrétion d'orexine ; ensuite, vous mangez plus, ce qui vous empêche encore plus de dormir, vous sécrétez moins de leptine et plus de ghréline, ce qui provoque une accumulation de graisses, et vous prenez encore plus de poids.

Les personnes qui dorment moins de 6 heures par nuit ont quatre fois plus de risques de souffrir d'obésité que les personnes qui dorment 7 à 8 heures par nuit. Hélas, ici aussi, il existe une spirale négative : si vous dormez mal, vous grossissez, ce qui augmente le risque d'apnée du sommeil et vous dormez encore plus mal. (Je consacre un chapitre entier à l'apnée du sommeil, voir plus loin chapitre 18.)

Votre indice de masse corporelle (IMC) est le rapport qui existe entre votre poids et votre taille ; un IMC supérieur à 30 est synonyme d'obésité. Au-delà de 25, il s'agit de surpoids. Chez les hommes, le tour de taille ne doit pas être supérieur à 94 centimètres ; chez les femmes, il est de 80 centimètres au maximum.

Sinon, cela signifie que vous avez trop de graisse abdominale et que vous avez probablement trop de graisse et de sucre dans le sang. Vous avez aussi plus de risques de souffrir d'hypertension. Vous risquez ainsi plus de souffrir de troubles du sommeil… de même que d'inflammations et du cancer.

Sans oublier le lien qui existe entre l'humeur et la nourriture : souvent, nous mangeons plus qu'il ne faut lorsque nous ne nous sentons pas bien ou déprimés. À nouveau, cela s'inscrit dans une spirale négative. On grossit, on dort mal, on se sent encore plus mal et on mange encore plus.

Lorsque nous avons faim, nous attrapons instinctivement des aliments gras et sucrés. Essayez dès lors de choisir consciencieusement ce que vous mangez et optez plutôt pour des fibres, des fruits, des légumes ou des noix. Il ne suffit pas de bouger plus, mais l'activité physique demeure l'une des choses les plus saines que vous puissiez faire. Il ne faut pas nécessairement aller faire du fitness ; se promener à pied pendant 15 à 30 minutes par jour est tout à fait valable et accessible à de nombreuses personnes. Prenez aussi l'habitude de prendre les escaliers plutôt que l'ascenseur.

Le surpoids est également un facteur génétique, mais même cette influence n'est pas gravée dans le marbre : notre mode de vie a une influence beaucoup plus grande. Celui qui n'a pas la motivation de vivre, de manger et de bouger plus consciencieusement ne trouvera aucune solution, même auprès des meilleurs médecins qui soient.

La motivation sans vue globale du problème complique aussi la perte de poids. Si vous suivez un régime à la lettre tout en dormant mal ou peu, vous réduirez deux fois moins votre pourcentage de graisse que si vous dormez bien. Le sommeil seul ne vous fera pas perdre de poids, mais si vous voulez en perdre, le sommeil est un allié fantastique.

**Le sommeil seul ne vous fera pas perdre de poids,
mais si vous voulez en perdre,
le sommeil est un allié fantastique.**

Mal dormir est vraiment préjudiciable

Que les choses soient claires : vous risquez plus vite de contracter une maladie aiguë ou chronique si vous ne dormez pas suffisamment ! Les études ne laissent planer aucun doute en la matière : moins vous dormez, plus votre espérance de vie diminue. C'est d'autant plus vrai si vous tenez compte en plus des accidents résultant d'un manque de sommeil. (Je tiens à souligner qu'il faut aussi éviter de dormir trop : dormir plus de 10 heures peut signifier qu'il y a une maladie sous-jacente.)

Le diabète, l'hypertension et l'obésité sont des pathologies typiques du manque de sommeil ; ces pathologies débouchent en outre sur d'autres complications et peuvent entraîner un sommeil encore plus médiocre. Heureusement, il est possible de casser ce cercle vicieux.

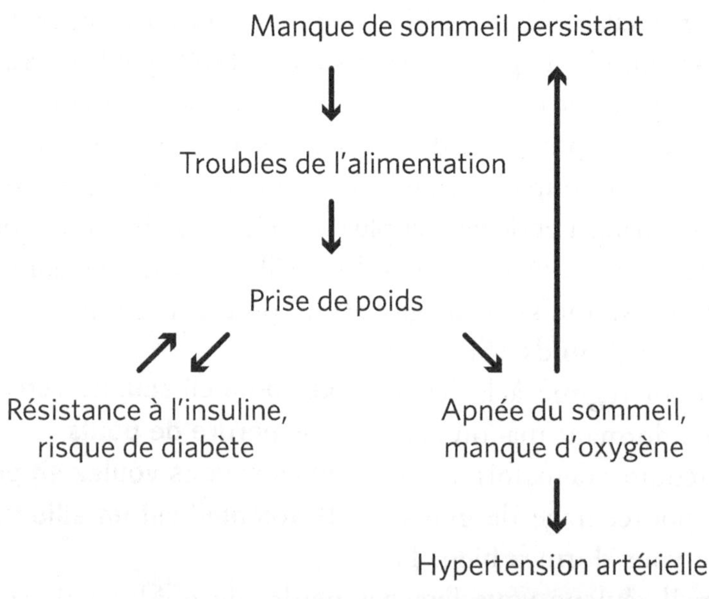

Spirale négative du manque de sommeil

Souvent, en tant que médecin, j'ai prescrit à mes patients une bonne dose de sommeil. Mais ce n'est pas aussi simple : il est impossible d'obliger quelqu'un à dormir, soi-même y compris. Et prescrire des somnifères n'est pas toujours le meilleur ni le premier choix. Ils offrent une sorte de sommeil comateux artificiel, perturbant souvent l'architecture thérapeutique naturelle du sommeil. Il en va de même pour l'alcool.

17

À CHAQUE ÂGE SON SOMMEIL

> « Chaque nuit, quand je vais dormir, je meurs. Et chaque matin, quand je me réveille, je renais. »
>
> Mahatma GANDHI.

Nous dormons différemment selon la période de vie dans laquelle nous nous trouvons. À chaque âge de nouveaux défis se présentent à nous.

Père de cinq enfants, je m'en rends d'autant plus compte. J'ai plus de difficultés à m'adapter au lever matinal de mes plus jeunes que lors de la naissance de ma première fille. Je remarque aussi que mes aînés dorment différemment depuis qu'ils sont adultes. L'un d'entre eux peut s'endormir n'importe où tandis que les autres ont, disons, un sommeil plus délicat.

Ce qui est intéressant, c'est de se rendre compte que chaque enfant, et donc chaque patient, requiert une approche différente. Mon épouse, psychologue et professeur de pleine conscience, dit parfois en riant : « Avant, j'avais des principes. Maintenant, j'ai des enfants. »

Margot, notre plus jeune, a moins bien dormi pendant toute une période quand elle était bébé, et par conséquent, en tant que parents, nous avons été (très) souvent réveillés. Nous sommes allés consulter un pédiatre, mais lui aussi était fatigué : il venait d'être papa pour la première fois et faisait la dure expérience des nuits entrecoupées par les pleurs de son bébé.

Soyez rassurés : il n'existe aucune solution magique permettant de bien dormir quand on a de jeunes enfants. Même les pédiatres n'ont d'autre choix que de subir leur sort.

Il serait inconvenant de faire mon monsieur-je-sais-tout et de vous dire ici ce qu'il faut faire et ne pas faire. Il existe différentes pistes, mais le mieux, c'est de découvrir soi-même ce qui convient le mieux. (Sachez également que tout finit toujours par s'arranger)

Mon aînée, Clara, est aujourd'hui âgée de 22 ans. Elle étudie la sociologie et dort hélas très mal. En fait, elle dort moins bien depuis ses 9 ans, notamment parce que la nuit, elle pense à plein de choses. Sa petite voix intérieure l'embête toujours.

Elle médite et utilise l'appli Petit BamBou pour trouver l'apaisement. Le bruit du clapotis d'un ruisseau ou des vagues l'aide à s'apaiser. Mais l'endormissement reste un réel défi.

Son frère Hugo a 20 ans et dort incroyablement bien. En tant que chef scout, il est habitué à dormir dans de moins bonnes conditions et peut ainsi s'endormir partout. Il peut s'allonger sur le sol pour se reposer avant de repartir un peu plus tard. Enfant, Hugo parlait dans son sommeil. Le plus souvent, il ne s'agissait que de quelques mots. Ce n'était pas très inquiétant, mais plutôt amusant. Cette habitude l'embêtait parfois, notamment lorsqu'il était en camp scout. Il lui arrivait de temps en temps effectivement de parler d'une fille ou d'une autre dans son charabia incompréhensible. Il était néanmoins impossible de lui soutirer des informations sur ces filles pendant son sommeil.

Matias a 16 ans et était somnambule. C'était toujours impressionnant à voir. Je savais qu'il dormait, mais il déambulait dans la maison.

Avec Louis et Margot, les deux plus jeunes, le défi consiste à leur apprendre à dormir pendant la nuit. Je suis un peu plus vieux maintenant et je remarque que je récupère moins vite d'une mauvaise nuit.

Mon épouse Vanessa est trentenaire (je n'en dirai pas plus) et a besoin de ses 8 heures de sommeil comme moi. Sa devise : pour sauver son couple, il faut aller se coucher tôt. Nous montons donc nous coucher aussi tôt que possible, nous lisons un peu ou faisons un peu de sport en chambre avant de tomber rapidement dans les bras de Morphée. Chaque nuit, elle se lève pour aller au petit coin, et, en cas de soucis ou si elle ne parvient pas à se rendormir, elle a une arme secrète : le bodyscan (j'y reviendrai plus tard).

Moi, je suis l'exemple classique des quinquagénaires qui ont moins de sommeil profond. À la soixantaine, nous ne connaissons presque plus de phase de sommeil profond ; nous dormons de toute façon moins longtemps, mais nous connaissons beaucoup plus de phases de sommeil paradoxal.

Sauf en cas d'heures supplémentaires nocturnes à cause d'une échéance, d'une garde, des pleurs de mes enfants ou du décalage horaire, je ne peux pas me plaindre de mon sommeil. Je ne prends plus, non plus, ni alcool fort ni somnifère avant d'aller dormir. Lorsque je change de fuseau horaire, je prends par contre de la mélatonine. L'après-midi, je ne bois plus de café. Et lorsque je ressasse certaines pensées au lit, je m'impose un exercice de méditation respiratoire.

Papy, mon père, connaît le sommeil éternel. Mamy a 80 ans et souffre de la maladie de Parkinson. Comme beaucoup de gens qui en souffrent, elle a aussi des insomnies : elle s'endort difficilement et se réveille plusieurs fois par nuit. Par conséquent, la journée elle se sent terriblement somnolente et essaie de compenser le manque de sommeil en faisant une sieste tous les jours. Je n'ai pas encore pu la convaincre d'arrêter les somnifères qu'elle prend depuis ses 20 ans.

Lorsque l'on sait que le sommeil évolue avec l'âge, on peut s'y préparer. C'est pour cette raison que j'ai décidé de partager ces quelques explications avec vous.

Dormir comme un bébé

> « Les gens qui affirment dormir comme un bébé n'en ont généralement pas eu. »
>
> Leo J. BURKE, psychologue.

L'expression « dormir comme un bébé » signifie dormir d'un sommeil profond. Mais ce n'est pas tout à fait juste. Les nouveau-nés dorment énormément, de 16 à 18 heures par jour, mais la majeure partie de leur sommeil est paradoxal. Ils remuent relativement beaucoup parce que le petit interrupteur chargé de paralyser leurs muscles n'est pas encore tout à fait mature. C'est pourquoi les parents voient parfois apparaître les premiers sourires de leur rejeton dans son sommeil. Ce n'est d'ailleurs pas la seule expression que les jeunes parents peuvent observer ; l'angoisse ou l'émerveillement peuvent aussi se lire sur le visage de leur bébé en train de rêver.

Selon une théorie, le rêve offre aux bébés une réalité virtuelle sécurisée leur permettant de tester certaines choses et d'affiner leurs programmes cognitifs. En rêvant, le cerveau des tout-petits continue à se développer.

Au cours des premiers jours et semaines de la vie, le cerveau d'un bébé ne montre pas encore les ondes delta typiques du sommeil profond. Au cours des trois premiers mois, il est encore en train de créer de nouvelles connexions, c'est ce que nous appelons la neuroplasticité. Ces nouvelles connexions s'établissent au cours du sommeil paradoxal. Après 3 mois, le sommeil se stabilise, et l'activité cérébrale des bébés ressemble davantage à la nôtre.

Le rythme de sommeil des prématurés correspond à celui d'un fœtus du même âge. Les prématurés dorment donc quasiment en permanence.

Au cours des premières semaines de vie, le sommeil paradoxal actif constitue la moitié de la durée totale du sommeil ; après 1 an, celui-ci ne constitue plus qu'un quart à peine. Les autres phases se sont alors mises en place. Les cycles de sommeil des très jeunes enfants sont néanmoins plus courts que ceux des plus âgés ; ils durent 60 minutes contre 90 minutes pour leurs aînés.

Ce n'est que lorsque les enfants deviennent adolescents qu'ils dorment comme les adultes : avec 20 à 25 % de sommeil paradoxal et une proportion similaire de sommeil profond, le restant étant caractérisé par un sommeil léger.

Que faire si bébé ne veut pas dormir ?

Les nouveau-nés se réveillent régulièrement ; c'est tout à fait normal. Leur sommeil est fragmenté. En tant que parents, nous leur apprenons à dormir de plus longues périodes, afin que nous puissions avoir nous-mêmes suffisamment de repos.

Les nouveau-nés ont passé des mois dans un espace plus sombre et doivent s'adapter tout d'un coup au rythme alterné du jour et de la nuit. Leur horloge interne n'est pas immédiatement aussi précise que ce que souhaiteraient leurs jeunes parents, mais les enfants apprennent jour après jour qu'il faut dormir la nuit et s'activer la journée. Après 4 mois, la plupart des parents constatent une différence, mais chaque enfant dort selon son propre rythme.

Il existe des livres fantastiques sur le sommeil des bébés ; mon épouse et moi en avons d'ailleurs lu plusieurs et appris beaucoup de choses. Les spécialistes de la petite enfance nous ont aussi donné de précieux conseils. La solution à un problème de sommeil est même parfois terriblement banale.

Lorsqu'un bébé se réveille la nuit, nous avons parfois tendance à lui donner un biberon. Ça le calme, mais ce n'est pas toujours la meilleure chose à faire.

Lorsqu'un bébé se réveille la nuit, nous avons parfois tendance à lui donner un biberon. Ça le calme, mais ce n'est pas toujours la meilleure chose à faire. La nuit, le biberon va augmenter la température corporelle du bébé, alors qu'il est préférable que sa température baisse pour mieux dormir. Ce biberon supplémentaire va aussi le faire uriner davantage. Or il vaut mieux que la couche ne soit pas trop remplie le matin. Une couche bien remplie signifie donc que le bébé a trop bu.

En règle générale, il convient d'arrêter de donner le biberon ou le sein la nuit à partir du sixième mois.

Un animal en peluche peut être d'un grand secours pour les bébés et les jeunes enfants : ils leur apportent vraiment un plus. Mes cinq enfants ont tous eu un doudou.

Lorsque bébé pleure, allez le voir sans allumer. Prononcez quelques mots doux et caressez-le pour le rassurer, mais ne restez pas plus d'une minute dans sa chambre. Si au bout de dix minutes votre enfant pleure encore, redites-lui quelques mots pour le rassurer et sortez à nouveau de sa chambre. Votre bébé apprendra ainsi à s'endormir seul. Il faut absolument éviter que votre enfant prenne l'habitude de s'endormir en présence d'un de ses parents.

Attendez aussi chaque semaine un peu plus longtemps avant d'aller voir votre bébé qui pleure. Laissez-le pleurer un peu tout seul. Enfin, allez le voir après un quart d'heure et puis après une demi-heure.

Mon épouse Vanessa a appliqué cette technique patiemment pour nos deux plus jeunes. À long terme, c'est la meilleure solution, mais je parle par expérience : à court terme, c'est épuisant ! On sacrifie une bonne partie de son sommeil. Pendant les six premiers mois, vous pouvez aussi laisser dormir votre bébé sur un matelas à côté de votre lit. Ensuite, il doit aller dans sa chambre.

Craignant la mort subite du nourrisson, certains parents sont contents d'entendre leur bébé pleurer la nuit : ils sont ainsi certains qu'il vit encore. Le mieux pour éviter ce décès inopiné, c'est de faire dormir son enfant sur le dos. Cela a permis de faire baisser significativement le nombre de décès associés à la mort subite du nourrisson.

Plusieurs entreprises ont développé des systèmes d'alarme avec des capteurs à placer sous le matelas du bébé et pourvus d'un microphone. Nous en avons eu un aussi, mais ces systèmes se déclenchent régulièrement à tort, provoquant un stress supplémentaire qui n'en vaut pas la peine. Au contraire. Certains parents s'en trouvent rassurés, mais s'entretenir avec un pédiatre à ce sujet a beaucoup plus de sens.

Le sommeil est un cadeau pour les jeunes enfants

Nous devons nous adapter au sommeil de nos enfants. Bien dormir leur est simplement essentiel, pour grandir, mais aussi pour le développement de leur cerveau. Nous devons veiller à ce qu'ils dorment convenablement, dès leurs premiers jours et jusqu'à leur adolescence.

Les enfants ont plus de sommeil paradoxal, mais de la naissance à l'entrée à l'école primaire, ce sommeil paradoxal diminue de 25 %, puis de 50 %. Cela s'explique principalement par la durée de leur sommeil qui est plus courte, et non par le fait que leur sommeil est plus profond.

La routine est primordiale pour les enfants et, en fait, pour nous aussi. Nous apprenons aux tout-petits à calquer leur horloge interne sur le cycle des 24 heures de la journée, mais la régularité est également cruciale pour les enfants en bas âge. Un petit rituel qui se répète le soir est idéal. Celui-ci les prépare à s'endormir. Manger ensemble, se brosser les dents et mettre son pyjama. Raconter encore une petite histoire et puis au lit. Il faut à tout prix éviter d'imposer à un jeune enfant un rythme sommeil-veille qui nous convient en tant qu'adultes : c'est à nous de nous plier aux besoins de sommeil de nos enfants. Veillez dès lors à ne pas perturber leur rythme de sommeil en emmenant vos enfants partout où vous allez.

Évitez également d'utiliser le sommeil comme punition. Évitez de dire : « Gare à toi si tu ne le fais pas, tu iras au lit ! » La chambre à coucher doit être un endroit que l'enfant associe à un sommeil *agréable*.

Il est bon, voire indispensable, que les enfants puissent encore faire la sieste à la crèche et au cours de leur première année en classe maternelle. Ce nouvel environnement exige une énorme adaptation et induit de nombreuses nouvelles impressions. Nous ne devons pas obliger les enfants à se passer de la sieste : tant qu'ils en ont besoin, il vaut mieux en tenir compte.

Leur rythme de sommeil changera à nouveau lorsqu'ils iront à la « grande » école et qu'ils ne pourront plus faire de sieste. Souvent, d'ailleurs, ils iront plus facilement dormir le soir et tomberont épuisés dans leur lit.

Les adolescents ne sont pas paresseux, ils dorment différemment

Seuls 15 % des adolescents dorment les 9 heures recommandées à leur âge. Un quart d'entre eux dorment 6 heures, voire moins. La plupart souffrent en fait de manque de sommeil chronique.

Cette problématique mériterait que l'on s'y attarde davantage.

Inutile de dire à nos jeunes d'aller plus tôt au lit ; ce n'est pas la solution. Leur horloge biologique les pousse à se coucher et à se lever plus tard : leur cycle de sommeil est en fait décalé. Un adolescent qui a du mal à se réveiller le matin devrait s'exposer à la lumière naturelle. Son organisme va alors se mettre en branle. Si cela s'avère vraiment nécessaire, prendre de la mélatonine à 21 heures peut aider l'organisme à s'adapter à la réalité du rythme scolaire. Mais il serait beaucoup plus intéressant d'adapter les horaires aux besoins des adolescents.

Notre système scolaire n'est pas calqué sur le biorythme des jeunes, mais sur celui des enseignants. La sonnerie qui annonce le début des cours à 8 h 30 retentit beaucoup trop tôt pour les jeunes. Il vaudrait mieux faire débuter les cours à 9 h 30, voire à 10 heures. Il y a d'ailleurs déjà eu pas mal de débats à ce propos. Les experts du sommeil continuent à le marteler : « Adaptez les horaires d'école au rythme des adolescents ! » Je suis convaincu que l'idée est excellente. Il y a toutefois toujours des voix pour s'y opposer : « Oui, mais ces fainéants d'adolescents n'ont qu'à apprendre à se lever… »

Ce n'est pas le problème. Le fait qu'ils aient tant de difficultés à sortir du lit le matin n'est absolument pas de la fainéantise ni un manque de volonté. C'est purement biologique. Leur horloge interne fonctionne différemment. En fait, l'on ne peut pas demander aux jeunes de se lever à 6 h 30 ou à 7 heures ; cela perturbe leur cycle de sommeil. Différentes études ont montré que seul un adolescent sur cinq a un cycle de sommeil optimal.

Mon fils Matias continue souvent à dormir malgré la sonnerie de son réveil ; du coup, il rate son bus, et papa doit le conduire « vite, vite » à l'école. Vu tout ce que je sais sur le sommeil, il m'est difficile de lui en vouloir : l'école commence tout simplement trop tôt pour les jeunes.

Quel besoin a-t-on d'imposer à ces jeunes une telle privation chronique de sommeil ? Nous pourrions très bien trouver d'autres solutions. Certes, tout ce temps passé sur les écrans ne les aide pas non plus. La sécrétion de mélatonine en est retardée, et l'heure du coucher est par conséquent aussi reportée. Ils se laissent dès lors tenter par ces boissons énergétiques aux publicités *flashy* et alléchantes. Mon fils Hugo les a toutes essayées.

Il faudrait peut-être penser à limiter toutes ces publicités pour boissons énergisantes qui ciblent les jeunes. Cela peut sembler autoritaire, mais ces réclames n'ont aucun effet positif sur la santé ; ces boissons sont à mettre dans le même sac que les cigarettes. Red Bull vous donne des ailes ? Les études ont montré que ces boissons entraînent surtout des troubles du sommeil[1] : à long terme, ces boissons vous coupent les ailes.

Retenons surtout qu'il ne faut pas en vouloir à nos jeunes s'ils ont tendance à rester longtemps au lit.

Des parents actifs en quête de sommeil

Chez les adultes, le manque de sommeil résulte de facteurs complètement différents. Il suffit de combiner travail, enfants, vie sociale et ménage pour le comprendre. S'éveiller sans réveil serait idéal, mais cela est hélas impossible pour la plupart d'entre nous.

On attend tellement de nous.

Le comportement machiste règne aussi en maître. Nombreux sont ceux qui prétendent encore ne pas avoir besoin de beaucoup de sommeil. Rien de plus faux ! Il est en outre très dangereux de saboter son propre cerveau lorsque l'on a des responsabilités professionnelles.

Si vous êtes du soir, vous avez en plus la malchance que la société ne tient absolument pas compte de votre biorythme. Les gens du matin, soit quelque 40 % de la population, n'ont aucun problème à se lever et sont les plus productifs le matin. Mais pour les 30 % des gens du soir, se lever le matin s'apparente à une véritable contrainte alors qu'ils pourraient très bien continuer à s'activer une grosse partie de la soirée.

Il ne faut pas dire que les gens du soir n'ont qu'à faire de leur mieux ; ils ont tout simplement un autre biorythme. À Liège, mes collègues ont fait passer une IRMf à des lève-tôt et à des couche-tard. Ils ont pu observer des changements au niveau de leur activité cérébrale, lors d'un effort mental, selon l'heure de la journée. Le rythme des gens du soir est décalé par rapport à celui des gens du matin[2].

Les lève-tôt et les couche-tard ont des périodes de veille et de sommeil de prédilection différentes, de même que différentes périodes optimales de fonctionnement intellectuel et cognitif. Ils préfèrent donc dormir à d'autres moments et sont les plus productifs à des moments différents. Ces préférences ne sont pas liées à leurs activités sociales ou professionnelles, mais elles dépendent réellement de leurs propres rythmes circadiens.

Notre rythme de travail actuel ne tient pas compte de ces différences, et encore moins de la nécessité de faire une sieste qui pourtant était ancrée dans nos habitudes passées. Notre sommeil est constitué obligatoirement d'un seul bloc alors que, dans certaines cultures, il arrive encore que les gens aient deux périodes de sommeil. C'est notamment le cas dans les pays chauds où il est fréquent de se reposer pendant les heures les plus chaudes de la journée. C'est le cas notamment en Espagne, en Italie, en Grèce, en Chine, en Inde et dans le golfe Persique. Là-bas, la sieste fait partie des traditions locales.

Si vous faites une sieste, faites-la de préférence avant 15 heures et limitez-en la durée à 20 minutes. Cette durée limitée vous évitera de ressentir l'inertie du sommeil, l'état de somnolence lié aux siestes prolongées. Les siestes sont par contre déconseillées si vous dormez mal la nuit ; vous aurez encore plus de mal à trouver le sommeil le soir.

Si vous êtes en manque de sommeil, une sieste vous permettra de contrer les effets négatifs de cette carence[3]. Mais même si vous dormez les 7 à 8 heures recommandées par nuit, une sieste vous donnera plus d'énergie, de concentration et de capacité d'apprentissage[4]. Dans le secteur des technologies de la Silicon Valley, les très grandes entreprises incitent leurs collaborateurs à faire des *powernaps* au bureau.

Dans mon bureau à l'hôpital universitaire de Liège, de même que dans mon centre de recherches au Canada, j'ai une chaise longue dans laquelle je peux m'allonger un petit quart d'heure si j'ai le temps.

Le mot « sieste » vient du latin *hora sexta* qui signifie « la sixième heure » – ce qui prouve bien qu'une pause s'impose l'après-midi, soit six heures après le réveil. En Italie, cette sieste s'appelle *riposo*, et en Espagne la *siesta* est incontournable. Dans de nombreuses villes de ces pays, les magasins et les entreprises ferment d'ailleurs l'après-midi, et les mères font rentrer leurs enfants pour que le calme règne dans les rues.

Le Japon est le pays où l'on dort le moins au monde. Pour lutter contre la fatigue, ils ont mis au point une pratique appelée *inemuri* qui veut dire grosso modo : dormir quand on est présent. Il s'agit d'une sieste-minute que l'on peut prendre quand et où l'on veut : dans le métro, au parc ou dans un petit coin au travail. Cette pratique est acceptée socialement, car cela signifie que vous vous êtes exténué(e) au travail et que vous avez sacrifié votre sommeil au profit de la productivité.

Depuis que je passe une partie de mon temps au Canada, j'ai appris auprès de la population autochtone comment ils exploitaient le froid glacial, mais revigorant des hivers pour faire la sieste. Comme dans les pays scandinaves où il est tout à fait normal pour les parents de faire dormir leurs nourrissons et leurs jeunes enfants à l'extérieur pendant la journée, même si les températures sont négatives. Les Nordiques estiment que le fait de dormir à l'extérieur dans le froid hivernal permet à leurs enfants de s'adapter au climat rigoureux[5]. L'air froid favoriserait également le sommeil profond. Vanessa et moi, nous avons passé une nuit sur un lit de glace, sans les enfants, dans un château de glace au Québec. Nous avons effectivement très bien dormi.

Lorsqu'en 2020 j'ai commencé à travailler sur ce livre au Canada, je dormais moi-même très mal. Que voulez-vous, avec deux enfants en bas âge dans un petit chalet ? Margot faisait ses premières dents, et cette période fut assez éprouvante, non seulement pour nous, mais aussi pour son frère Louis (heureusement, le café était fort).

La première année d'un bébé s'apparente souvent à un défi pour tous les parents. Tant que l'enfant n'a pas consolidé son propre sommeil, celui des parents reste fortement perturbé. Les experts insistent sur le fait qu'un bébé doit toujours dormir et être réveillé à la même place, mais je comprends parfaitement ces parents qui emmènent leur bébé en pleurs dans la voiture pour qu'il s'endorme. Moi aussi, je l'ai fait lorsque j'étais au bord de l'épuisement.

C'est toujours une question d'équilibre. On fait ce qu'on peut, tout en veillant à ce que l'enfant n'attrape pas de mauvaises habitudes. Donner un biberon supplémentaire la nuit est l'un des pièges. De même que prendre l'enfant au lit avec soi… jusqu'à ce qu'il ne veuille plus dormir ailleurs. Évitez également d'aller voir si tout va bien dès que vous entendez un bruit.

L'important, c'est d'admettre qu'il est temps de demander de l'aide lorsque le manque de sommeil est tel que l'on n'est plus soi-même la journée. Demandez conseil à votre médecin ou à un psychologue. Évitez d'aller au-delà de vos limites et parlez de votre ressenti et de vos besoins (de sommeil).

Les quinquagénaires

À partir de 50 ans, on dort souvent moins bien ; croyez-moi, je parle par expérience. Un quart des quinquagénaires ne connaîtraient même plus de sommeil profond.

À partir de 50 ans, on dort souvent moins bien ; croyez-moi, je parle par expérience. Un quart des quinquagénaires ne connaîtraient même plus de sommeil profond.

De petits problèmes de santé apparaissent, comme les jambes sans repos, les douleurs, l'arthrose, l'apnée du sommeil, les problèmes respiratoires et les maladies cardiaques. Il est aussi possible que vous preniez des médicaments qui influencent négativement la qualité de votre sommeil.

Beaucoup de gens ont l'impression de ne pas être reposés.

À la ménopause, 80 % des femmes ont plus de difficultés à s'endormir. L'arrêt de la sécrétion d'œstrogènes provoque plusieurs désagréments comme les bouffées de chaleur, la transpiration et le stress. La ménopause provoque aussi plus de dépression et d'apnées du sommeil. Autant de facteurs qui ne favorisent pas le sommeil. Dès le début de la ménopause, les femmes ont deux fois plus de risques de souffrir de troubles du sommeil.

Les hormones de substitution peuvent atténuer de nombreux effets de la ménopause ; le mieux, c'est d'en parler à son médecin ou à son gynécologue.

Diminuer la température de la chambre et porter des vêtements plus légers peuvent aussi être d'un grand secours. Les exercices de respiration font diminuer le stress. La méditation, l'autohypnose et les représentations mentales sont des pistes à explorer pour trouver un meilleur sommeil. De manière plus classique, l'activité physique, la perte de poids et l'arrêt de la cigarette sont aussi à privilégier.

Chez les hommes, le gonflement de la prostate peut entraîner un besoin impérieux d'uriner la nuit. Le surpoids lié à une baisse de l'activité physique peut provoquer des apnées du sommeil, ce qui engendre un cercle vicieux de prise de poids supplémentaire et de sommeil encore plus perturbé.

En cas d'endormissement difficile, différentes techniques de relaxation peuvent être appliquées. S'exposer à la lumière naturelle du matin ou installer une lampe de luminothérapie peut aider à mieux réguler l'horloge biologique. Prendre un comprimé d'un milligramme de mélatonine le soir peut prévenir les réveils nocturnes réguliers.

Devenir un parent reposé

À partir de quel âge les gens sont-ils considérés comme vieux ? Difficile à dire. Mais à un certain moment, on commence à sentir le poids des années.

Au fur et à mesure que l'on vieillit, la proportion de sommeil profond diminue drastiquement alors que le sommeil paradoxal demeure stable. Nous avons donc un sommeil relativement plus léger. Autour de la soixantaine, c'est à peine si le sommeil profond est encore présent. De nombreuses personnes âgées ont aussi un sommeil plus fragmenté. Cela s'explique par différents facteurs. Quelque 20 à 30 % des personnes âgées souffrent par exemple des jambes sans repos. L'arthrose ou les problèmes de poids peuvent aussi engendrer des douleurs, empêchant les personnes de dormir. À un âge plus avancé, on se lève aussi plus souvent la nuit pour uriner.

De manière générale, l'horloge biologique semble faire l'inverse de ce qu'elle fait à l'adolescence. Les personnes vont se coucher tôt, mais elles se réveillent aussi beaucoup plus tôt. À l'adolescence, l'horloge interne tourne plus lentement alors qu'à un âge plus avancé, elle tourne plus vite. L'horloge interne des personnes âgées est aussi moins précise, ce qui perturbe souvent leur rythme de sommeil.

Cela semble inscrit dans le marbre : les personnes âgées dorment moins bien. Mais dorment-elles vraiment moins bien à cause de leur âge ? Ou bien vieillissent-elles parce qu'elles dorment moins bien ? C'est assez controversé. Nous pensons de plus en plus qu'il est possible d'influencer sa qualité de sommeil en tant que personne âgée. Devenir vieux ne signifie pas nécessairement dormir mal. Auparavant on considérait comme normal de dormir moins bien en vieillissant, mais je pense que cette évolution ne doit pas nécessairement être considérée comme normale, mais plutôt comme la conséquence de circonstances que nous pouvons influencer.

La ménopause et tous les changements hormonaux qu'elle entraîne jouent un rôle important chez les femmes. Les personnes âgées prennent également plus de médicaments, pour lutter par exemple contre toutes sortes de douleurs, et doivent se lever plus souvent la nuit pour uriner. Tous ces facteurs influencent le sommeil.

Nous ne pouvons donc pas partir simplement du principe qu'en vieillissant, on dort moins. Comme toujours, la vérité se trouve entre les deux. Des changements ont lieu, certes, mais nous pouvons faire en sorte que notre sommeil soit le meilleur possible. Parfois, il suffit de mener une vie plus active et de prendre un peu moins de médicaments.

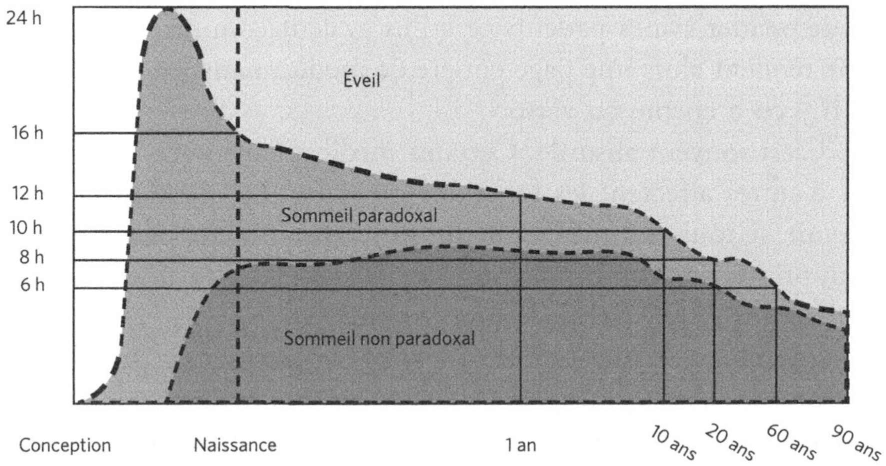

En vieillissant, il faut plus de temps pour trouver le sommeil, nous nous éveillons plus la nuit et dormons moins par conséquent. Ou bien vieillissons-nous plus vite parce que nous dormons moins ?

Je constate avec beaucoup d'inquiétude que bon nombre de personnes âgées, y compris ma mère, prennent des somnifères. Mon expérience professionnelle m'a appris que ces médicaments ne sont pas toujours nécessaires et qu'ils causent bien trop souvent des problèmes supplémentaires. Ils ont des effets négatifs sur la mémoire, entraînent des problèmes de concentration et augmentent le risque de chute. Il existe un lien évident, car, au cours du premier mois qui suit la prise de somnifères, le risque supplémentaire de se casser la hanche est évalué à 70 %.

Beaucoup de personnes âgées tombent la nuit lorsqu'elles vont aux toilettes. Veillez ainsi à avoir un éclairage suffisant et évitez les tapis dans les couloirs qui mènent aux toilettes. Mieux vaut aussi éviter de devoir emprunter un escalier.

Outre les somnifères, les personnes âgées prennent beaucoup d'autres médicaments.

Souvent, ma première mission, en tant que médecin, consiste à demander à mes patients ce qu'ils avalent comme pilules. Ils me tendent alors une page entière de médicaments en précisant « Il y en a encore au verso ».

C'est souvent absurde. Certains médicaments vont interagir, et d'autres affectent les fonctions mentales. La question est de savoir si tous ces médicaments sont absolument nécessaires. Supprimer les comprimés inutiles peut déjà faire une grande différence et fait partie de mon travail.

Les pilules de mélatonine (1 à 6 mg) vous aideront probablement à vous endormir plus facilement et à faire de plus longues nuits. À un âge avancé, l'organisme sécrète effectivement moins d'hormones du sommeil. Les personnes âgées ont plus intérêt à prendre une hormone naturelle qu'un somnifère. Par ailleurs, la mélatonine renforce le système immunitaire, a un effet antioxydant et freine le développement du cancer.

Une bonne nuit de sommeil est aussi un défi de taille dans les centres de soins et d'hébergement. Il y est parfois peu tenu compte des besoins des résidents. J'ai pu le constater avec mes grands-parents : tout le monde doit aller dormir à la même heure, et toutes les lumières sont éteintes. Ça ne devrait pas être le cas. Pour bien faire, il faudrait tenir compte des besoins spécifiques de chaque résident et adapter le rythme à leur horloge biologique spécifique.

En avançant en âge, les gens sont moins actifs, ce qui complique davantage l'endormissement, surtout s'ils vont tôt au lit. En bougeant moins, ils souffrent aussi plus vite des jambes sans repos. Par ailleurs, l'exposition à la lumière naturelle est souvent limitée dans une maison de repos, ce qui influence la qualité du sommeil. Une petite sieste peut faire du bien, mais une longue sieste n'est pas bonne pour le repos nocturne.

Comme plusieurs de mes patients âgés, la grand-mère de Vanessa a 88 ans et dort parfaitement bien. Est-ce un hasard ?

En tout cas, elle vit sainement et prend peu de médicaments. Bien dormir toute sa vie est possible.

Ne craignez donc pas trop vite de mal dormir parce que vous vieillissez !

Le sommeil des personnes âgées

Pourquoi est-ce que je dors mal ?

Les insomnies sont monnaie courante en vieillissant. Celles-ci s'expliquent par les modifications du rythme du sommeil, mais elles peuvent aussi être liées à d'autres problèmes de santé.
Par contre, le vieillissement ne nuit pas systématiquement à la qualité du sommeil.
À la cinquantaine, le sommeil est souvent moins profond et moins réparateur.
À la soixantaine, l'horloge interne avance quelque peu, ce qui fait que l'on est plus vite fatigué le soir et plus vite réveillé le matin.
Les réveils à cause du bruit et d'autres stimuli sont plus fréquents.
Les problèmes de prostate et de vessie, par exemple, perturbent le sommeil en obligeant les personnes à se lever la nuit pour uriner.
Le manque d'activité influence négativement le sommeil. Moins on est actif, plus il y a de chances que l'on se repose la journée et donc plus le sommeil est perturbé.
Les douleurs chroniques causées par l'arthrose, les problèmes de dos ou l'arthrite de même que la dépression ou l'anxiété déstabilisent le sommeil. Les apnées du sommeil et le syndrome des jambes sans repos sont des facteurs plus récurrents après un certain âge.
L'augmentation du nombre de médicaments, dont certains peuvent provoquer des troubles du sommeil, n'est pas sans conséquence non plus.

Que puis-je faire ?

En tant que personne âgée, vous avez besoin de dormir autant que lorsque vous étiez jeune.
Veillez à instaurer une routine de sommeil et à créer un environnement agréable pour dormir. Évitez les siestes trop longues si vous ne dormez pas bien la nuit.

Voyez avec votre médecin si tous les médicaments prescrits sont effectivement nécessaires ou s'ils n'auraient pas d'effets secondaires éventuels sur votre sommeil et votre concentration la journée. Peut-être est-il possible de les diminuer ensemble ? L'alcool, le tabac et le café sont à bannir, d'autant plus l'après-midi et le soir.
En cas de stress chronique, d'anxiété ou de dépression, demandez de l'aide à un professionnel, faites du yoga ou de la méditation.
Restez actif(ve) physiquement, intellectuellement et socialement autant que possible. Veillez aussi à vous promener à l'extérieur tous les jours.
Quand on dort mal, on vieillit plus vite. Mais ce n'est pas parce que vous vieillissez que vous allez mal dormir.

Le sommeil chez les enfants et les adolescents

Nombreux sont les enfants et les adolescents qui ont du mal à s'endormir ou qui s'opposent à l'heure régulière du coucher parce que leur horloge interne est retardée. C'est normal qu'ils veuillent aller plus tard au lit et qu'ils dorment plus tard le matin.

Le sommeil des femmes

Les changements hormonaux au cours du cycle menstruel (à aborder avec votre médecin ou gynécologue lors du choix de votre pilule contraceptive) peuvent avoir une influence sur votre sommeil. En cas de grossesse, il n'est pas rare de souffrir d'insomnie (c'est le cas aussi pour les jambes sans repos).
Pendant la ménopause, les sueurs nocturnes et les bouffées de chaleur sont susceptibles d'interrompre le sommeil.

18

L'APNÉE DU SOMMEIL OU LA SENSATION D'ÉTOUFFEMENT

> « Avoir une apnée du sommeil non traitée, équivaut médicalement à fumer un paquet de cigarettes par jour en termes d'effets sur votre santé. »
>
> Jerome SIEGEL, PhD.

Chez de nombreux couples, un des deux au moins ronfle la nuit. Les ronflements continus et monotones ne sont pas nécessairement dangereux, même s'ils ont de quoi énerver le conjoint qui les subit. Par contre, les ronflements interrompus brusquement par un long silence sont révélateurs la plupart du temps d'une autre pathologie : l'apnée du sommeil. Celle-ci se caractérise en effet par de courtes interruptions de la respiration nocturne.

Ces pauses respiratoires font partie des cinq troubles du sommeil les plus courants ; une personne sur dix en souffre. Près de la moitié des gens somnolant pendant la journée souffrent d'apnée du sommeil.

À première vue, ces apnées semblent innocentes, mais il ne faut pas les sous-estimer.

Pendant son sommeil, la personne arrête brusquement de respirer, ses voies respiratoires supérieures étant obstruées, la plupart du temps, par l'affaissement de la langue. Au cours de ces brèves pauses respiratoires, le taux d'oxygène dans le sang diminue sensiblement, restreignant l'apport d'oxygène au cerveau. Les capteurs de l'organisme le détectent et déclenchent une alarme dans le cerveau qui induit une respiration profonde. Souvent, la personne se réveille brièvement (de manière si brève qu'elle ne s'en souvient généralement plus), respire bruyamment et se rendort aussitôt. Certaines personnes se redressent et lèvent même les bras en l'air.

Sachez que les apnées du sommeil peuvent être dangereuses ! Non seulement à cause du manque d'oxygène, mais aussi parce que la qualité du sommeil en pâtit. Chaque fois que la personne arrête de respirer, elle s'étouffe en fait un peu. Et cela peut se produire plusieurs centaines de fois par nuit. Chaque interruption de la respiration fait osciller la pression sanguine. Ces obstructions successives sont source d'épuisement le matin. Toute la nuit, le dormeur s'est battu pour ne pas étouffer.

À cause de leurs apnées, les gens dorment en moyenne une heure de moins, ce qui affecte leur qualité de vie et leur humeur. À cause de ce manque de sommeil, certains souffrent de dépression, de problèmes de mémorisation et de troubles de la concentration, ce qui peut donner lieu à des accidents de la route ou à des problèmes d'ordre professionnel. Des études menées sur des animaux ont révélé qu'une baisse répétée d'oxygène pendant le sommeil pouvait provoquer des lésions cérébrales visibles.

Il est d'ailleurs inquiétant de savoir qu'un chauffeur de poids lourds sur quatre souffre d'apnée du sommeil, ce qui signifie que ceux-ci ne sont jamais entièrement reposés lorsqu'ils prennent le volant. L'explication vient de leur mode de vie : les chauffeurs de poids lourds ont un métier sédentaire. Les gens qui conduisent un bus, un train ou un camion devraient être davantage testés pour dépister et suivre l'évolution d'un éventuel problème d'apnée du sommeil.

Ce n'est que depuis les années 1980 que l'apnée du sommeil est reconnue comme pathologie chronique ; auparavant, c'est à peine si l'on en parlait. À tort, car l'apnée du sommeil peut engager le pronostic vital : 40 % des patients diagnostiqués décèdent dans les quinze ans à cause de complications.

Vous n'allez pas mourir étouffé(e), sauf en cas d'excès d'alcool ou de somnifères parce qu'à ce moment-là votre système d'alarme cérébrale se déclenchera trop tard. Ce sont plutôt les conséquences à long terme qui sont insidieuses et mortelles. L'apport insuffisant d'oxygène et le taux élevé de CO_2 vont provoquer l'acidification du sang. L'organisme va alors être en état de stress, et le cœur va s'accélérer, ce qui provoquera une réponse inflammatoire et aura un effet néfaste sur le taux de cholestérol. Cela peut aussi provoquer le diabète.

La moitié des patients qui souffrent d'apnée souffrent aussi d'hypertension. Il semblerait y avoir un lien causal, ce qui signifie que l'apnée peut augmenter le risque de crise cardiaque ou d'AVC.

Enfin, l'apnée du sommeil affecte la libido : les hommes qui dorment mal sécrètent moins de testostérone. L'impuissance fait donc tout autant partie des conséquences possibles de l'apnée du sommeil.

Qui souffre d'apnée du sommeil ?

L'apnée du sommeil s'observe généralement chez les personnes de 40 à 60 ans, dix fois plus chez les hommes que chez les femmes. Il est probable que les femmes en soient protégées grâce à l'hormone progestérone qui stimule la respiration. C'est ce qui expliquerait pourquoi la plupart des femmes n'en souffrent qu'à la ménopause. L'apnée a aussi été citée comme l'un des facteurs ayant provoqué le décès de l'actrice Carrie Fisher, connue pour son rôle de Leia dans *Star Wars*.

L'on constate une augmentation significative des apnées du sommeil : par rapport aux années 1990, les cas se sont multipliés par cinq. Ce n'est pas illogique vu l'augmentation des cas d'obésité.

Près de 85 % des patients ne sont pas conscients qu'ils en souffrent. Leur conjoint, par contre, peut en détecter les signaux. Typiquement, la personne dort profondément ; soudain, plus rien, elle ne respire plus pendant plusieurs secondes, et puis, dans un soubresaut, elle prend une grande inspiration. Ce type d'agitation nocturne est souvent révélateur d'une apnée du sommeil.

Un sommeil plus fragmenté, le besoin d'uriner plus souvent, les sueurs et le reflux sont autant de symptômes que l'on peut détecter. Les gens qui souffrent d'apnée du sommeil dorment souvent la bouche ouverte et se réveillent avec la bouche sèche et un mauvais goût en bouche. Parfois, se lever avec un mal de tête et se sentir somnolent pendant la journée peut aussi révéler une apnée du sommeil.

Si votre conjoint suppose que vous souffrez d'apnée du sommeil ou si vous en reconnaissez vous-même les symptômes, n'attendez pas pour contacter votre médecin ou un spécialiste du sommeil !

Il y a quelques années, un de mes amis, une personne fantastique, a souffert de dépression. Il a même fait une tentative de suicide, ce qui était très inquiétant. Tout le monde était stupéfait, car c'était un homme jovial et social. En fait, il s'est avéré qu'il souffrait d'apnée du sommeil. Depuis qu'il suit un traitement, c'est un autre homme. Ce revirement a été spectaculaire. Cela montre bien à quel point le sommeil et l'humeur sont liés.

Dans le cas de la dépression, il n'est pas toujours évident de savoir qui de la poule ou de l'œuf était le premier ; parfois, c'est la dépression qui engendre effectivement les troubles du sommeil. Ne vous empressez donc pas d'aller dire aux gens qui souffrent de dépression qu'ils souffrent aussi probablement d'apnée du sommeil !

En service spécialisé, nous pouvons confirmer une apnée du sommeil grâce à la polysomnographie. Plusieurs électrodes sont placées sur le crâne du patient de même qu'autour de ses yeux, dans son nez, sur son menton, sur le bas de ses jambes et sur sa poitrine. Un bandeau est également placé autour de sa poitrine et de son ventre de même qu'un oxymètre autour de son doigt.

Ainsi, le monitoring est complet pendant toute la durée du sommeil.

Parfois, les gens ont peur de ne pas pouvoir s'endormir avec tous ces appareils, mais la grande majorité tombe dans les bras de Morphée au bout de 30 minutes. Des systèmes portables modernes permettent aussi de rentrer dormir chez soi après être passé au centre pour le placement des électrodes. Le patient porte alors un petit boîtier au niveau de la hanche. Le lendemain, il se présente à nouveau au centre pour tout enlever et relever les mesures.

Le médecin du sommeil analyse et interprète ensuite les résultats pour déterminer si le patient souffre d'apnée ou d'hypopnée ; dans ce dernier cas, l'obstruction des voies respiratoires n'est que partielle (en cas d'apnée, vous arrêtez brièvement de respirer pendant le sommeil et, en cas d'hypopnée, vous respirez superficiellement pendant plus de 10 secondes, mais vous n'arrêtez jamais de respirer). Si votre respiration s'arrête complètement plus de 30 fois par heure, vous souffrez d'une forme grave d'apnée.

L'obésité et l'alcool sont des facteurs de risque de l'apnée ; il est donc judicieux de perdre du poids et d'adapter son style de vie. Chez certaines personnes, il y a d'autres causes plus structurelles, comme de trop grosses amygdales ou un menton trop petit et trop en recul.

Un trop gros cou, au sens littéral bien sûr, peut aussi obstruer les voies respiratoires. Charles Dickens, mauvais dormeur légendaire, parlait, dans son premier roman *Les Papiers posthumes du Pickwick Club*, du gros Joe, un garçon joufflu, de petite taille, qui s'endormait constamment pendant la journée : « Il dort toujours. Il fait mes commissions en dormant ; et quand il sert à table, il ronfle. »

Si vous voulez mon avis, le bon gros Joe souffrait d'apnée du sommeil.

L'apnée du sommeil n'est pas présente dans la nature sauvage, mais certains animaux en souffrent, notamment les énormes porcs et les bouledogues anglais. La respiration du bouledogue peut être obstruée par la truffe pendant son sommeil.

Un vétérinaire qui a guéri un bouledogue anglais de son apnée en lui ôtant la luette a proposé de le faire aussi chez l'homme. Hélas, cette petite luette située dans la gorge n'influence que très peu l'apnée chez l'homme.

Il est possible de remédier à l'apnée

Chez 70 % des gens, il existe un remède contre l'apnée du sommeil. Une des solutions est extrêmement facile : il suffit de coudre une balle de tennis dans le dos du pyjama pour éviter que la personne ne dorme sur le dos, cela permet aussi de réduire les ronflements (si ceux-ci résultent d'un mauvais positionnement).

Auparavant, pour traiter les apnées sévères, l'on pratiquait une incision au niveau de la trachée, mais depuis les années 1970 il existe une solution beaucoup plus élégante : le masque CPAP (= *continuous positive airway pressure* ou ventilation en pression positive continue). Ce masque qui couvre généralement le nez et la bouche assure une pression élevée empêchant les voies respiratoires de se refermer. Il existe plusieurs marques de masques, et ceux-ci sont remboursés.

Cette ingénieuse invention a véritablement changé la vie de nombreuses personnes, qui ne pourraient plus s'en passer. Ce dispositif donne de bons résultats presque chez tous les patients.

Les gens à qui je prescris un tel masque me disent souvent par la suite : « J'ai enfin pu passer une bonne nuit de sommeil comme il y a longtemps que je n'en avais plus eu. » Il faut évidemment apprendre à s'endormir avec un tel masque, mais, vu que les patients se sentent bien et reposés le lendemain, ils acceptent volontiers le léger inconfort. C'est un peu comme les personnes qui doivent porter des lunettes : une fois qu'elles s'y sont habituées, elles ne peuvent plus s'en passer. Mieux dormir a tellement de répercussions à différents niveaux ! Le confort de votre conjoint va aussi s'en trouver amélioré.

La perte de poids contribue aussi (un peu) à réduire les apnées : toute perte de poids de 10 % entraîne une amélioration de 30 % des apnées. Évitez l'alcool, les somnifères, les analgésiques narcotiques et le tabac si vous savez que vous souffrez d'apnée du sommeil. En cas d'allergies nasales, vous devrez commencer par traiter ces allergies.

Pour les patients qui ne sont pas obèses, une orthèse peut offrir un certain soulagement. L'orthèse est une sorte d'appareil dentaire en plastique qui se place dans la bouche pour la nuit pour empêcher que la langue ne s'affaisse trop. (Les patients qui grincent ou serrent les dents portent également ce genre de prothèse pour protéger leurs dents.) Cette méthode ne convient pas à tout le monde et requiert un certain temps d'adaptation.

L'intervention chirurgicale est recommandée aux gens qui ont un menton fuyant ou un nez déviant.

Les ronflements sont-ils dangereux ?

Cela nous est déjà arrivé à tous : nous rentrons à la maison après une agréable soirée ; quelques minutes plus tard, nous voilà au lit en train de ronfler paisiblement… enfin, paisiblement, ça dépend pour qui !

Je l'avoue : si, lors d'une soirée, je bois un verre ou deux de vin, mon épouse m'accuse de l'avoir tenue éveillée toute la nuit… à cause de mes ronflements.

La moitié des gens ronflent à partir de 50 ans. Les ronflements peuvent atteindre 60 décibels, voire plus dans certains cas extrêmes. Certains ronfleurs peuvent aller jusqu'à 85 décibels. C'est énorme. Il n'en faut pas plus pour demander le divorce !

Il y a même des cas où des ex-conjoints ont demandé une compensation financière pour lésions auditives causées par les ronflements de leur ex-tendre moitié. Ronfler est donc avant tout dangereux pour votre couple.

Les ronflements ne sont pas nocifs en soi pour la santé : ce n'est pas parce que vous ronflez que vous souffrez d'apnée du sommeil. Mais il existe un lien, car 25 % des ronfleurs souffrent aussi d'apnée, contre un sur dix dans la population en général.

Dans le cas du ronflement, les causes sont similaires à celles de l'apnée : il existe un lien avec le surpoids, le fait de dormir sur le dos et la tension musculaire qui diminue sous les effets de l'alcool. Dormir trop peu, prendre des somnifères et fumer déclenchent aussi parfois des ronflements. Vous pouvez facilement les enregistrer au moyen d'une appli sur votre smartphone, comme Snore Lab, Snore Control et SnoreClock ; celles-ci vous donneront de bons conseils ainsi que vos statistiques d'évolution.

Ces applications vous révéleront aussi si vous grincez des dents (ce que l'on appelle le bruxisme) ; ce grincement des dents peut être associé aux ronflements ou à l'apnée du sommeil. Souvent, il se produit au début du sommeil paradoxal. Le grincement ou le serrement des dents perturbe le sommeil et peut provoquer fatigue et maux de tête. Demandez à votre dentiste s'il y a des signes de grincement ou de serrement de dents au niveau de la mâchoire et si vous avez besoin de porter une orthèse. La relaxation et les exercices de méditation apportent souvent un certain soulagement.

Cherchons experts du sommeil (M/F/X)

Mon collègue Julien Fanielle dirige le laboratoire du sommeil de l'hôpital universitaire de Liège. Il rencontre tous les jours des gens qui ont des troubles du sommeil. Les deux problèmes les plus récurrents sont les problèmes d'endormissement ou le réveil la nuit.

Mais ces patients ne viennent pas à l'hôpital ; ce sont principalement les patients qui pensent souffrir d'apnée du sommeil qui viennent dans son laboratoire du sommeil.

En tant que neurologue, Julien est en quelque sorte un intrus parmi les spécialistes du sommeil. La grande majorité d'entre eux sont pneumologues. Huit spécialistes du sommeil sur dix sont pneumologues, 15 % sont neurologues et le dernier groupe se compose de psychiatres. L'explication de cette répartition tient à l'apnée. Cette pathologie est traitée principalement au moyen du masque CPAP, et les pneumologues connaissent très bien cette technologie. Pourtant, ce n'est pas logique. Même si l'apnée est un trouble respiratoire, le sommeil est plutôt un phénomène cérébral, pas pulmonaire.

Dans un laboratoire du sommeil, l'on observe aussi l'activité cérébrale du patient. C'est une spécialité en soi. Lorsque Julien regarde le signal d'un EEG, il détecte des anomalies qui pourraient échapper à un pneumologue.

Il faudrait donc que la somnologie soit reconnue en tant que spécialité par l'INAMI, l'Institut national belge d'assurance maladie-invalidité. En France et aux Pays-Bas, la médecine du sommeil est une spécialité reconnue.

Une telle reconnaissance présuppose aussi une formation adéquate spécifique. Au niveau européen, il est déjà possible de passer un examen pour décrocher un diplôme, mais il n'est pas obligatoire.

Les pneumologues ont évidemment leur place dans le traitement de l'apnée, mais à l'heure actuelle il y a un déséquilibre. La plupart des troubles du sommeil sont d'origine cérébrale ; c'est le domaine d'expertise de la neurologie, de la psychiatrie et de la psychologie.

Apnée du sommeil ou pause respiratoire

Qu'est-ce que c'est ?

En cas de pause respiratoire *obstructive*, les muscles de la gorge se détendent et entraînent la fermeture partielle ou complète des voies respiratoires, provoquant l'interruption de la respiration. Le patient n'a pas suffisamment d'air, le taux d'oxygène dans le sang diminue et le cerveau tire la sonnette d'alarme pour que le patient respire à nouveau un grand coup et rouvre ses voies respiratoires.
En cas d'apnée *centrale*, le cerveau n'envoie plus aucun signal de commande de la respiration pendant un bref instant. Le patient se réveille alors en ayant l'impression d'étouffer.

Comment reconnaître l'apnée du sommeil ?

Si vous ronflez bruyamment et si vous vous sentez encore fatigué après une nuit de repos complète, si vous vous réveillez la bouche sèche et si vous avez mal à la tête le matin, il y a fort à parier que vous fassiez des apnées. En cas d'apnée, les patients se réveillent 5 à 30 fois par nuit, voire plus (souvent sans s'en souvenir) ; ils n'ont ainsi jamais de sommeil profond réparateur. Ils se sentent somnolents la journée, ont des problèmes de concentration et peuvent être irritables, susceptibles, colériques ou dépressifs.
Les enfants accumulent les mauvais résultats à l'école ou se comportent mal.
Le ronflement bruyant peut être révélateur du problème, mais ce n'est pas parce que vous ronflez que vous faites des apnées.

Pourquoi est-ce que j'arrête de respirer quand je dors ?

L'*apnée obstructive* est souvent causée par l'obésité et la graisse qui entoure les voies respiratoires, un gros cou, une gorge rétrécie ou des amygdales trop développées (chez les enfants). Les apnées surviennent souvent en vieillissant et sont deux à trois fois plus fréquentes chez les hommes. Chez les femmes, elles surviennent souvent après la ménopause. Parfois, il y a une prédisposition génétique. L'alcool et les calmants détendent les muscles et renforcent dès lors le problème. Les apnées sont trois fois plus fréquentes chez les fumeurs (à cause de l'inflammation et d'une gorge enflée). Un nez bouché ou une allergie peut aussi aggraver le phénomène. Les gens qui souffrent d'hypertension, de diabète, de problèmes cardiaques ou pulmonaires, de la maladie de Parkinson ou d'un AVC ont un risque plus élevé de faire des apnées. L'*apnée centrale* apparaît aussi plus fréquemment chez les hommes, audelà de l'âge de 12 ans, principalement en cas de maladies cardiaques, après un AVC ou après avoir pris des antalgiques (opioïdes).

Que puis-je faire ?

Contactez votre médecin, qui vous enverra vers un spécialiste du sommeil pour un examen plus approfondi. L'apnée provoque un risque accru d'accidents de voiture et du travail. Le traitement vous soulagera et permettra d'éviter des complications plus graves comme les problèmes cardiaques, l'hypertension, le diabète, l'AVC et la maladie du foie gras. Parlez avec votre conjoint de vos ronflements et de vos apnées et utilisez une application pour les enregistrer.

Un ORL pourra contrôler la présence éventuelle d'un rétrécissement au niveau du nez ou de la gorge. Le neurologue pourra exclure l'apnée centrale. Dites-le aussi à l'anesthésiste si vous prévoyez une anesthésie générale.

Le changement du mode de vie, la perte de poids, l'arrêt de la cigarette et le traitement des allergies nasales sont déterminants dans les formes les plus modérées. Le masque CPAP permettra de maintenir ouvertes vos voies respiratoires et préviendra les apnées et les ronflements. Parfois, la chirurgie s'impose en cas de problèmes au niveau de la mâchoire ou de la gorge. Les ronflements bruyants peuvent aussi perturber le sommeil de votre conjoint.

Source : Veasey S. C., Rosen I. M., « Obstructive sleep apnea in adults », N. Engl. J. Med., *2019, 380, p. 1442-1449.*

19

NARCOLEPSIE : DORMIR CONSTAMMENT SANS JAMAIS ÊTRE REPOSÉ

« La meilleure chose pour moi est de dormir, alors au moins je peux rêver. »

Marilyn MONROE.

Il existe des contes et des légendes aux quatre coins du monde parlant de gens qui, contre toute nature, dorment très longtemps. La Belle au bois dormant n'est donc pas la seule. Ces récits sont probablement fondés sur la maladie du sommeil épidémique puisqu'en l'occurrence, les patients dorment énormément, parfois même jusqu'à ne plus se réveiller. Lorsque ces histoires sont transmises de bouche à oreille, elles peuvent survivre pendant quelques jours, quelques semaines, voire des mois et des années.

Ces récits peuvent aussi s'inspirer de deux autres pathologies : la narcolepsie et le syndrome de Kleine-Levin.

La narcolepsie est une maladie neurologique faisant ressentir aux patients un besoin irrésistible de sommeil. Au moins une personne sur deux mille en souffre. Elle peut aussi se manifester autrement que par les épisodes de somnolence. La cataplexie, par exemple, est une pathologie assez spectaculaire qui touche près de la moitié des patients. Ce symptôme se traduit par la perte soudaine de tonus musculaire ou la raideur des muscles après une vive émotion, notamment le rire ou la peur. Le patient s'écroule sans toutefois perdre connaissance. La paralysie du sommeil est aussi fréquente : le patient se réveille, mais il lui est impossible d'utiliser immédiatement ses membres. C'est une expérience terrifiante, d'autant plus que la paralysie du sommeil s'accompagne souvent d'hallucinations.

Le médecin français Jean-Baptiste Gélineau fut le premier à décrire ce trouble du sommeil. En 1880, il traita un marchand de vin qui s'assoupissait plusieurs fois par jour, pendant le travail, mais aussi au cours de ses relations sexuelles. Il ne pouvait plus aller au théâtre parce que son rire aurait pu détendre excessivement ses muscles, ce qui aurait provoqué sa chute.

Il n'est pas facile de diagnostiquer la narcolepsie : parfois, il s'écoule dix ans entre l'apparition des premiers symptômes et l'identification précise de la maladie. Au début, cette maladie est même considérée comme une maladie psychiatrique.

Avant, on pensait que la narcolepsie était un trouble psychique. Vu que la maladie apparaissait souvent au moment de l'adolescence, on y voyait un lien avec le refoulement de la sexualité. Le traitement psychologique ne semblait toutefois pas faire de différence.

Ce qui est paradoxal avec la narcolepsie, c'est que les patients ne parviennent pas à rester éveillés la journée, mais qu'ils ne dorment pas non plus la nuit : ils ont généralement un sommeil fragmenté. Leurs épisodes multiples d'assoupissement ne leur permettent hélas pas d'avoir un sommeil réparateur. Les patients ne se sentent dès lors jamais parfaitement reposés. La journée, ils ont du mal à rester concentrés et à accomplir leurs tâches. Ils passent ainsi leur journée en pilote automatique.

Un autre paradoxe de la narcolepsie, c'est que l'agitation peut provoquer une crise de cataplexie. Un narcoleptique peut s'écrouler en cas de frayeur intense, comme dans les bandes dessinées où les personnages tombent par terre tellement ils sont stupéfaits. Je connais une enseignante qui en souffre : elle n'ose jamais se fâcher en classe de peur de déclencher une telle crise.

Ce type de paralysie musculaire dure quelques minutes et n'est vraiment pas quelque chose de futile.

Lors de ce genre de paralysie musculaire, les gens restent pleinement conscients ; ils sont temporairement prisonniers de leur corps comme dans le cas du syndrome d'enfermement (ou syndrome du *locked-in*). Ils entendent, voient et sentent tout, mais ils sont paralysés. Cette paralysie n'est pas nécessairement généralisée, parfois il ne s'agit que de la voix. Ils peuvent aussi avoir des hallucinations.

Cette maladie est vraisemblablement héréditaire : dans 85 % des cas, il s'agit d'une prédisposition génétique. C'est au Japon que l'on compte proportionnellement le plus de cas de narcoleptiques, et le marqueur génétique y est aussi le plus souvent détecté. (De toute façon, au Japon, tout le monde fait la sieste partout, le métro ressemble parfois à un grand dortoir, mais une partie de ces dormeurs sont en fait des patients narcoleptiques.)

Ce trouble se situe au niveau du tronc cérébral, au niveau du réseau sommeil-veille. La maladie résulte d'un manque d'orexine. Selon les connaissances les plus récentes, il s'agit d'une maladie auto-immune dans laquelle le système immunitaire attaque les cellules d'orexine dans l'hypothalamus. Une lésion structurelle au niveau de ces noyaux cérébraux spécifiques peut aussi déclencher les épisodes de narcolepsie.

Cette pathologie est étonnante à observer au laboratoire du sommeil parce que les patients plongent directement dans le sommeil paradoxal, qu'ils soient tout simplement en train de dormir paisiblement ou qu'ils soient victimes d'un épisode de somnolence. En cas de sommeil normal, l'on observe d'abord une phase de sommeil léger, ensuite une phase de sommeil profond avec des ondes lentes, mais les narcoleptiques se retrouvent immédiatement au pays des rêves. Ils vivent en outre des scénarios très détaillés et ont souvent des hallucinations au moment de s'endormir ainsi qu'au réveil. Les patients narcoleptiques ont plus de chances de faire des rêves lucides que les autres, ce qui n'est qu'une bien maigre consolation.

Il n'existe encore aucun médicament contre la narcolepsie, bien que les patients puissent lutter contre leur somnolence en prenant de la Rilatine ou du modafinil. Ces médicaments les empêchent de s'assoupir durant la journée. L'ancien coureur cycliste Franck Bouyer qui était narcoleptique a d'ailleurs eu pas mal de problèmes parce que le modafinil figurait sur la liste des produits de dopage interdits.

Le GHB (commercialisé sous la marque Xyrem) permet de réduire les crises de cataplexie. Il est également connu comme la drogue du viol.

Dormir, manger, dormir, manger

Dans les années 1920, Willi Kleine et Max Levin ont décrit pour la première fois une maladie assez surprenante, caractérisée par un sommeil et un appétit excessifs chez de jeunes hommes. En cas de crise, les patients dorment pendant quelques jours, voire une semaine entière. Ou, pendant quelques jours, ils n'ont envie de rien et sont apathiques. Cette pathologie porte aussi le nom de syndrome de l'hibernation.

Lorsqu'ils sont éveillés, généralement la nuit, les patients se goinfrent littéralement. Les pulsions sexuelles font aussi partie des symptômes, celles-ci pouvant se manifester par une masturbation compulsive.

Ces patients sont généralement de jeunes hommes âgés de 15 à 25 ans.

L'image classique du syndrome de Kleine-Levin est un jeune homme qui se masturbe la nuit devant le réfrigérateur. Lorsque la crise passe, le patient se comporte à nouveau tout à fait normalement.

Au début, cette maladie était aussi considérée comme un trouble psychiatrique, mais l'imagerie cérébrale a révélé qu'il s'agissait d'un trouble au niveau du centre du sommeil dans l'hypothalamus, à côté duquel se trouve le centre de régulation de l'appétit et de la libido. À nouveau, le neurotransmetteur orexine joue un rôle prépondérant.

Le lithium semble efficace pour éviter les crises. Mais l'on ne sait pas encore grand-chose à propos de cette maladie. J'ai suivi de vrais jumeaux en consultation qui souffraient de ce syndrome ; il y a donc probablement une composante génétique forte. Nous leur avons fait passer un PET-scan pour essayer de comprendre comment ce syndrome influençait le fonctionnement de leur cerveau. Au moment de la crise, un dysfonctionnement au niveau du cortex frontal et des connexions avec les noyaux profonds comme le thalamus apparaissait clairement. Entre les crises d'hypersomnie, par contre, leur cerveau fonctionnait parfaitement.

L'hypersomnie ou le besoin excessif de sommeil

Qu'est-ce que c'est ?

Les personnes qui souffrent d'hypersomnie sont somnolentes et ont tendance à s'endormir pendant la journée. Ce besoin excessif de sommeil perdure pendant plus de trois mois.

Comment reconnaître l'hypersomnie ?

Même après une bonne nuit de sommeil réparateur, la personne se sent encore fatiguée et manque d'énergie. Elle a du mal à s'éveiller, et aucune sieste ne la remet d'aplomb. Elle peut s'endormir brusquement, même en conduisant ou en travaillant. C'est par conséquent une pathologie dangereuse.

Pourquoi suis-je somnolent(e) la journée ?

Pour poser le diagnostic d'hypersomnie primaire, sans cause connue, il faut d'abord pouvoir écarter les troubles du sommeil les plus fréquents (comme l'apnée obstructive) et les effets secondaires éventuels de l'alcool, des stupéfiants et des sédatifs (somnifères, tranquillisants et certains antidouleur). Les causes fréquentes de l'hypersomnie secondaire (associée à une autre pathologie) sont les mauvaises habitudes de sommeil entraînant une carence de sommeil, la dépression, un dysfonctionnement de la glande thyroïde, certaines infections (mononucléose, cytomégalovirus, Covid…), la maladie de Parkinson, le traumatisme crânien ou l'AVC. La narcolepsie et le syndrome de Kleine-Levin sont des pathologies différentes qui ont des symptômes bien spécifiques qui ont été abordés précédemment dans le chapitre.

Que puis-je faire ?

Tenez un journal de bord dans lequel vous notez chaque jour vos heures de sommeil et de veille, comment vous vous sentez et ce que vous avez fait. Cela vous donnera une meilleure idée de votre routine de sommeil et aidera votre thérapeute à vous conseiller au mieux.

Notez quand vous allez vous coucher, quand vous éteignez la lumière, combien de temps vous restez éveillé(e), quand vous vous réveillez, quand vous vous levez, quand vous buvez du café, quand vous faites du sport, quand vous travaillez, quand vous faites la sieste, quand vous fumez et quand vous buvez de l'alcool. Évaluez la qualité de votre sommeil en attribuant un score de 0 à 10, en tenant compte de votre niveau d'énergie (vous sentez-vous reposé[e] ou non la journée ?). Reportez ensuite ce score sur le graphique de suivi de votre somnolence.

Parlez-en à votre médecin, qui pourra vous prescrire une analyse de sang et, si nécessaire, vous envoyer chez un thérapeute ou un médecin du sommeil pour un examen du sommeil. Essayez de déterminer quand votre somnolence a débuté. Cet état est-il apparu subitement ou s'est-il installé progressivement ? Y a-t-il eu un événement particulier ? Est-ce que tout va bien à la maison et au travail ? Êtes-vous très stressé(e) ? Comment vous sentez-vous en ce moment ? En souffrez-vous souvent ? Quand est-ce que cela va mieux ? Faites-vous de l'exercice ?

Le traitement consiste à chercher les éventuelles causes sous-jacentes et à adapter votre environnement et votre mode de vie. Si nécessaire, certains médicaments comme la mélatonine peuvent être d'un certain secours. Des stimulants comme le modafinil peuvent être prescrits en cas de narcolepsie et d'hypersomnie pour vous aider à rester éveillé(e) pendant la journée.

Respectez une routine de sommeil avec des heures fixes de coucher, dormez suffisamment la nuit et évitez l'alcool et les médicaments qui induisent la somnolence.

Source : Trotti L. M., Arnulf I., « Idiopathic hypersomnia and other hypersomnia syndromes », Neurotherapeutics, *2021, 18 (1), p. 20-31.*

20

RÉGULER SON HORLOGE INTERNE

> « La sieste, même la plus courte, est plus rafraîchissante et stimulante que tout l'alcool jamais distillé. »
>
> Edward LUCAS, écrivain britannique.

Quasiment toutes les formes de vie sur terre règlent leur horloge interne sur le corps céleste autour duquel tourne notre planète. Le Soleil est effectivement cette étoile qui définit le rythme de notre horloge moléculaire interne.

Les pathologies comme la narcolepsie et le syndrome de Kleine-Levin peuvent provoquer une désynchronisation de l'horloge interne par rapport à la position du soleil. Mais un cerveau parfaitement sain peut aussi connaître un rythme sommeil-éveil perturbé, notamment en cas de décalage horaire.

Le décalage horaire traduit un décalage entre l'horloge interne et l'alternance jour-nuit d'un autre fuseau horaire. Pendant les premiers jours d'un lointain voyage, le cerveau pense que c'est le jour alors que le ciel est rempli d'étoiles. Et lorsque le soleil est à son point le plus haut, il semble impossible de rester éveillé. L'horloge interne ne s'adapte pas immédiatement au nouveau rythme ; l'hypothalamus ne s'adapte qu'au rythme d'une heure

Le décalage horaire traduit un décalage entre l'horloge interne et l'alternance jour-nuit d'un autre fuseau horaire.

par jour. Par conséquent, lorsque je m'envole pour Montréal au départ de Bruxelles ou de Paris, il me faut une semaine pour m'adapter à mon nouvel horaire.

Il existe différents moyens pour atténuer le décalage horaire. Ils requièrent toutefois une discipline rigoureuse, et il faut aussi pouvoir les mettre en place.

Comment se préparer à une destination lointaine ?

Vu que mon épouse Vanessa est canadienne, nous traversons plusieurs fois par an l'océan Atlantique. Je me rends aussi régulièrement dans un centre du coma à Hangzhou, en Chine. Nous connaissons donc parfaitement le phénomène du décalage horaire, et, en théorie, je sais comment je dois m'y prendre.

Il existe différentes applis fantastiques – comme Timeshifter, Sleep Cycle et Uplift – qui vous élaborent un schéma personnalisé pour adapter votre rythme sommeil-veille à votre destination. Grâce à ce schéma personnalisé, il est possible de décaler quelque peu son biorythme avant le vol. Ces programmes vous suggèrent de vous exposer à certains moments de la journée à la lumière naturelle, à prendre de la mélatonine et à porter des lunettes de soleil.

La lumière est l'alliée par excellence pour réguler son biorythme. Dans la vie de tous les jours, la lumière bleue des écrans perturbe notre rythme sommeil-éveil, mais à l'inverse la luminothérapie peut atténuer les effets du décalage horaire. Les constructeurs aériens Boeing et Airbus misent d'ailleurs sur la luminothérapie en intégrant désormais des spots d'ambiance rouge et bleu dans leurs nouveaux avions.

Lorsque nous devons voler vers l'ouest, je dois reculer mon rythme de sommeil. Les jours qui précèdent notre départ pour le Canada, nous essayons de profiter de la lumière du soleil le soir ou de faire une séance de luminothérapie avant d'aller dormir, et nous allons aussi nous coucher plus tard.

Lorsque nous volons vers l'est, nous avançons notre rythme de sommeil. Ainsi, nous allons nous coucher plus tôt et nous nous levons aussi plus tôt, en nous exposant immédiatement et le plus possible à la lumière bleue. Quand nous quittons l'Amérique du Nord pour l'Europe, nous commençons quelques jours avant le voyage à prendre de la mélatonine le soir (0,5 mg). Nous faisons une sieste quotidienne de 20 à 30 minutes et nous portons des lunettes de soleil. Dans l'avion, le mieux, c'est de porter un bandeau sur les yeux pour simuler la nuit.

Le choix du vol est aussi déterminant. Faut-il plutôt opter pour un vol de nuit ou de jour ? À quelle heure vaut-il mieux décoller pour souffrir le moins possible du décalage horaire ? Là aussi, il existe de nombreux sites Web qui pourront vous aider à le déterminer ; « Jet Lag Rooster » en est un exemple. Prenez le temps d'y jeter un coup d'œil, ça vaut vraiment la peine !

Boire suffisamment pendant le vol – mieux vaut éviter l'alcool ! – est aussi un bon moyen de se prémunir contre le décalage horaire. Il faut évidemment uriner plus souvent, mais ce n'est pas grave : se dérouiller les jambes fait de toute façon du bien et tient éveillé. Cela permet d'éviter une thrombose veineuse qui pourrait survenir en cas d'immobilisation prolongée.

Dormir dans un avion est souvent beaucoup plus facile à dire qu'à faire. Lorsque l'on traverse plusieurs fuseaux horaires, il faut de toute façon s'adapter sur place, mais il est plus facile de le faire lors d'un vol de l'est vers l'ouest que dans l'autre sens. Voler de l'Europe vers l'Amérique du Nord m'est beaucoup moins éprouvant que dans l'autre sens ou de l'Europe vers l'Asie.

Lorsque l'on vole vers l'est, l'heure du coucher tombe plus tard que d'où l'on vient : lorsqu'il est 17 heures à Bruxelles, il est déjà minuit à Hangzhou. Or il est toujours plus difficile de dormir plus tôt que plus tard.

Lorsque l'on voyage par contre vers l'ouest, il est plus facile de rester éveillé plus tard, notamment parce que tous les signaux extérieurs (la lumière, les repas, les rendez-vous, les gens actifs autour de soi) vous disent : « Reste éveillé(e), la nuit ne fait que commencer ! »

Pour l'horloge interne, il est apparemment plus facile de prolonger sa journée que de la raccourcir. C'est pour cette raison que le décalage horaire est moins dur à supporter lorsque l'on voyage vers l'ouest.

Les lève-tôt sont plus éprouvés que les couche-tard. Ils sont en effet davantage attachés à leur heure fixe de coucher. Dès que cette heure est dépassée, ils doivent lutter pour rester éveillés. Après un long vol en avion, ils se réveillent plus fréquemment au milieu de la nuit sans pouvoir se rendormir.

On ne s'habitue pas au décalage horaire, mais on l'accepte

Les applis contre le décalage horaire donnent de bons résultats, mais elles demandent beaucoup de discipline et une excellente organisation. Si l'on vit seul et si l'on peut décider soi-même de ses horaires de travail et de ses rendez-vous, elles constituent une solution fantastique. Mais, pour être franc, je ne suis jamais parvenu à intégrer ces schémas dans mon quotidien. Ces applications ne tiennent absolument pas compte des imprévus de la vie. Et mes jeunes enfants ne tiennent pas compte des desiderata de ces applications.

Il n'y a pas que mes enfants en pleurs qui perturbent mes nuits ; je dois aussi plaider coupable. Avant de partir, j'ai souvent tellement de choses à faire que je suis toujours en manque de sommeil. J'essaie de dormir autant que possible, au risque de ne pas suivre les recommandations de ces applications. J'allège mon agenda, mais entre la théorie et la pratique, il existe toute une série de contraintes pratiques.

Entre-temps, j'ai appris qu'il était plus facile d'accepter que l'adaptation à un autre fuseau horaire soit une période difficile.

Lorsque je pars pour l'Amérique du Nord, j'essaie de partir de Bruxelles ou Paris vers 6 heures du matin. En théorie, je peux dormir 7 heures et j'arrive à 14 heures, heure d'Europe centrale, soit à 8 heures du matin à New York ou Montréal.

En fait, dans un avion, je ne dors jamais bien ni longtemps, sauf évidemment lorsque je peux exceptionnellement profiter de la classe affaires et m'étendre dans un lit immense.

Je me laisse aussi toujours tenter par les repas et un bon verre de vin. Donc, au lieu de dormir 7 heures, je ne dors que quelques heures. Parfois j'ai l'impression d'avoir dormi plus, mais les instruments de mesure que je porte au poignet me disent le contraire.

Une autre de mes mauvaises habitudes en vol, c'est le travail. Avant, les ordinateurs portables avaient des batteries qui tenaient bien moins longtemps et il était impossible de les recharger. Mais maintenant, je me suis déjà surpris à travailler sur mon ordinateur pendant toute la durée du vol. Honte à moi de ne pas profiter à ce moment-là d'un lit si confortable !

Généralement, le jour de mon arrivée, j'ai déjà beaucoup de réunions de prévues. Mes interlocuteurs attendent beaucoup de nos entretiens, mais j'ai parfois du mal à rester concentré, surtout lorsque les discussions deviennent plus complexes. En outre, quand je regarde ma montre, je me rends compte qu'il est presque minuit pour moi alors que pour les autres, on est seulement en fin d'après-midi.

Grâce au Covid, de nombreuses conférences ont eu lieu virtuellement. C'est bon pour l'environnement ! Et probablement qu'à l'avenir, de nombreuses réunions vont encore avoir lieu de la sorte parce qu'il faut bien l'admettre, c'est un peu de la folie de passer deux nuits à l'hôtel à l'autre bout de la Terre pour une seule et unique réunion. C'est hélas la réalité dans le monde académique ! (C'est la même chose dans les secteurs financier et industriel.)

Dans mon domaine d'expertise, le congrès de la Society for Neuroscience est la réunion de l'année à ne pas manquer. En 2009, j'y ai été invité pour y donner une conférence ; autant dire que ce genre d'invitation ne se refuse pas ! Ce congrès se déroulait alors à Chicago ; le nombre de villes pouvant accueillir ce genre d'événements est limité, car une dizaine de milliers de participants s'y inscrivent chaque année. Pour préserver ma vie familiale, j'ai atterri très peu de temps avant ma présentation à Chicago. Bien qu'un siège en classe affaires m'ait été réservé, je n'ai pas dormi dans l'avion. On m'avait aussi réservé une suite dans un hôtel incroyable, qui aurait pu accueillir toute ma famille tellement cette suite était grande. À cause du décalage horaire, je n'ai pas pu dormir la nuit, et le lendemain matin, ce sont le stress et l'adrénaline qui m'ont permis de rester alerte. Je ne me sentais vraiment pas bien, mais je pense que le public a apprécié ma conférence.

J'ai survécu tant bien que mal à cette journée et, le soir, je suis tombé comme une masse lorsque j'ai regagné ma suite. Je me suis évidemment réveillé au beau milieu de la nuit. Pour mon horloge biologique, c'était le matin, et il a donc fallu que je passe le temps en regardant la télévision ou en travaillant jusqu'à ce qu'il soit l'heure de prendre à nouveau l'avion.

Cette conférence à Chicago a été l'un des points forts de ma carrière jusqu'à présent, un moment absolument prestigieux, mais j'ai dû lui sacrifier mon sommeil.

Mon sommeil est à chaque fois sur la sellette lorsque je me rends dans un pays lointain pour donner une conférence ou présenter un projet. À la longue, ça commence à peser lourd dans la balance. D'une part, je voudrais continuer à donner ces conférences, mais d'autre part, mon corps me le fait payer toujours un peu plus cher lorsque je dois sauter d'un fuseau horaire à l'autre.

La solution que nous avons trouvée, c'est que j'emmène mes enfants. Comme ça, je joins l'utile à l'agréable : un voyage à la fois professionnel et familial. En prolongeant quelque peu mon séjour, le voyage devient moins stressant et moins fatigant. Je n'arrive pas toujours à emmener tous mes enfants, mais les aînés ont tous déjà accompagné plusieurs fois leur papa qui doit simplement parler quelques heures dans une grande salle.

Clara a vu toute l'Europe, connaît quelques villes américaines et m'a accompagné à Shanghai et à Tokyo. Elle parle cinq langues, et elle peut même parler anglais en prenant différents accents. Enfant, Matias pouvait compter en chinois, ce qui impressionnait toujours fortement nos postdoctorants chinois.

Mes enfants ont adoré ces voyages et sont depuis longtemps habitués au phénomène du décalage horaire.

Chaque fois, c'est un combat entre l'horloge biologique et l'environnement dans lequel on se retrouve.

Il faudrait peut-être qu'un jour je me prépare vraiment comme il se doit aux voyages lointains en avion.

Décalage horaire social provoqué par le travail nocturne

Il ne faut pas nécessairement se déplacer vers un autre fuseau horaire pour dérégler son biorythme : le travail en équipe en rotation impose aussi son décalage horaire. Tous les changements entre l'équipe du matin, l'équipe de l'après-midi et l'équipe du soir perturbent constamment le rythme sommeil-éveil.

Lorsque l'on dort pendant la journée, il faut retirer 2 heures. Il faut véritablement lutter contre son organisme pour dormir parce que celui-ci veut en fait être actif. Notre horloge interne veut se synchroniser sur la position du soleil.

Il existe différents systèmes de travail en rotation, et chaque système a ses avantages et ses inconvénients. En Europe et au Japon, il est possible de changer d'équipe tous les 3 ou 5 jours. Aux États-Unis, les équipes restent inchangées pendant 2 à 4 semaines.

Lorsque le travailleur reste dans le même système pendant 4 semaines, son horloge interne s'adapte, mais une fois que celle-ci est bien adaptée, le rythme change à nouveau.

Lorsque les équipes changent plus vite, l'horloge interne n'a pas le temps de s'adapter, et elle est complètement déréglée.

La manière dont la rotation entre les équipes du matin, de l'après-midi et de la nuit est organisée joue également un rôle prépondérant. Parfois, la rotation est effectuée dans le sens antihoraire de sorte que les travailleurs bénéficient d'un très long week-end. Mais, d'un point de vue biologique, il vaut mieux effectuer cette rotation dans le sens horloger : matin, après-midi, nuit.

Les astronautes qui séjournent dans la Station spatiale internationale (ISS) ont un rythme sommeil-veille complètement différent. Nous avons étudié leur cerveau dans notre laboratoire[1]. Cet environnement qui se trouve à 408 kilomètres de la surface de la Terre exige une adaptation incroyable, car la station tourne en une heure et demie autour de la Terre et accomplit ainsi 16 rotations par jour. Les astronautes n'assistent donc pas au lever ni au coucher du soleil sur lesquels leur horloge interne doit se calquer.

Pourtant, ils suivent aussi un rythme circadien, mais celui-ci est complètement artificiel. Un emploi du temps régulier et parfaitement défini leur permet de bien dormir et de se lever reposés dans ces circonstances assez particulières.

HENK VAN RENSBERGEN, PILOTE LONG-COURRIER

« On ne s'habitue jamais au décalage horaire. Mais on apprend à s'y accommoder. »

Dans aucun autre groupe professionnel, le sommeil n'est aussi crucial que chez les pilotes. Henk Van Rensbergen (né en 1968) le sait parfaitement bien : il est commandant de bord depuis trente ans. Aujourd'hui, il travaille sur des vols long-courriers pour un tour-opérateur : il vole en moyenne trois fois par mois vers les Caraïbes.

UN PILOTE DOIT-IL TOUJOURS ÊTRE PARFAITEMENT REPOSÉ ?

« Dans le secteur aérien, le temps, c'est sacré. Depuis des décennies, on sait dans ce secteur que le manque de sommeil augmente le risque de mauvaises décisions. Les carences en sommeil et la durée du travail sont des critères sur lesquels les compagnies aériennes fondent leur politique de sécurité.

« Un programme informatique calcule précisément nos temps de vol et de repos afin que notre grille horaire reste équilibrée. Il tient compte du temps de vol, du nombre de fuseaux horaires traversés, du repos accumulé et du repos à prévoir. Le sommeil est la *clé de voûte* de notre temps de travail et de détente. En tant que pilotes, nous avons aussi le choix final en ayant la possibilité de nous déclarer *unfit to fly* lorsque nous ne nous sentons pas aptes à voler. Nous nous entraînons à évaluer notre propre fatigue.

« Pendant le vol, nous sommes trois : deux copilotes et moi en tant que commandant de bord. Pendant le vol, nous pouvons nous reposer chacun pendant 2 heures et demie dans le *bunk*, une cabine insonorisée pouvant accueillir tout juste une personne. J'essaie généralement de me reposer en dernier, lorsque je suis le plus fatigué. Je veille aussi à être de retour à temps dans le cockpit pour pouvoir sortir de mon sommeil profond. Il faut à tout prix éviter de ressentir l'ivresse du sommeil aux commandes de l'appareil. Nous nous entraînons pour prendre conscience des effets du sommeil et pour pouvoir nous demander : suis-je entièrement éveillé ? »

QUELS SONT LES EFFETS DE LA FATIGUE ?

« Lorsque l'on est fatigué, on se retrouve limité par une vision en tunnel. On se concentre sur une seule chose, on réagit lentement, et la communication s'effectue difficilement. Je le vois parfois chez mes copilotes. L'approche de la piste d'atterrissage ne se passe pas bien, ils sont en retard et ne comprennent souvent pas que c'est à cause de la fatigue. Je les suis et j'interviens lorsque cela s'avère nécessaire.

« Parfois, je sens que je suis fatigué, mais pas dans le sens où je me sens somnolent, et je me fixe un défi supplémentaire qui demande une concentration à 100 %. Il faut effectivement toujours un peu de stress pour être performant, car trop peu de stress engendre la complaisance. »

COMMENT GÉREZ-VOUS LE DÉCALAGE HORAIRE EN TANT QUE PILOTE ?

« Près de 80 % de mes vols se font à travers différents fuseaux horaires. La plupart du temps je vole vers l'ouest, vers Curaçao. Le décalage horaire est de 5 heures. Cela signifie en pratique que je me réveille à 4 heures, heure locale, et que je dois encore attendre 3 heures pour avoir le petit déjeuner.

« On me demande souvent si je m'habitue au décalage horaire. La réponse est non. Avec mes trente ans d'expérience, on pourrait s'attendre à ce que je connaisse des petits trucs, mais la seule chose à faire, c'est de s'en accommoder. Il n'y a aucune constante non plus en matière de décalage horaire : c'est à chaque fois différent. Un jour, je prends vite le rythme ; une autre fois, je ne m'y suis pas encore habitué après trois jours.

« Une des conditions pour le choix de nos hôtels, c'est que les chambres soient équipées de tentures doublées afin qu'il puisse faire complètement noir la journée. J'emporte aussi toujours un bandeau pour les yeux. Je ne prends pas de mélatonine. Le sport est très important pour trouver rapidement le bon biorythme. Rester assis ou regarder la télévision n'est pas bon. Il faut sortir et bouger.

« J'ai de la chance en tant que pilote parce que je vole toujours vers l'ouest. Certains de mes collègues volent aussi bien vers l'est que vers l'ouest, et c'est assez pénible. »

DORMEZ-VOUS FACILEMENT ?
« Oui, en général. En temps normal, je suis reposé et j'ai plein d'énergie. Je parviens à dormir quand je suis fatigué.
« Il y a des règles strictes en ce qui concerne les somnifères et les médicaments en général. Il faut aussi éviter les soins dentaires et les anesthésies au cours des jours qui précèdent un vol. »

21

POUR BIEN DORMIR, IL FAUT SE PRÉPARER

> « Si vous allez faire quelque chose ce soir que vous regretterez demain, faites la grasse matinée. »
>
> Henny Youngman.

Parfois, il est difficile de trouver le sommeil. Parfois, il nous arrive de ne pas trouver le sommeil du tout.

Si, à la longue, la somnolence vous guette, il y a fort à parier que vous avez un problème de sommeil.

Dans les cliniques du sommeil, les patients se plaignent généralement de ne pas pouvoir s'endormir ou de ne pas dormir une nuit entière. Il y a aussi des gens qui pensent qu'ils dorment trop, mais s'ils ne souffrent pas de somnolence en journée, il ne s'agit pas vraiment d'un trouble du sommeil.

Pour remédier à un trouble du sommeil, il faut s'armer de patience parce que, souvent, plusieurs facteurs sont en jeu. Les somnifères ont tendance à faire croire qu'un comprimé réglera tout, mais le sommeil ne se laisse pas dompter si facilement. Il n'y a pas de raccourcis et il y a rarement une seule solution qui permette de tout résoudre d'un coup de baguette magique.

Pour neutraliser un problème de sommeil, il faut impérativement adapter son mode de vie et ses habitudes.

La meilleure approche consiste à changer ses routines. Cela prend du temps et de l'énergie, mais c'est la méthode qui a le plus d'effets à long terme. Cela demande aussi de la persévérance pour pouvoir se détendre au bon moment. Notre sommeil est plein de paradoxes !

Je comprends que les mauvais dormeurs se tournent par désespoir vers les petites pilules et autres remèdes prometteurs. Parfois, ceux-ci s'avèrent nécessaires, mais ils apportent rarement la solution à long terme.

Pouvoir s'endormir n'est pas une question de volonté ni d'effort, mais plutôt de choix du moment opportun. Comme un surfeur qui attend la bonne vague et le bon moment pour se relever sur sa planche. Une bonne nuit de sommeil requiert un bon timing et des conditions adéquates. Le reste relève plutôt du lâcher-prise.

Les produits favorisant le sommeil

Auteur du XIXe siècle, Charles Dickens était connu pour ses nuits très courtes. Il avait tout essayé, même de déplacer son lit, mais quoi qu'il ait pu faire, Morphée ne le voulait pas dans ses bras. Du coup, il lui arrivait très souvent de se promener la nuit dans les rues de Londres, qui furent une source intarissable d'inspiration.

À l'époque, de nombreux remèdes étaient vendus contre l'insomnie, dont la plupart relevaient tout simplement du charlatanisme. Si ces remèdes fonctionnaient, c'était plutôt grâce à l'effet placebo. Lorsque l'on prend une pilule ou un sirop onéreux, on s'attend à en ressentir les effets et on s'en trouve très vite mieux. L'effet placebo illustre parfaitement la relation étroite qui existe entre le corps et l'esprit. Si vous vous attendez à ce qu'un médicament ou une intervention donne un résultat, la chimie cérébrale va induire des effets physiques absolument réels. Nous avons pu rendre bien visible l'effet induit au niveau du cerveau, grâce à nos scanners[1].

De nos jours, les gens se laissent encore attraper par ces remèdes attrayants qui soi-disant favorisent le sommeil, mais qui n'ont en fait aucun effet prouvé. Citons par exemple les lampes de sel de l'Himalaya à placer sur la table de nuit (un best-seller sur Amazon) ou ces aimants de cristaux à placer sous l'oreiller : d'un point de vue biologique et médical, ceux-ci n'ont strictement aucune action. Se laver les cheveux sans rincer le shampoing et enrouler sa chevelure dans une serviette avant d'aller au lit ? C'est original, mais c'est absurde… Sauf si vous y croyez…

Le seul fait que vous décidiez de prendre le contrôle de votre sort est déjà susceptible d'améliorer votre état. En soi, je n'ai pas toujours à donner de jugement scientifique en la matière. Lorsqu'il n'y a aucun effet secondaire négatif et lorsqu'aucune pathologie pouvant être traitée n'est laissée de côté, je devrais en fait être content qu'un moyen « alternatif » puisse avoir des effets positifs sur les symptômes, même s'il s'agit d'une voie psychologique indirecte.

Il en va de même pour les nombreux produits homéopathiques contre les troubles du sommeil. Les études scientifiques concluent qu'ils agissent d'une certaine manière, mais plutôt grâce à l'effet placebo[2].

Les moyens les plus utilisés pour lutter contre l'insomnie sont toujours l'alcool et les somnifères. Ces derniers existent depuis beaucoup plus longtemps que ce que vous pensez.

Le plus vieux somnifère était fabriqué à partir de jus de pavot, connu aussi sous le nom d'opium.

Au Moyen Âge, les demoiselles qui ne trouvaient pas le sommeil respiraient déjà un mouchoir imbibé préalablement de jus de pavot et d'alcool. Dans les champs de fleurs colorés d'Afghanistan fleurit une autre espèce de pavot somnifère, spécialement cultivé pour fabriquer l'héroïne.

À partir des années 1950, les médecins ont commencé à prescrire de vrais somnifères, les fameux barbituriques. Ils s'en sont donné à cœur joie, alors que ce n'était vraiment pas une bonne idée, vu que ces pilules avaient de nombreux effets secondaires. À la longue, les patients dormaient même encore plus mal.

La génération suivante de somnifères fut celle des benzodiazépines ; nous les utilisons encore aujourd'hui. Les entreprises pharmaceutiques fabriquent chacune leur propre somnifère et se livrent une concurrence acharnée, mais en fait ces pilules fonctionnent toutes selon le même principe. Elles agissent sur les récepteurs GABA du cerveau. Leur action se résume à tirer le frein à main du cerveau. Dans les années 1960 et 1970, bon nombre de personnes se sont vu prescrire des calmants, y compris ma mère en Belgique. Un demi-siècle plus tard, nous en subissons encore les conséquences. Une grande partie de mon travail consiste à convaincre les personnes âgées d'arrêter leurs somnifères, ce que je n'ai pas encore réussi chez ma mère.

Les benzodiazépines plus anciennes ont un effet prolongé qui persiste après le réveil. Lorsque le patient prend un comprimé le soir, le précédent est encore dans son sang. À la longue, ces substances s'accumulent, auxquelles il faut encore rajouter les effets des autres médicaments qu'avalent les personnes âgées. Ce cocktail nuit à la vivacité de l'esprit. Comme ces pilules atténuent l'angoisse et le stress, nombreux sont ceux qui ne veulent pas s'en passer.

Les benzodiazépines les plus récentes ont une durée d'action plus courte, ce qui en soi est beaucoup mieux. Ces somnifères aident effectivement les gens à s'endormir, mais il arrive que certains se réveillent en pleine nuit sans pouvoir se rendormir par la suite. Il s'agit alors pour le médecin de trouver le médicament approprié et la dose adéquate pour chaque patient.

Autorisé dès 1988, le zolpidem fut le premier d'une nouvelle classe de somnifères Z ; il fut commercialisé sous le nom de Stilnoct. D'autres ont ensuite suivi comme les somnifères zaleplon (non commercialisé en France) et eszopiclone.

Vers la fin des années 1980, l'on a commencé à s'inquiéter de la somnolence de certains patients et du nombre d'entre eux qui étaient devenus dépendants des benzodiazépines.

Les somnifères Z furent loués en long et en large et suscitèrent le même engouement que celui qui avait suivi le lancement des benzodiazépines pour les bénéfices importants qu'elles apportaient par rapport aux barbituriques. Grâce au lobby de l'industrie pharmaceutique, c'est aussi ces louanges que j'entendais lorsque j'étais encore étudiant en médecine et puis, plus tard, comme jeune médecin.

Ces affirmations étaient correctes dans un certain sens. Les traditionnelles benzodiazépines ont vraiment beaucoup d'effets secondaires, dont des effets sur la mémoire, la coordination et la relaxation musculaire. Les somnifères Z, quant à eux, aident à mieux dormir en induisant moins d'effets secondaires indésirables.

En tant que médecin spécialiste en formation, j'ai moi-même avalé beaucoup de comprimés de zolpidem tard le soir, pour m'endormir rapidement après avoir couru dans tous les sens au service des urgences. Depuis, nous savons qu'il faut être prudent avec les somnifères Z à courte durée d'action. Ces produits présentent aussi des risques et ont des effets secondaires négatifs.

L'un d'entre eux est l'apparition d'un « comportement automatique complexe », comme le fait de déambuler, préparer un repas ou conduire une voiture sans être complètement éveillé. Ce médicament peut parfois stimuler paradoxalement une partie du cerveau, notamment en cas de dosage élevé ou de consommation simultanée d'alcool. C'est un somnifère qui peut agir comme stimulant et rendre euphorique. C'est pour cette raison qu'il est aussi utilisé comme drogue dans les soirées.

Notre laboratoire a analysé chez des patients souffrant d'une lésion cérébrale et de coma pourquoi le somnifère Z suscitait l'éveil paradoxal de certains d'entre eux. Nous ne comprenons pas encore entièrement cet effet spectaculaire[3].

Bien qu'il faille être prudent, les somnifères peuvent s'avérer intéressants pour casser une spirale négative, notamment en cas de ressassements intempestifs. Les somnifères réduisent les angoisses qui poussent les gens à ruminer sans cesse. Six personnes sur dix s'endorment plus facilement, et la plupart n'ont plus aucun problème de sommeil après 6 mois.

Bien qu'il faille être prudent, les somnifères peuvent se révéler intéressants pour casser une spirale négative, notamment en cas de ressassements intempestifs.

À court terme, ces somnifères permettent donc de mieux trouver le sommeil pendant une période plus difficile, comme après un divorce ou le décès d'un proche. Néanmoins, dans ce cas de figure, il faut aussi établir un schéma précis : combien de temps vais-je prendre ces comprimés ?

En fait, il ne faudrait pas prendre de somnifères pendant plus de 2 à 3 semaines ; il faut ensuite diminuer la dose progressivement. C'est loin d'être évident ! Beaucoup de gens avalent des somnifères toute leur vie ; la Belgique et la France sont hélas des chefs de file en la matière.

À long terme, les somnifères ne sont pas une bonne idée parce qu'ils détériorent la qualité du sommeil. En dépit du nom qui leur a été donné, les somnifères n'offrent pas de bon sommeil réparateur.

Nous devons être d'autant plus vigilants lorsque nous en prescrivons aux personnes âgées. Chez elles, les somnifères sont moins efficaces. Par contre, les somnifères les mettent souvent groggy, ce qui augmente le risque de chute et de fracture.

Les somnifères peuvent aussi entraîner une certaine dépendance. Il est possible d'en sortir, mais comme dans toute addiction, il faut le vouloir. Malheureusement, les gens ne le font généralement que lorsqu'ils y sont obligés, comme en cas de problème ou de maladie.

Certains sédatifs ou antidépresseurs qui rendent somnolent peuvent être une alternative intéressante aux somnifères. Ils induisent le sommeil, en provoquant moins de dépendance. Les antihistaminiques, utilisés pour lutter contre les allergies, induisent également une somnolence, mais il n'est pas recommandé d'en prendre. Avant, les chauffeurs de poids lourds en prenaient pour mieux dormir, mais les antihistaminiques ont causé de nombreux accidents de la route.

À une époque, ils étaient même prescrits sous la forme de Théralène pour que les bébés puissent s'endormir plus facilement. J'en ai d'ailleurs eu aussi dans mon biberon parce qu'apparemment je pleurais beaucoup et je ne dormais pas facilement. Le Théralène est fortement déconseillé de nos jours.

Par ailleurs, deux mauvais dormeurs sur dix boivent de l'alcool pour s'endormir plus facilement.

Il est impératif de se détendre au cours de l'heure qui précède le coucher et, pour beaucoup de gens, boire un verre d'alcool est un moyen d'y arriver. D'ailleurs, pourquoi ne prendraient-ils pas un deuxième verre ? L'alcool a effectivement un effet inhibiteur qui plonge la personne dans un état second tout en l'apaisant. Mais une fois que l'effet est passé, la personne risque de se réveiller au beau milieu de la nuit à cause notamment de la dégradation des substances toxiques. Ou bien parce qu'elle doit aller aux toilettes parce que l'alcool est diurétique. L'alcool est une drogue socialement acceptée, ce qui le rend très accessible, et rend par conséquent les choses plus délicates en cas d'addiction. Beaucoup de gens en sont dépendants, même les médecins, croyez-moi. Nombreux hélas sont les médecins qui boivent, parfois en raison de la charge de travail ou du stress psychologique quasiment permanent. En tant que médecins, nous n'avons pas appris à faire face aux situations difficiles ; or il nous est impossible de les balayer d'un simple revers de la main.

Se lever la nuit à cause d'un accident mortel ou d'une mort suspecte n'est jamais chose aisée. Il m'est aussi arrivé de devoir réanimer des gens sur le périphérique de Bruxelles et d'aller examiner des personnes qui s'étaient suicidées ; rien ne vous laisse indifférent. Résultat : de nombreux médecins boivent un verre d'alcool fort pour pouvoir passer à autre chose. Moi aussi, ça m'est arrivé.

On sait depuis longtemps que les médecins constituent un groupe à risque en ce qui concerne le burn-out, le suicide et l'alcoolisme. Je connais personnellement plusieurs collègues qui ont mis fin à leurs jours et d'autres qui se sont tués en buvant. Il est scandaleux de savoir que nous connaissons le problème depuis longtemps et que rien n'est fait pour y remédier préventivement.

L'alcool, comme les somnifères, constitue un frein cérébral. Il restreint le sommeil paradoxal et renforce les effets du ressassement. L'alcool ne permet pas d'avoir un sommeil aussi profond et fragmente davantage le sommeil. C'est donc un sommeil moins réparateur.

Mes patients me disent aussi souvent qu'ils utilisent des produits naturels pour lutter contre le stress, l'anxiété et les problèmes de sommeil, comme le thé aux extraits de valériane, à la passiflore ou à l'ashwagandha (ou *Withania somnifera*).

Les essais cliniques contrôlés n'ont pas clairement établi si ces produits permettaient de lutter contre l'insomnie[4], mais si boire un de ces thés vous calme, je trouve que c'est un beau rituel pour se détendre. Attention toutefois de ne pas en boire de trop, sous peine de devoir vous lever la nuit pour uriner.

La mélatonine est une hormone naturelle qui donne de bons résultats et qui est tout à fait inoffensive. Elle est aussi baptisée « hormone du sommeil » parce que nous la produisons au crépuscule lorsque la lumière baisse. (Les animaux nocturnes comme les chauves-souris et les renards la sécrètent vers le matin : eux sont fatigués au lever du soleil.)

La mélatonine aide à mieux s'endormir, mais une partie de l'effet clinique est probablement aussi placebo. La sécurité d'une utilisation prolongée de mélatonine, notamment chez les enfants et les personnes âgées, fait actuellement débat. Commencez dès lors de préférence par 1 mg et augmentez la dose, si nécessaire, à raison de 1 mg par semaine. Ne dépassez absolument pas les 10 mg[5].

Quoi qu'il en soit, la mélatonine est l'un des rares somnifères que je prescris sans avoir mauvaise conscience. Mais, à nouveau, le meilleur somnifère qui soit, c'est le changement de vos habitudes de vie et de sommeil.

Se conditionner à mieux dormir

Si vous allez chez le psychologue ou le médecin parce que vous pensez mal dormir, celui-ci va vouloir savoir depuis combien de temps cela dure. Il va ainsi essayer de comprendre à quel point le problème est grave et/ou s'il s'agit d'un problème persistant ou plutôt fluctuant. Un trouble du sommeil peut effectivement être lié à une situation ; le stress est généralement l'élément perturbateur.

Dans mes consultations, par exemple, les gens me disent souvent qu'ils dorment mal à cause du stress : le stress des études, le stress au travail, le stress causé par des problèmes relationnels ou un décès.

Il est aussi possible de passer une nuit dans un service spécialisé du sommeil. Souvent, les gens ont l'impression de ne pas bien dormir, mais cela ne se traduit pas toujours dans les mesures objectives. Inutile dès lors en tant que médecin de le faire remarquer de manière arrogante : l'important, après tout, c'est de savoir que les gens ne se sentent pas reposés et qu'ils ne sont pas satisfaits de leur sommeil. Le patient a de toute façon toujours raison en la matière.

Le sommeil est le baromètre de notre cerveau et de notre bien-être mental. Il est impossible de constater objectivement si ce baromètre se trouve dans le vert ou dans le rouge. Un problème de sommeil est donc toujours quelque chose de subjectif ; la sensation de bien ou de mal dormir est liée à la perception de ce qui va bien et de ce qui va mal.

Récemment, une artiste m'a contacté en téléconsultation parce qu'elle dormait peu et travaillait surtout la nuit. Elle était très frustrée par les conseils que lui donnaient ses médecins et qui ne l'aidaient pas vraiment. Ils lui donnaient l'impression que le problème venait de son mode de vie nocturne et que c'était sa faute si elle dormait si mal. Il faut absolument que les professionnels de la santé évitent de rejeter la faute sur le patient parce que cela ne fait qu'aggraver leur problème.

Par contre, mal dormir est souvent lié à de mauvaises habitudes. En cas d'insomnie chronique, il est régulièrement question de mauvaises associations cérébrales. On constate, par exemple, qu'à la simple idée d'aller se coucher, les patients commencent à stresser, convaincus qu'à nouveau ils ne pourront pas s'endormir.

D'où l'intérêt de suivre une thérapie cognitivo-comportementale chez un psychologue du sommeil ; cette thérapie est non seulement efficace, mais elle est aussi scientifiquement fondée[6]. Le professeur canadien de psychologie Charles Morin, mon collègue et voisin à l'Université Laval à Québec, et Colleen Carney de la ville voisine de Toronto sont réputés mondialement en tant que pionniers de l'utilisation de cette méthode pour traiter les troubles du sommeil.

Ils partent du principe que tous les patients doivent recevoir une thérapie personnalisée.

L'objectif de la thérapie comportementale cognitive est de convertir les associations négatives en associations positives, en mettant en place des rituels bien définis, pour que les mauvaises habitudes deviennent de bonnes habitudes. Vous apprenez ainsi à vous conditionner pour aller dormir et à casser le cercle vicieux des nuits blanches.

Cette approche est l'une des solutions les plus efficaces à un problème de sommeil. Attention, ce n'est pas le psychologue qui vous fera dormir, c'est vous qui prendrez de nouvelles habitudes. Rien ne changera par contre si vous n'êtes pas motivé(e) ; le meilleur des coachs ne pourra rien y changer.

La thérapie comportementale classique s'étale sur 6 semaines. Vous apprenez à faire certaines associations et à vous conditionner pour vous endormir. Il vous sera sans doute conseillé, de manière contre-intuitive, d'aller dormir plus tard. La raison est de vous faire associer la chambre uniquement au sommeil. L'objectif est de faire en sorte que votre chambre devienne un espace de sommeil.

Des mauvaises aux bonnes habitudes

La première chose à faire, c'est de tenir un journal de bord du sommeil lorsque vous entamez une thérapie cognitivo-comportementale[7]. Cela vous permet de cartographier votre sommeil. Notez absolument tous les stimuli qui vous tiennent encore éveillé(e)s dans les heures qui précèdent votre coucher. Faut-il encore vous le rappeler ? La télévision et les réseaux sociaux sont à proscrire avant d'aller dormir.

Pour mieux dormir, il faut opter pour une approche globale, ce qui signifie qu'il faut aussi y penser pendant la journée. Par exemple, en mettant des solutions en place pour remédier au stress, aux douleurs et autres facteurs qui vous empêchent de dormir. La pleine conscience, la méditation respiratoire, le yoga et différentes techniques de relaxation peuvent vous aider à atténuer votre stress pendant la journée.

Lorsque je suis à Shanghai ou à Hangzhou, je vois beaucoup de gens dans les parcs et sur les places en train de faire du tai-chi, une gymnastique chinoise douce qui consiste à réaliser des mouvements lents pour apaiser le corps.

L'activité physique est idéale lorsque l'on ne dort pas bien. Outre les nombreux avantages pour la santé, le sport diminue le stress et l'anxiété. Évitez néanmoins les activités sportives intenses (à l'exception du sport en chambre) au cours des deux heures qui précèdent le coucher parce que le sport accélère le métabolisme et augmente la température corporelle. L'organisme n'est alors pas prêt à s'endormir.

Si vous avez vraiment des difficultés à dormir la nuit, je vous conseille d'éviter la sieste de l'après-midi. En l'évitant, vous accumulerez plus de pression de sommeil et vous aurez plus de chances de vous endormir le soir. Essayez aussi de vous exposer au maximum à la lumière du soleil pendant la journée.

Le soir, il vaut mieux ne pas manger copieusement. Après un délicieux repas et un bon verre de vin, il arrive souvent que la nuit soit moins bonne parce que l'on remue plus et que l'on se réveille régulièrement. Résultat : le lendemain, on ne se sent pas reposé. Manger tard maintient également la température corporelle élevée. Autant l'éviter !

Même sans repas copieux, la nicotine et l'alcool nuisent aussi au sommeil réparateur. Évitez-les, surtout si vous dormez mal.

Le soir, prenez le temps de vous apaiser. Un bon bain chaud peut vous aider à vous détendre. Après le bain, vous aurez bien chaud, mais votre température corporelle va redescendre, ce qui favorisera votre endormissement.

Vous pouvez aussi mettre un peu de musique de fond et lire un bon livre.

Un autre élément crucial, c'est la régularité des heures de coucher. Essayez toujours d'aller dormir et de vous réveiller dans un créneau bien défini ; de nombreuses applications de sommeil peuvent vous y aider. La régularité augmente la qualité du sommeil, comme cela a été prouvé à maintes reprises.

N'allez cependant pas vous coucher si vous ne sentez pas la fatigue. Vous devez associer le lit au sommeil et au sexe. Ne restez pas plus de 20 minutes au lit sans trouver le sommeil. Optez plutôt pour une activité susceptible de vous détendre comme le crochet, la vaisselle ou le rangement. Ou encore la lecture d'un livre dans la pénombre. Ne mettez pas de réveil non plus sur votre table de nuit. Le fait de voir l'heure qui tourne va vous frustrer davantage.

Le stress et le sommeil ne sont pas les meilleurs amis du monde, mais pour bon nombre de mauvais dormeurs, ce sont leurs pensées qui sont leur pire ennemi. C'est précisément pour cette raison que la thérapie cognitivo-comportementale est une bonne solution. Vous apprenez à identifier et à diminuer les pensées qui interfèrent avec votre sommeil.

Vous vous demandez probablement à quoi pensent les bons dormeurs. À rien, en fait ! C'est là que se trouve la clé de la réussite : ils se couchent et s'endorment aussitôt.

Ayez confiance et laissez le sommeil vous emporter tout doucement ! Ça marche, croyez-moi.

Apprendre à lâcher prise, c'est impératif !

Inutile de vouloir résoudre au lit tous les problèmes de la journée. Essayez avant d'aller dormir de ne plus penser à rien. Je sais, c'est plus facile à dire qu'à faire. Mais il est important d'essayer quand même de se vider la tête autant que possible. Le virologue Marc Van Ranst recourt à ce qu'il appelle sa *nothing box* : lorsque son esprit se trouve dans cette boîte vide, il ne pense plus à rien et s'endort en moins d'une minute.

Imaginez un petit coffret dans lequel vous pouvez enfermer toutes vos pensées jusqu'au lendemain matin. Essayez, vous verrez, ça marche !

Afin d'éviter de penser à tous vos soucis avant d'aller dormir, prévoyez un moment dans la journée pour y penser, une sorte de *worry time* ou pause soucis : vous prenez alors le temps de réfléchir à vos problèmes et à vos soucis pendant un moment défini clairement et convenu avec vous-même. Vous éviterez de les ressasser en permanence et que ce ressassement arrive à son comble au moment d'aller dormir. Accordez-vous le temps du calme et de l'apaisement auquel vous avez droit !

Vous pouvez aussi essayer plusieurs techniques pour vous apaiser physiquement et mentalement et pour détourner votre attention des problèmes et soucis qui vous tiennent éveillé(e). Apprenez à écouter votre corps. En vous détendant, vous pourrez vous laisser emporter par le sommeil. Il ne s'agit pas d'un processus actif, ce qui fait que ce processus est moins évident pour certains que ce qu'il y paraît. Vous ne faites rien, mais vous permettez que le sommeil vous envahisse. Vous vous conditionnez à vous laisser emporter dans les bras de Morphée.

Trois techniques d'apaisement

Pour bon nombre de personnes souffrant de troubles du sommeil, il n'est pas facile de trouver l'apaisement mental nécessaire le soir. Certains ont même appris inconsciemment à ne pas s'endormir, par exemple parce qu'ils ont déjà une réaction de stress automatique à la seule vue de leur chambre. L'anxiété est alors palpable : « Je parie que je ne vais à nouveau pas pouvoir m'endormir ! »

Rien que cette idée les empêche déjà de s'endormir paisiblement.

Il n'est pas toujours aisé de sortir de cette spirale infernale, mais il existe des moyens de se vider la tête et de s'apaiser, notamment en méditant. À ceux que ça intéresse, je conseille de lire mon livre sur la méditation ainsi que le carnet d'exercices afférent. Vous pouvez aussi installer une application pour faire les exercices de méditation guidée. Mes préférées sont Petit BamBou – j'y propose d'ailleurs un programme de méditation – et Headspace.

Mais ici, je souhaite aborder spécifiquement la relaxation musculaire, les projections mentales et les techniques de respiration.

LA RELAXATION MUSCULAIRE

Il ne s'agit pas de magie ; la relaxation musculaire est une technique réelle et validée. Il s'agit de contracter différents groupes de muscles avant de les relâcher complètement. L'important, c'est de prendre conscience de leur relâchement, de la détente complète du corps, du ralentissement de la respiration et de l'apaisement progressif de l'esprit.

Concrètement, vous devez vous installer confortablement au lit. Commencez par les mains : fermez les poings pendant plus ou moins 5 secondes et détendez-les ensuite pendant une vingtaine de secondes.

Puis, remontez vers les bras et les épaules. Exercez une pression des bras vers le bas en bloquant vos coudes et ensuite, relâchez. Exercez la même pression au niveau des épaules comme si vous essayiez de les rapprocher et relâchez. Continuez de la sorte pour chaque partie du corps : les abdominaux, les fesses, les cuisses, jusqu'aux orteils.

Au niveau du visage, essayez de soulever vos sourcils le plus haut possible et relâchez. Fermez les paupières le plus fort possible et relâchez. *Idem* pour les lèvres. Exercez ensuite une pression de la tête dans votre oreiller et relâchez. Veillez à faire ces exercices le plus agréablement et confortablement possible, sans provoquer de douleurs.

Vous sentirez toutes les tensions quitter progressivement votre corps.

LES PROJECTIONS MENTALES

Les projections mentales sont une forme d'autosuggestion qui vous permettent de vivre un scénario associé à des émotions agréables. Vous détournez votre attention d'éventuels scénarios catastrophes négatifs qui pourraient vous empêcher de dormir.

La technique consiste à visualiser autant que possible un récit mentalement. Pensez à un souvenir positif, par exemple de bonnes vacances de ski ou une belle promenade sur la plage. Vous seul(e) savez où vous vous sentez le mieux : à la plage, dans les montagnes, en forêt, en été ou en hiver.

Pensez à votre récit pendant la journée en prenant le soin de réfléchir aux détails qui vous importent : ce que vous voyez, mais aussi ce que vous entendez, les rayons chauds du soleil ou le vent sur votre peau. Entraînez-vous pour que, le soir, vous puissiez y revenir visuellement facilement.

Il est important de pouvoir reproduire le scénario sans trop improviser. Sinon, vous allez probablement vous retrouver à courir sans fin après chaque détail comme les rats dans leur roue de laboratoire, ce qu'il faut éviter à tout prix. L'objectif est de vous retrouver dans votre souvenir spécifique agréable afin de laisser moins de place à vos autres pensées éventuelles, comme votre déclaration d'impôts ou les loisirs de vos enfants. Celles-ci seront remplacées par des émotions positives, chaudes et agréables qui vous emmèneront vers le pays des rêves.

À titre d'exemple, voici le scénario qui m'aide à m'endormir. Je ferme les yeux et je m'installe confortablement sur le côté gauche, contre mon épouse. Je m'imagine en train de sortir et partir faire notre randonnée favorite dans les montagnes, ici, au Canada. Je vois clairement les sommets enneigés autour de la ville de Québec ainsi que les paysages vallonnés environnants. Le sentier grimpe légèrement, mais je le connais par cœur. Je sens les rayons chauds du soleil sur mon visage. Je me sens bien. Je respire l'air pur des montagnes et je sens l'air pénétrer jusque dans mes poumons.

Plus je monte, plus j'apprécie la vue magnifique au-dessus des pins sur l'immense vallée. Lorsque j'atteins mon endroit préféré, je m'assois pour me reposer et profiter de l'instant et de la vue.

Je me concentre sur chaque inspiration calme et profonde. Je suis complètement détendu et je me détends davantage à chaque expiration. L'endroit m'apaise et me remplit de sensations positives. Je me sens bien dans ma peau, les rayons du soleil me caressent agréablement. J'entends les oiseaux chanter au loin et le bruissement du vent dans les arbres.

Tout le monde peut inventer son propre scénario en testant les expériences sensorielles qui fonctionnent le mieux : la vue, l'odorat, l'ouïe et le toucher.

Les souvenirs personnels sont une sorte de sonnette magique qui rassure. Ce sont vos bons moments qui vous appartiennent. Ils constituent un endroit où vous pouvez retourner lorsque vous en ressentez le besoin. Les projections mentales peuvent être associées à la technique de la respiration abdominale.

LA RESPIRATION ABDOMINALE

La troisième technique est la respiration abdominale ou cohérence cardiaque. En cas de stress, le cœur bat de manière irrégulière alors qu'au repos, il suit un rythme régulier. Les exercices de respiration permettent de trouver ce calme.

La respiration abdominale signifie que la respiration part du ventre : le ventre monte à chaque inspiration. Lorsque nous sommes pressés ou stressés, nous respirons à partir de la poitrine ; il s'agit donc de respirer différemment.

Allongez-vous sur votre lit, fermez les yeux et détendez vos muscles. Respirez par le nez. Vous devez essayer de ralentir votre respiration pour arriver à respirer environ six fois par minute. Cela signifie une inspiration pendant plus ou moins 3 secondes, une pause d'une seconde, une expiration pendant plus ou moins 5 secondes et à nouveau une seconde de pause. Vous pouvez adapter ce rythme à vos besoins et à votre confort.

Détachez-vous de vos pensées et de vos émotions et concentrez-vous entièrement sur votre respiration. Placez éventuellement une main sur la poitrine et l'autre sur le ventre. Vous sentirez ainsi mieux vos mouvements respiratoires. Détendez tous vos muscles et trouvez ainsi l'apaisement. Pensez éventuellement à un souvenir positif, imaginez visuellement une belle histoire qui vous rappelle de bons souvenirs, comme dans le cas des projections mentales.

Faites cet exercice deux ou trois fois pendant la journée, chaque fois pendant une dizaine de minutes. Le soir, répétez-les avant d'aller dormir.

La respiration abdominale vous aide à prendre le contrôle de votre vie ; c'est beaucoup plus important que d'avaler une petite pilule passivement. La respiration abdominale va vous permettre de vous détendre pour pouvoir lâcher prise et vous endormir.

Si vous vous demandez comment exécuter concrètement cette respiration, Moonbird peut vous y aider (il s'agit d'une sympathique start-up belge). Ce petit appareil, aussi grand qu'un avocat, mesure la fréquence cardiaque et vous indique votre rythme personnel. Il se gonfle lorsque vous devez inspirer et se dégonfle lorsque vous devez expirer.

Un endroit pour dormir

La chambre idéale n'existe pas ; c'est avant tout un espace où vous devez vous sentir bien et que vous associez au sommeil.

La chambre idéale n'existe pas ; c'est avant tout un espace où vous devez vous sentir bien et que vous associez au sommeil.

Le mieux, c'est qu'il y fasse tout à fait noir et que l'endroit soit silencieux.

La température ne doit pas y être trop élevée, idéalement de 16 à 19 °C pour les enfants et de 18 à 21 °C pour les aînés. Faites-en un nid douillet, aux couleurs et odeurs qui vous plaisent. N'hésitez pas à y mettre des plantes si vous en avez envie. Pendant tout un temps, la présence de plantes suscitait la polémique parce que la nuit elles rejettent du CO_2, mais la quantité est tellement infime que les effets sont négligeables. Par contre, les effets positifs de la convivialité de l'espace sont immenses.

Les plantes filtrent l'air et rejettent de l'oxygène. Même la NASA s'intéresse à l'utilité des plantes pour purifier l'air, filtrer les produits toxiques et lutter contre les parasites et les bactéries.

Le lierre serait un bon choix. Cette plante libère des ions négatifs et a un effet positif sur la santé. Le sansevieria est un classique.

Lorsque l'on fumait encore dans les cafés, cette plante était, selon la légende, la seule qui pouvait survivre aux nuages toxiques de cigarette. Le sansevieria filtre les substances toxiques de l'air et rejette de l'oxygène principalement la nuit, ce qui est idéal dans une chambre.

Les champs électromagnétiques sont un sujet sensible. Certains de mes patients disent qu'ils sont hypersensibles au wi-fi, aux lignes à haute tension et aux signaux GSM. Selon de nombreux médecins, ce problème n'existe pas, mais l'OMS commence toutefois à prendre ces plaintes au sérieux. Comme il y a encore beaucoup d'incertitudes, il faut faire davantage de recherches. De toute façon, il n'est pas bon d'aller au lit avec son smartphone, à cause de tous les stimuli provoqués par les réseaux sociaux et la lumière de l'écran qui empêchent l'endormissement.

Si vous pensez sincèrement que le signal wi-fi ou les rayons de votre téléphone portable vous sont nocifs, il est clair qu'ils seront de mauvaise influence. N'hésitez pas par conséquent à débrancher votre routeur et à mettre votre smartphone en mode avion. Ou même mieux : éloignez tous les appareils électroniques de votre chambre.

Des bruits de la nature ou un murmure apaisant peuvent vous aider à vous détendre. Le clapotis de l'eau est le bruit idéal pour l'endormissement de certains. Le bruit des vagues ou ceux de la forêt tropicale à la tombée du jour ont aussi un effet calmant. Le bruit blanc (un bruit de fond continu semblable à celui de la climatisation ou d'un ventilateur en action ou d'une radio ou d'une chaîne de télévision statique) est aussi une option possible.

C'est véritablement un choix personnel.

Vous pouvez trouver tous ces bruits sur Internet. Vous pouvez aussi les enregistrer sur votre smartphone, comme je l'ai fait. Le clapotis de notre petit ruisseau de montagne me rappelle non seulement un magnifique voyage, mais il masque aussi d'autres bruits dérangeants qui essaient de pénétrer dans notre chambre. À nouveau, vous êtes le (la) mieux placé(e) pour savoir ce qui vous convient le mieux. Si nécessaire, et s'il vous est impossible de faire autrement, vous pouvez utiliser des bouchons d'oreille (de nos jours, il existe des modèles très confortables).

Le marchand de sable aime passer à heures fixes

Pour une bonne nuit de sommeil, il faut vivre de manière aussi régulière que possible et donc aller se coucher et se lever aux mêmes heures. Eh oui, même pendant le week-end et les vacances ! Notre rythme de sommeil est en effet perturbé lorsque nous allons dormir à une autre heure ou si nous mangeons ou faisons du sport à des moments différents.

Essayez de prendre l'habitude d'aller dormir avant minuit. Ma grand-mère disait toujours que les heures avant minuit comptaient double ! Il semblerait qu'elle ait eu raison. Si vous allez dormir tard, il est possible que vous perdiez votre premier cycle de sommeil qui se compose le plus de sommeil profond.

Vous vous sentez de ce fait moins reposé(e) le matin, bien que vous soyez resté(e) aussi longtemps au lit que quelqu'un qui serait allé dormir à 22 heures.

Rester plus longtemps au lit ne vous donnera pas davantage de sommeil profond parce que, vers le matin, nous avons relativement plus de sommeil paradoxal et de sommeil léger.

Le Dalaï Lama, le guide spirituel du bouddhisme tibétain, va d'ailleurs se coucher tous les jours à 19 heures pour se réveiller vers 2 h 30-3 heures du matin.

Mon bon vieil ami bouddhiste Matthieu Ricard a collaboré à une étude sur le sommeil et la méditation. Il s'est avéré que la méditation de la bienveillance (ou entraînement à l'empathie *loving kindness* qui, par exemple, vous fait répéter en silence certaines phrases qui expriment l'intention de cultiver la compassion, la compréhension et la communion), la forme de méditation qu'il préfère, induisait avant l'endormissement des ondes cérébrales qui ressemblaient aux ondes caractéristiques du début du sommeil profond.

Matthieu remarque aussi lorsqu'il part en retraite dans l'Himalaya en compagnie d'autres experts en méditation qu'ils ont moins besoin de sommeil parce qu'ils sont moins fatigués. Là-bas, ils vont dormir à 22 heures et se lèvent à 4 heures du matin. Ils ont évidemment une régularité incroyable et ne sont exposés à aucun stimulus externe.

Il n'est bien entendu pas donné à tout le monde de vivre cette vie monacale. Faites donc ce que vous pouvez et ne soyez pas trop sévère envers vous. La vie offre chaque jour son lot de défis et est jalonnée de différentes étapes.

Impossible de demander à un étudiant en examen, à de tout jeunes parents ou à un ouvrier travaillant en équipe en horaires décalés de suivre un schéma strict et régulier, sans aucune flexibilité.

En veillant à avoir de bonnes habitudes de sommeil, vous dormirez mieux

Changer de routine, moins ressasser ses idées et aborder le stress différemment peuvent permettre de retrouver un sommeil réparateur. La méditation, les exercices de respiration, la détente musculaire progressive, l'autohypnose, la gestion du stress et le *biofeedback* sont de bons outils pour se relaxer et mieux dormir. En pratiquant ces techniques, vous parviendrez à garder votre respiration, votre rythme cardiaque, votre tension musculaire et le flux de vos pensées sous contrôle. N'essayez pas de résoudre tous vos problèmes avant d'aller dormir. Écrivez ce qui vous préoccupe et rangez vos notes pour le lendemain. Organisez votre travail, fixez des priorités et déléguez vos tâches.

Essayez d'aller dormir et de vous lever à heures fixes, même le week-end. Limitez vos siestes (à 30 minutes) en début d'après-midi. Faites du sport (mais pas avant d'aller dormir). Évitez les écrans au lit. Ne prenez pas de repas copieux avant le coucher. Bannissez la caféine, la nicotine et l'alcool l'après-midi et le soir.

L'alcool peut vous aider à vous endormir, mais il vous empêchera d'atteindre le sommeil profond et vous réveillera au beau milieu de la nuit. Veillez à avoir une chambre obscure, calme, rafraîchissante et agréable, entièrement réservée au sommeil ou aux ébats amoureux. Instaurez un rituel relaxant avant le coucher, comme un bain chaud, une infusion, la lecture d'un livre ou l'écoute d'un air de musique douce. En cas d'insomnie persistante, un thérapeute du sommeil peut vous apprendre les techniques nécessaires pour instaurer de bonnes habitudes de sommeil, favorisant de bonnes nuits de sommeil réparateur. Le premier traitement à privilégier, c'est la thérapie cognitivo-comportementale. Le thérapeute vous aidera à contrôler ou à éliminer toutes les pensées et habitudes négatives qui vous tiennent éveillé(e). Cette thérapie est tout aussi efficace et de loin meilleure que n'importe quel somnifère.

Vous apprendrez d'abord à identifier consciemment (d'où l'adjectif cognitif) vos propres convictions qui influencent votre sommeil et à les modifier. Parfois, une spirale négative s'est installée et vos soucis à propos de votre insomnie ne font que l'aggraver.

Ensuite, vous allez apprendre de nouvelles (bonnes) habitudes de sommeil (d'où l'expression thérapie comportementale) et apprendre à éviter certains comportements qui vous empêchent de bien dormir (vous allez donc apprendre à vous défaire de vos mauvaises habitudes).

Dans le cadre de la technique du contrôle du stimulus, vous allez apprendre à éliminer les facteurs qui vous conditionnent mentalement à résister au sommeil. Vous allez être coaché(e) par exemple pour instaurer une heure de coucher et une heure de réveil régulières, à éviter les siestes, à utiliser le lit uniquement pour dormir et pour vos relations sexuelles, à quitter la chambre si vous ne vous endormez pas dans les 20 minutes et à n'y revenir que lorsque vous êtes prêt(e) à dormir.

Dans le cadre de la thérapie axée sur la restriction du sommeil, vous apprendrez à diminuer le temps que vous passez au lit et à supprimer les siestes de la journée pour lutter contre le manque de sommeil. Vous allez être plus fatigué(e) la nuit suivante, mais dès que votre sommeil se sera amélioré, le temps que vous passerez au lit augmentera progressivement.

Dans le cadre de la thérapie de l'intention paradoxale (ou la peur de l'insomnie), vous devrez essayer de rester éveillé(e) le plus longtemps possible au lieu d'essayer de vous endormir.

La luminothérapie peut vous aider à retarder votre horloge interne, si vous vous endormez et vous réveillez trop tôt.

Les somnifères peuvent parfois s'avérer nécessaires, dans le cadre d'un plan thérapeutique parfaitement défini avec une durée préalablement convenue (quelques semaines, par exemple). Les effets secondaires possibles sont la somnolence pendant la journée, le risque de chute, l'addiction, la confusion et le ralentissement cognitif.

22

LES FACILITATEURS DE L'ÉVEIL

> « Si tu te couches, tu seras sans crainte ; et quand tu seras couché, ton sommeil sera doux. »
>
> Proverbes 3:24.

Certains demandent un petit comprimé à leur médecin pour pouvoir dormir ; d'autres, au contraire, ne veulent pas s'endormir.

Le café est la première chose à laquelle les gens pensent pour combattre leur somnolence. La caféine, la substance active, se fixe sur les récepteurs à l'adénosine, dans le cerveau[1]. L'adénosine est cette substance qui fonctionne comme calmant et nous dit : « Il est temps d'aller dormir, nous sommes éveillés depuis trop longtemps. »

En se liant à ces récepteurs, la caféine empêche les signaux du sommeil de passer. La caféine bloque ainsi les demandes de repos et de sommeil de l'organisme. Vous restez éveillé(e) parce que votre cerveau ne capte pas ces signaux.

Mais c'est un leurre parce que votre esprit et votre corps ont encore besoin de sommeil ; la véritable fatigue accumulée demeure.

Le pic survient dans les 30 minutes qui suivent la tasse de café. La caféine a une demi-vie de plus ou moins 5 heures : ses effets demeurent donc relativement longtemps.

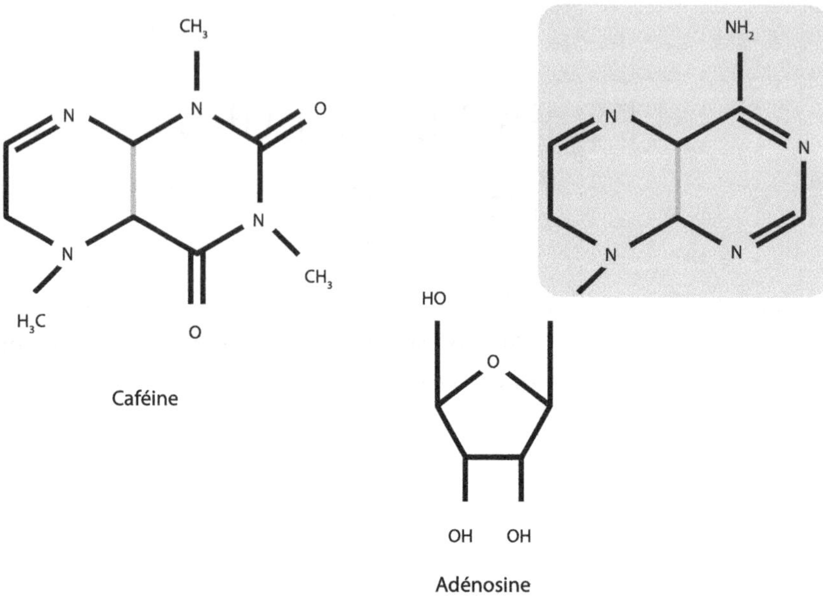

La structure de la caféine ressemble à celle de l'adénosine, la molécule de la pression de sommeil. Le Red Bull, le café, le thé et le chocolat bloquent les récepteurs de l'adénosine du cerveau, qui ignore ainsi la pression de sommeil. Le cannabis (THC) au contraire augmente la concentration en adénosine, ce qui rend somnolent.

C'est pourquoi, après 14-15 heures, il vaut mieux ne plus boire de café, sous peine d'avoir des difficultés à s'endormir. Les boissons décaféinées contiennent encore de la caféine ; une grande tasse en contient plus ou moins 10 mg contre 200 mg pour la même tasse de café noir normal.

La caféine se décompose dans le foie, mais comme celui-ci fonctionne moins bien avec l'âge, les effets du café sont plus importants chez les personnes âgées.

Certaines personnes sont aussi favorisées génétiquement en ce sens où elles ont une enzyme qui décompose plus rapidement la caféine. Ces personnes peuvent encore boire un expresso tard le soir et dormir comme une masse ; elles vont peut-être même se plaindre le matin que leur tasse de café ne les a pas tenues éveillées.

Quoi qu'il en soit, lorsque l'on boit trop de café, on en paie toujours le prix. Cela commence par des palpitations. Ensuite, il y a assurément le contrecoup, comme dans le cas de nombreux stimulants : le besoin de sommeil supplémentaire se fait bel et bien sentir.

Il s'agit du fameux crash de caféine : tout d'un coup, les batteries sont à plat, et il faut dormir pour récupérer. Le cas échéant, la pression de sommeil est telle que même le plus fort des cafés ne peut plus rien y faire.

Je n'ai jamais bu de café durant mes études secondaires, mais tout a changé lorsque j'ai commencé mes études de médecine. Pour rester éveillé pendant la période de préparation des examens, j'utilisais aussi une lampe très vive et je prenais des douches très froides.

Dans mon service à l'hôpital universitaire de Liège, nous avons toujours investi dans une bonne machine à expresso. Non seulement le café donne un coup de fouet, mais il rassemble aussi les gens. Discuter de la pluie et du beau temps à la machine à café est une habitude dans de nombreux bureaux. Cet aspect social est une bonne chose (mais de préférence sans exagérer le nombre de tasses de café).

La caféine est également présente dans les boissons énergisantes, et le thé en contient une petite quantité. Bien que nous l'appelions théine, il s'agit en fait de la même molécule. Certains antidouleur et médicaments pour maigrir contiennent aussi de la caféine.

Sans oublier le chocolat noir, qui en contient une infime quantité. Le chocolat (noir) contient aussi d'autres molécules stimulantes, notamment la théobromine, qui est nocive pour les chiens et les chats. La théobromine augmente le rythme cardiaque et peut provoquer des insomnies.

Les nazis sous amphétamines

Outre le café, les amphétamines figurent parmi les stimulants les plus utilisés et les plus connus. Aussi connue sous le nom de « *speed* », cette substance est présente dans certains médicaments. En 1927, on a découvert que l'amphétamine soulageait l'asthme et la bronchite ; son effet stimulant fut rapidement découvert dans la foulée.

Lorsqu'en 1939 les nazis se lancèrent dans la conquête de l'Europe, leurs soldats étaient sous l'emprise des amphétamines. En 1940, les Allemands envahirent notre pays, le Luxembourg, les Pays-Bas, la France et presque toute l'Europe lors de la guerre éclair. Le rythme sans précédent de leur progression résultait des amphétamines que les soldats recevaient de leurs supérieurs. Ils restaient éveillés jour et nuit pour combattre les Belges et les Français épuisés.

Plus tard, les soldats et les pilotes alliés reçurent également des amphétamines et autres psychostimulants analogues, notamment lors des attaques aériennes de longue durée.

Dès la Seconde Guerre mondiale, les effets secondaires dangereux sont apparus, comme l'addiction et le risque accru de psychose. De nouvelles substances plus efficaces et avec moins d'effets secondaires ont alors été recherchées, et cette recherche est toujours en cours. Aujourd'hui encore, les armées s'intéressent vivement aux substances qui permettent de maintenir plus longtemps les soldats éveillés.

L'arme secrète de la guerre du Golfe

Dans les années 1970, l'expert français du sommeil Michel Jouvet – l'homme qui a décrypté le sommeil et les rêves des chats – a développé un super médicament avec le laboratoire

Louis Lafon pour maintenir les gens éveillés sans subir d'effets secondaires visibles ni de durs contrecoups : le modafinil. Jouvet l'a même pris jusqu'à la fin de sa vie pour continuer à toujours travailler plus dur et plus longtemps.

Les dirigeants militaires sautèrent véritablement sur ce médicament phénoménal qui permettait de contrer la somnolence. En France, la Légion étrangère l'utilisa pendant les opérations spéciales, et l'armée américaine y vit un certain potentiel. Pendant la guerre du Golfe en 1991, le modafinil a permis à l'aviation américaine d'envoyer des avions à rythme constant dans les airs pour bombarder l'Irak. Tant les pilotes que les techniciens pouvaient tourner jusqu'à 48 heures d'affilée.

En 2001, l'entreprise américaine Cephalon racheta le laboratoire Louis Lafon. À cette époque, j'étais aussi impliqué dans la recherche sur le modafinil (commercialisé sous le nom de Provigil). En marquant radioactivement la substance, nous pouvions voir où elle allait se fixer dans le cerveau humain. Cette étude n'a jamais été publiée parce que notre contrat avec Lafon était strictement confidentiel.

Aujourd'hui, je peux dire que cette substance agit sur le tronc cérébral et l'hypothalamus. La molécule les tient en alerte. (Ce fut ma deuxième contribution scientifique à nos connaissances sur le sommeil. Je trouvais ça génial.)

L'ironie veut que certains participants aux congrès sur le sommeil prennent aussi du modafinil. Les experts du sommeil prennent donc une substance pour lutter contre le sommeil et rester plus alertes aux congrès sur le sommeil…

Comme le café et les amphétamines (la cocaïne aussi, d'ailleurs) qui maintiennent l'état de veille pendant un certain temps, en vous rendant encore plus fatigué par la suite, il est impossible de prendre du modafinil de manière prolongée sans en ressentir les effets. Il faut toujours passer à la caisse à un moment ou à un autre. On peut forcer l'éveil pendant quelques jours, mais après, il faut dormir beaucoup plus longtemps. Cette dette de sommeil doit être remboursée tôt ou tard.

La lumière pour lutter contre la somnolence

Le soleil maintient l'horloge biologique à la bonne heure, mais nous pouvons aussi synchroniser notre horloge moléculaire interne avec la lumière artificielle ; c'est la lumière bleue qui semble fonctionner le mieux, comme nous avons pu le montrer avec nos scanners cérébraux[2]. Pour les gens qui souffrent d'un décalage du rythme sommeil-veille, d'un décalage horaire ou d'une dépression saisonnière, la luminothérapie est un plus.

L'explication est simple : la lumière freine la sécrétion de mélatonine. Or notre horloge reçoit les informations *via* la rétine ; nous pouvons donc exercer une influence à ce niveau-là.

Vous avez du mal à vous endormir le soir ? Faites une séance de luminothérapie de 20 minutes le matin à 8 heures. Vous avancerez ainsi votre horloge biologique et vous serez aussi plus vite fatigué(e) le soir. Si par contre vous êtes éveillé(e) trop tôt le matin, il vaut mieux faire une séance de luminothérapie l'après-midi vers 17 heures pour ralentir votre horloge biologique et décaler un peu plus tard l'heure du coucher.

Ces lampes, d'une intensité lumineuse de 4 000 à 6 000 lux, n'ont pas beaucoup d'effets secondaires, moins d'ailleurs en fait que la lumière naturelle du soleil, parce qu'elles ne brûlent pas.

Les bureaux situés au rez-de-chaussée ou au milieu de notre hôpital sont peu baignés de lumière naturelle. Pour les gens qui y travaillent, j'ai acheté des cubes de lumière. Il vaudrait mieux évidemment que ces personnes travaillent dans un bureau pourvu d'une fenêtre pour bénéficier de la lumière naturelle, mais ces petits cubes de lumière offrent déjà un petit plus.

Si vous n'avez pas le temps de faire une séance de 20 minutes devant une lampe bleue, il existe des lunettes spéciales dans le commerce, comme la Luminette, un spin-off de l'Université de Liège. Philips, Propeaq et d'autres marques vendent aussi ce genre de solutions portables.

Solutions pour travailleurs nocturnes

La luminothérapie peut également s'avérer intéressante pour les travailleurs nocturnes, notamment en début de nuit. L'inverse est aussi vrai : si vous revenez tôt le matin chez vous, portez des lunettes de sommeil et dirigez-vous le plus vite possible vers votre chambre.

Aux petites heures, la température corporelle est au plus bas, ce qui favorise l'endormissement. Plus vous attendrez, plus il vous sera difficile de vous endormir.

Dormir la journée n'est jamais simple. Non seulement il faut véritablement obscurcir la chambre, mais il faut aussi suffisamment de calme. Les bouchons d'oreille sont des alliés formidables, et vous pouvez aussi prendre de la mélatonine avant d'aller dormir.

Malgré toutes ces mesures, les travailleurs de la nuit perdent généralement 1 à 2 heures de sommeil par nuit. Il est possible de compenser ce manque en faisant une sieste d'une heure et demie avant d'aller travailler. Vous bénéficiez alors d'un cycle de sommeil complet supplémentaire, y compris une phase de sommeil paradoxal.

La plupart des travailleurs nocturnes boivent du café ; certains prennent aussi des médicaments comme la Rilatine, utilisée normalement pour traiter le trouble de déficit de l'attention ou hyperactivité. Le modafinil, cette substance que les Américains ont utilisée pendant la guerre du Golfe, aide aussi les travailleurs à rester alertes toute la nuit.

Normalement, les médicaments permettant de rester éveillé sont prescrits uniquement aux personnes qui ont passé un examen dans un centre du sommeil ou qui souffrent par exemple de narcolepsie. L'utilisation de ces médicaments pour le travail de nuit est très controversée.

Les travailleurs nocturnes ne sont pas les seuls à avoir un biorythme perturbé ; celui des gens qui commencent très tôt le matin ou qui habitent loin de leur travail l'est aussi. La luminothérapie peut par conséquent leur être d'un grand secours. Ils peuvent éventuellement faire une sieste en milieu de matinée en prenant de la mélatonine et dormir pendant un cycle de sommeil complet d'une heure et demie. En cas d'impossibilité, plusieurs siestes fractionnées de 20 minutes peuvent aussi faire l'affaire.

Dormir pour pouvoir rester éveillé

La sieste en soi est une très bonne idée, mais il vaut mieux éviter de la faire après 15 heures pour ne pas perturber l'heure normale du coucher. Il vaut mieux aussi la limiter à 20 minutes. Activez donc votre réveil pour éviter de dormir un cycle entier. Une trop longue sieste vous rendra groggy, et vous ne vous sentirez pas revigoré(e) !

Les siestes vous permettent donc de combattre la somnolence, mais aussi les contrariétés et les frustrations au travail.

Les siestes ne sont pas recommandées aux insomniaques ni à ceux qui passent de mauvaises nuits.

Une brève *powernap* augmente la vigilance. Les siestes vous permettent donc de combattre la somnolence, mais aussi les contrariétés et les frustrations au travail. Elles vous permettent de mieux affronter les difficultés mentales. Par contre, s'endormir involontairement devant la télévision peut influencer négativement le sommeil.

Si vous vous sentez somnolent(e) au volant, mieux vaut également vous arrêter pour vous reposer. À ce moment précis, le café ne vous sera d'aucun secours pour vous réveiller. Mais vous pouvez décupler les effets de votre *powernap* en buvant du café puisque la caféine ne produira ses effets qu'une demi-heure plus tard. En faisant une petite sieste d'un quart d'heure entre-temps, vous serez plus alerte au réveil grâce aux effets combinés de la sieste et du café.

Bâiller à s'en décrocher la mâchoire

Le corps a aussi son propre stimulant naturel : le bâillement. Les gens bâillent lorsqu'ils s'ennuient, mais le bâillement en soi est passionnant. Ce réflexe stimule en fait la partie du cerveau qui nous tient en éveil.

Certains athlètes et musiciens professionnels bâillent même expressément avant leurs prestations. Ils essaient ainsi d'aiguiser leur vivacité d'esprit.

Comme tout le monde le sait, les bâillements sont contagieux. Lorsque l'on voit quelqu'un bâiller, on se met de manière presque automatique et incontrôlée à bâiller également. Gageons aussi qu'en lisant ces lignes, vous éprouvez une envie irrésistible de bâiller, n'est-ce pas ? Il est fascinant de voir à quel point cet effet est fulgurant !

Mais comment est-ce possible ? Ce serait lié à la synchronisation du groupe et à nos fameux neurones miroirs : voir quelqu'un faire un certain mouvement va activer le même réseau que si nous faisions nous-mêmes l'action. Cela serait aussi lié à la faim : les lions vont ainsi s'étendre et bâiller avant de partir chasser ensemble.

J'espère en tout cas que ce livre ne vous a pas fait trop bâiller. J'avais pour ambition en l'écrivant de vous aider à mieux dormir, mais pas de vous présenter un livre soporifique.

Enfin, du moment que vous dormez bien, je peux aussi me glisser dans les bras de Morphée et me laisser emporter vers le pays des rêves.

Grincement et serrement des dents

Qu'est-ce que c'est ?

Le bruxisme (du grec *brugmos* qui signifie « grincement des dents ») est le serrement ou le grincement des dents inconscient pendant le sommeil ou la période éveillée.

Comment le reconnaître ?

Le grincement peut être si bruyant qu'il éveille le conjoint.
Il endommage ou aplatit les dents, il détériore l'émail dentaire et peut provoquer douleurs et sensibilité au niveau des dents. Il peut aussi causer des douleurs, de la fatigue ou des tensions au niveau des muscles de la mâchoire, voire empêcher que la mâchoire s'ouvre ou se ferme complètement ou provoquer un « cliquetis ».
Le matin, vous pouvez vous réveiller avec des douleurs au niveau des oreilles et des articulations de la mâchoire, du visage et du cou ainsi que des céphalées. Il se peut que vous sentiez des lésions liées à la mastication à l'intérieur de la joue. La qualité du sommeil en pâtit, et les patients sont dès lors fatigués.

Pourquoi est-ce que je grince des dents ?

Nous n'en connaissons pas encore vraiment la cause ; il peut s'agir de facteurs psychologiques, physiques ou génétiques. Ce phénomène est fréquent chez les jeunes enfants et disparaît avec l'âge. Souvent, il s'agit d'un trouble du sommeil, mais cela peut également être une manifestation de stress, d'anxiété, de frustration, de tension, de colère ou d'émotions refoulées. Il peut aussi s'agir d'une (moins bonne) habitude de concentration intense. Votre personnalité (si vous êtes hyperactif ou compétiteur dans l'âme), mais aussi l'hyperactivité (TDAH), le reflux, la maladie de Parkinson, la démence, l'épilepsie, les cauchemars et l'apnée du sommeil peuvent augmenter le risque.

Que faut-il faire ?

En cas de maux de tête, de problèmes de dents ou de mâchoire, le mieux est de consulter un professionnel (y compris pour un enfant).
Consultez votre dentiste (il est possible que vous ayez besoin d'une orthèse), qui vous enverra éventuellement chez un médecin du sommeil si d'autres troubles du sommeil sont également présents.
En cas de causes psychologiques, un thérapeute agréé pourra vous aider. L'apprentissage des techniques de méditation et les exercices de relaxation ont fait leurs preuves.
Aucune pilule n'est vraiment efficace (les antidépresseurs ou les anxiolytiques peuvent aider s'il y a d'autres problèmes sous-jacents en plus de la thérapie comportementale et de la psychothérapie). Certains médicaments (comme les antidépresseurs) peuvent déclencher le grincement des dents.
Instaurez de bonnes habitudes de sommeil en écoutant de la musique, en prenant un bain chaud ou en faisant du sport pour vous détendre et réduire le risque de grincer des dents.
Le café, l'alcool et le tabac sont à proscrire, surtout le soir.
Parlez avec votre conjoint de votre grincement des dents et utilisez une appli pour l'enregistrer (voir p. 264).
Prévoyez une visite régulière chez le dentiste.
Le *biofeedback* peut être une option pour apprendre à restreindre l'activité musculaire au niveau de la mâchoire. Les injections de botox (toxine botulique) sont rarement nécessaires.

Source : Goldstein G. et al., *« Bruxism : Best evidence consensus statement »,* Journal of Prosthodontics, *2021, 30 (S1), p. 91-101.*

ÉPILOGUE

VIVE LE SOMMEIL !

> « Le bonheur, c'est de dormir suffisamment. Rien que cela. »
>
> Robert A. HEINLEIN, *Étoiles, garde-à-vous !*

Le sommeil est notre ami. Mais il mérite davantage d'attention, quelle que soit la phase de vie dans laquelle nous nous trouvons. Or, à cause de ce fameux machisme du sommeil, nous y accordons trop peu d'attention… jusqu'à souffrir d'un trouble du sommeil.

Le fait de se sentir mieux lorsque l'on dort bien est la seule vraie vérité à propos du sommeil.

Pourtant, certains ne l'acceptent pas. J'ai des collègues qui essaient de trouver des moyens de dormir le moins possible, par exemple en modifiant le cerveau au niveau neurochimique ou en le stimulant par électricité.

Cette lutte contre le sommeil me met mal à l'aise ; toutes ces recherches sur des médicaments pour contrer le sommeil me semblent inquiétantes. Et un avenir sans sommeil ne me semble ni possible ni souhaitable.

Dormir ne se limite d'ailleurs pas au seul repos. Nos scanners cérébraux nous ont appris que nous avions besoin de dormir pour bien fonctionner sur le plan psychologique et émotionnel, pour apprendre de nouvelles compétences et pour emmagasiner toutes sortes d'informations.

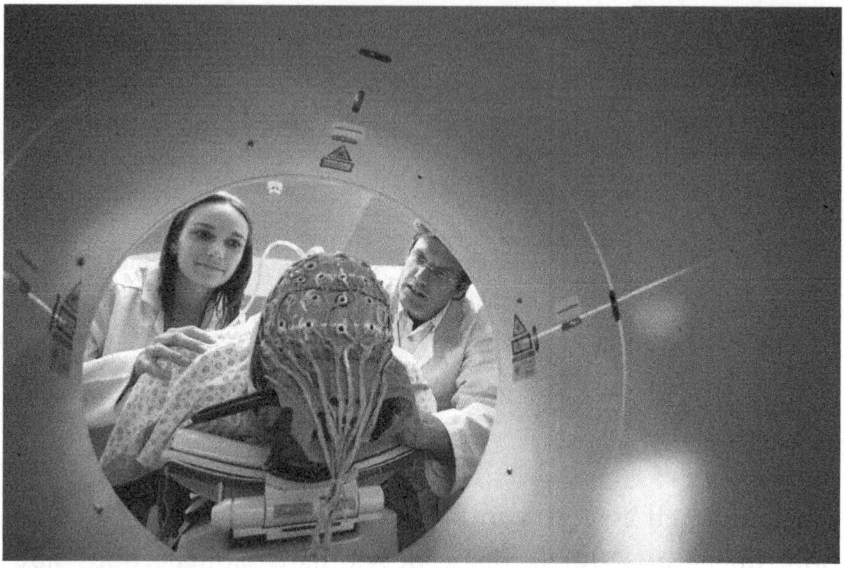

Notre équipe essaie de mieux comprendre le rôle du sommeil dans la neuroplasticité et la récupération après un traumatisme crânien et la maladie grâce aux examens que nous effectuons au moyen de nos scanners cérébraux. (Photo : N. Enker, Der Spiegel.*)*

Notre corps fonctionne aussi différemment selon le moment de la journée et de la nuit. Le sommeil influence quasiment chacune de nos cellules, et le manque de sommeil perturbe notre métabolisme, ce qui explique pourquoi les troubles du sommeil sont souvent liés au surpoids.

Pour ces mêmes raisons, nous devons aussi accorder plus d'attention au moment choisi pour l'administration des traitements médicaux. Ainsi, les médicaments contre le cholestérol agissent mieux lorsqu'ils sont pris le soir, comme nous l'ont appris les études menées en chronobiologie.

Même nos ordinateurs ont aussi parfois besoin de s'arrêter quelque peu pour mieux repartir. Ils libèrent ainsi de la mémoire de travail. Les programmes qui étaient restés calés se débloquent. Mais notre brillant cerveau ne fonctionne pas comme un ordinateur : c'est un organe à la fois dynamique, émotionnel, créatif, flexible et fragile. Même le plus avancé des superordinateurs se perd dans nos émotions et pensées humaines.

Au lieu d'essayer de nous priver de sommeil, nous devrions en tant qu'experts du sommeil investir davantage de temps dans l'amélioration de sa qualité ; c'est effectivement là que le bât blesse le plus. D'ailleurs, ce n'est qu'une fois que l'on est dans le rouge que l'on se rend compte à quel point on manque de sommeil !

Une société adaptée à chaque biorythme

La science n'est pas le seul domaine qui devrait accorder plus d'attention au sommeil. La société, dans son ensemble, devrait aussi s'y atteler. Les lève-tôt représentent 40 % de la population contre 30 % de couche-tard, mais la société n'en tient pas compte. Pour ces oiseaux de nuit, notre société est tout simplement mal organisée. Les horaires de travail s'imposent généralement à tous de la même manière, ce qui n'est pas juste.

L'aube est-elle à ce point sacro-sainte ? Pas pour nos adolescents en âge scolaire.

Il a été prouvé à maintes reprises que commencer l'école plus tard influencerait positivement les résultats des étudiants. Commencer une heure plus tard contribuerait significativement à une augmentation de leur concentration et pourrait faire la différence entre un bon et un mauvais bulletin.

Les adolescents tireraient grandement profit d'un glissement du début des cours vers 9 h 30-10 heures. Lorsqu'ils doivent commencer à écouter à 8 h 30, la moitié d'entre eux sont distraits ou s'endorment. Les experts du sommeil sont quasiment unanimes pour dire que la société doit mieux s'adapter aux besoins des jeunes, et non le contraire.

Le temps que nos enfants passent à dormir n'est pas moins utile que le temps qu'ils passent à faire leurs devoirs. Ce temps stimule leur réflexion créative et leur assure un équilibre émotionnel. En outre, plus de stress à cause des devoirs risque de nuire à la qualité de leur sommeil et les empêcher d'être performants en cours. En dormant mieux, par contre, ils sont plus à même d'être performants.

Pourquoi ne laisserions-nous pas aussi à nos élèves et à nos étudiants le soin de choisir le moment où ils veulent passer leurs examens ? Passer un examen oral à 9 heures est un véritable calvaire pour certains d'entre eux. D'autres, par contre, ont plus de difficultés à se concentrer à 16 heures.

Pour les couche-tard, l'enfer ne s'arrête pas à la fin des études. Lorsqu'ils trouvent un emploi, ils doivent se conformer aux horaires imposés.

Pourtant, le télétravail permet de mieux adapter ses horaires de travail à son rythme sommeil-éveil.

Dans mon centre de recherche, nous ne contrôlons pas l'heure à laquelle les ingénieurs arrivent ; ce qui importe, c'est que le travail soit fait ! Nous avons des informaticiens qui arrivent l'après-midi et qui travaillent jusqu'à minuit : aucun problème ! Grâce à ce modèle qui offre plus de flexibilité, ils peuvent adapter leurs horaires de travail à leur propre biorythme. Cela profite à la fois à leur bien-être mental, à leur plaisir professionnel et à leur productivité !

Davantage d'employeurs devraient y penser. Il ne faut pas forcer systématiquement tout le monde à travailler de 9 heures à 17 heures. Permettre aux gens de choisir leurs horaires de travail est aussi une preuve de confiance. Il se pourrait que cela contribue à ce que les travailleurs éprouvent davantage de plaisir à faire leur travail, ce qui serait aussi tout bénéfice pour l'entreprise. Nous verrions alors moins d'absentéisme et moins de burn-out.

Le principal message que j'essaie de vous faire passer, c'est que nous devons absolument arrêter de considérer le sommeil comme du temps perdu, du temps passif et du temps non productif.

Notre cerveau reste actif pendant que nous dormons.

Dans nos hôpitaux également, nous devrions permettre à nos patients de dormir mieux et de dormir plus. Avec notre équipe, nous sommes en train d'analyser l'importance du sommeil dans la récupération et la revalidation après un traumatisme crânien ou une maladie grave. Le pays des rêves est notre ami et notre allié. Mieux nous dormons, mieux notre cerveau peut accomplir son fascinant travail de nuit.

Et plus nous sommes forts et solides pour commencer une nouvelle journée le lendemain en étant reposés, alertes et de bonne humeur.

Alors, vive le sommeil pour être pleinement et consciemment éveillé !

NOTES BIBLIOGRAPHIQUES

PREMIÈRE PARTIE
La grande énigme du sommeil

1
Qu'est-ce que le sommeil ? Pourquoi dormons-nous ?

1. Maquet P., Péters J., Aerts J., Delfiore G., Degueldre C., Luxen A., Franck G., « Functional neuroanatomy of human rapid-eye-movement sleep and dreaming », *Nature*, 1996, 383 (6596), p. 163-166.

2
Les vagues de l'océan du sommeil

1. Malinowska U., Chatelle C., Bruno M. A., Noirhomme Q., Laureys S., Durka P. J., « Electroencephalographic profiles for differentiation of disorders of consciousness », *Biomed Eng. Online*, 2013, 12, p. 109 ; Cologan V., Drouot X., Parapatics S., Delorme A., Gruber G., Moonen G., Laureys S., « Sleep in the unresponsive wakefulness syndrome and minimally conscious state », *J. Neurotrauma*, 2013, 30 (5), p. 339-346.

2. Boly M., Tononi G., Laureys S., Friston K., « Connectivity changes underlying spectral EEG changes during propofol-induced loss of consciousness », *J. Neurosci.*, 2012, 32 (20), p. 7082-7090 ; Rosanova M., Gosseries O., Tononi G., Laureys S., Massimini M., « Recovery of cortical effective connectivity and recovery of consciousness in vegetative patients », *Brain*, 2012, 135 (Pt 4), p. 1308-1320 ; Sanders R. D., Tononi G., Massimini M., Laureys S., Boly M., « Propofol-induced unresponsiveness is associated with impaired feedforward connectivity in cortical hierarchy », *Br. J. Anaesth.*, 2018, 121 (5), p. 1084-1096.

3. Murphy M., Massimini M., Laureys S., Tononi G., Boly M., « Propofol anesthesia and sleep : A high-density EEG study », *Sleep*, 2011, 34 (3), p. 283-291 ; Landsness E., Massimini M., Laureys S., Tononi G., Boly M., « Electrophysiological correlates of behavioural changes in vigilance in vegetative state and minimally conscious state », *Brain*, 2011, 134 (Pt 8), p. 2222-2232.

4. Laureys S., *Un si brillant cerveau*, Odile Jacob, 2015, et Laureys S. *et al.*, « The locked-in syndrome : What is it like to be conscious but paralyzed and voiceless ? », *Prog. Brain Res.*, 2005, 150, p. 495-511.

5. Martial C., Cassol H., Laureys S., Gosseries O., « Near-death experience as a probe to explore (disconnected) consciousness », *Trends Cogn. Sci.*, 2020, 24 (3), p. 173-183.

6. Laureys S., Peigneux P., Maquet P., « Experience-dependent changes in cerebral functional connectivity during human rapid eye movement sleep », *Neuroscience*, 2001, 105 (3), p. 521-525.

3

À la recherche de notre état de conscience

1. Sanders R. D., Tononi G., Laureys S., Sleigh J. W., « Unresponsiveness ≠ unconsciousness », *Anesthesiology*, 2012, 116 (4), p. 946-959.

2. Bonhomme V., Laureys S., Gosseries O., « General anesthesia : A probe to explore consciousness », *Front. Syst. Neurosci.*, 2019, 13, p. 36.

3. Laureys S., *Het No-nonsense meditatieboek*, Borgerhoff & Lamberigts, 2019, (tr. fr. *La méditation, c'est bon pour le cerveau*, Odile Jacob, 2019) pour nos recherches sur les moines bouddhistes. Pour nos études sur les ondes gamma et la conscience, voir Darracq M., Boly M., Laureys S., Tononi G., Sanders R. D., « Evoked alpha power is reduced in disconnected consciousness during sleep and anesthesia », *Sci. Rep.*, 2018, 8 (1), p. 16664 ; Barrett A. B., Laureys S., Seth A. K., « Granger causality analysis of steady-state EEG signals during propofol-induced anaesthesia », *PLoS One*, 2012, 7 (1), e29072 ; Bodart O., Lutz A., Ricard M., Laureys S., Gosseries O., « Meditation-induced modulation of brain response to TMS », *Brain Stimul.*, 2018, 11 (6), p. 1397-1400.

4. Demertzi A., Soddu A., Laureys S., « Consciousness supporting networks », *Curr. Opin. Neurobiol.*, 2013, 23 (2), p. 239-244 ; Vanhaudenhuyse A., Demertzi A., Laureys S., « Two distinct neuronal networks mediate the awareness of environment and of self », *J. Cogn. Neurosci.*, 2011, 23 (3), p. 570-578.

5. Siclari F., Boly M., Postle B. R., Tononi G., « The neural correlates of dreaming », *Nat. Neurosci.*, 2017, 20 (6), p. 872-878.

6. Boveroux P., Laureys S., « Brain function in physiologically, pharmacologically, and pathologically altered states of consciousness », *Int. Anesthesiol. Clin.*, 2008, 46 (3), p. 131-146.

7. Sanz Perl Y., Deco G., Laufs H., Sitt J., Laureys S., Tagliazucchi E., « Perturbations in dynamical models of whole-brain activity dissociate between the level and stability of consciousness », *PLoS Computational Biology*, 2021, 17 (7), e1009139.

8. Lee M., Tononi G., Laureys S., Gosseries O., Lee S. W., « Quantifying arousal and awareness in altered states of consciousness using interpretable deep learning », *Nature Communications*, 2022, 13 (1), p. 1064. Perogamvros L., Boly M., Tononi G., « The phenomenal contents and neural correlates of spontaneous thoughts across wakefulness, NREM Sleep, and REM Sleep », *J. Cogn. Neurosci.*, 2017, 29 (10), p. 1766-1777. Wielek T., Laureys S., Pichler G., Schabus M., « Sleep in patients with disorders of consciousness characterized by means of machine learning », *PLoS One*, 2018, 13 (1), e0190458.

4

Le sommeil rend plus fort et plus intelligent

1. Takahashi Y. *et al.*, « Growth hormone secretion during sleep », *J. Clin. Invest.*, 1968, 47 (9), p. 2079-2090.

2. Reddy O. C., Van der Werf Y. D., « The sleeping brain : Harnessing the power of the glymphatic system through lifestyle choices », *Brain Sci.*, 2020, 10 (11), p. 868.

Nedergaard M., Goldman S. A., « Glymphatic failure as a final common pathway to dementia », *Science*, 2020, 370 (6512), p. 50-56.

3. Mah C. D., Mah K. E., Kezirian E. J., Dement W. C., « The effects of sleep extension on the athletic performance of collegiate basketball players », *Sleep*, 2011, 34 (7), p. 943-950.

4. Naska A. Trichopoulos D., « Siesta in healthy adults and coronary mortality in the general population », *Arch. Intern. Med.*, 2007, 167 (3), p. 296-301.

5. Guldenmund P., Laureys S., Bonhomme V., « Brain functional connectivity differentiates dexmedetomidine from propofol and natural sleep », *Br. J. Anaesth.*, 2017, 119 (4), p. 674-684 ; Bonhomme V., Laureys S., « Linking sleep and general anesthesia mechanisms : This is no walkover », *Acta Anaesthesiol. Belg.*, 2011, 62 (3), p. 161-171.

6. Maquet P., Laureys S., Peigneux P. *et al.*, « Experience-dependent changes in cerebral activation during human REM sleep », *Nat. Neurosci.*, 2000, 3 (8), p. 831.

7. Peigneux P., Laureys S., Delbeuck X., Maquet P., « Sleeping brain, learning brain. The role of sleep for memory systems », *Neuroreport*, 2001, 12 (18), p. A111-A124.

8. Laureys S., Peigneux P., Perrin F., Maquet P., « Sleep and motor skill learning », *Neuron*, 2002, 35 (1), p. 5-7.

9. Peigneux P., Laureys S. *et al.*, « Are spatial memories strengthened in the human hippocampus during slow wave sleep ? », *Neuron*, 2004, 44 (3), p. 535-545.

10. Lebedev A. V., Lövdén M., Rosenthal G., Feilding A., Nutt D. J., Carhart-Harris R. L., « Finding the self by losing the self : Neural correlates of ego-dissolution under psilocybin », *Hum. Brain Mapp.*, 2015, 36 (8), p. 3137-3153.

11. Lacaux C., Oudiette D., « Sleep onset is a creative sweet spot », *Science Advances*, 2021, 7 (50), eabj5866.

DEUXIÈME PARTIE

Nous rêvons tous
Les rêves ne mentent pas

5

Les rêves, un mystère de l'évolution

1. Laureys S., « Science and society : Death, unconsciousness and the brain », *Nature Reviews Neuroscience*, 2005, 6 (11), p. 899-909.

2. Bréchet L., Brunet D., Perogamvros L., Tononi G., Michel C. M., « EEG microstates of dreams », *Scientific Reports*, 2020, 10 (1), p. 17069.

3. Vanhaudenhuyse A., Demertzi A., Laureys S., « Two distinct neuronal networks mediate the awareness of environment and of self », *J. Cogn. Neurosci.*, 2011, 23 (3), p. 570-578.

4. Thibaut A., Laureys S., « Metabolic activity in external and internal awareness networks in severely brain-damaged patients », *J. Rehabil. Med.*, 2012, 44 (6), p. 487-494.

5. Christoff K. *et al.*, « Mind-wandering as spontaneous thought : A dynamic framework », *Nature Reviews Neuroscience*, 2016, 17 (11), p. 718-731.

6

L'insaisissable sommeil paradoxal

1. Peigneux P., Laureys S., Maquet P., « Generation of rapid eye movements during paradoxical sleep in humans », *NeuroImage*, 2001, 14 (3), p. 701-708.
2. Andrillon T., Nir Y., Cirelli C., Tononi G., Fried I., « Single-neuron activity and eye movements during human REM sleep and awake vision », *Nature Communications*, 2015, 6, p. 7884.
3. Heine L., Laureys S., Ptito M., Kupers R., « Prevalence of increases in functional connectivity in visual, somatosensory and language areas in congenital blindness », *Front. Neuroanat.*, 2015, 9, p. 86.
4. Horikawa T. *et al.*, « Neural decoding of visual imagery during sleep », *Science*, 2013, 340 (6132), p. 639-642 ; Horikawa T., Kamitani Y., « Hierarchical neural representation of dreamed objects revealed by brain decoding with deep neural network features », *Front. Comput. Neurosci.*, 2017, 11, p. 4.
5. Lee M., Laureys S., Gosseries O., Lee S. W., « Quantifying arousal and awareness in altered states of consciousness using interpretable deep learning », *Nature Communications*, 2022, 13 (1), p. 1064.
6. Hobson A., « A model for madness ? », *Nature*, 2004, 430 (6995), p. 21.
7. LaBerge S., Baird B., Zimbardo P. G., « Smooth tracking of visual targets distinguishes lucid REM sleep dreaming and waking perception from imagination », *Nature Communications*, 2018, 9 (1), p. 3298.

7

Les animaux, rêvent-ils ? Si oui, de quoi ?

1. « The Cambridge Declaration on Consciousness », Francis Crick Memorial Conference on Consciousness in Human and non-Human Animals, 7 juillet 2012, Philip Low, David Edelman, Melanie Boly, Steven Laureys, Christof Koch, Irene Pepperberg, Bruno Van Swinderen, Jaak Panksepp, Diana Reiss, Harvey Karten, Barney Pell, Stuart Firestein, Ryan Remedios, Derek Denton, Heather Berlin, Baltazar Gomez-Mancilla, Naotsugu Tsuchiya, Ron Graham, Ed Boyden.
2. Lesku J. A., Ly L. M. T., « Sleep origins : Restful jellyfish are sleeping jellyfish », *Curr. Biol.*, 2017, 27 (19), p. R1060-R1062.
3. Shein-Idelson M., Ondracek J. M., Liaw H. P., Reiter S., Laurent G., « Slow waves, sharp waves, ripples, and REM in sleeping dragons », *Science*, 2016, 352 (6285), p. 590-595.
4. Leung L. C., Mourrain P., « Neural signatures of sleep in zebrafish », *Nature*, 2019, 571 (7764), p. 198-204.

8

Je rêve, donc je mémorise

1. Laureys S., Peigneux P., Maquet P., « Experience-dependent changes in cerebral functional connectivity during human rapid eye movement sleep », *Neuroscience*, 2001, 105 (3), p. 521-525.

2. Laureys S., Peigneux P., Perrin F., Maquet P., « Sleep and motor skill learning », *Neuron*, 2002, 35 (1), p. 5-7 ; Peigneux P., Laureys S., Delbeuck X., Maquet P., « Sleeping brain, learning brain. The role of sleep for memory systems », *Neuroreport*, 2001, 12 (18), p. A111-A124.

3. Schredl M., Wittmann L., Ciric P., Götz S., « Factors of home dream recall : A structural equation model », *J. Sleep Res.*, 2003, 12 (2), p. 133-141.

9

L'exutoire de nos émotions

1. Desseilles M., Vu T. D., Laureys S., Maquet P., « A prominent role for amygdaloid complexes in the Variability in Heart Rate (VHR) during Rapid Eye Movement (REM) sleep relative to wakefulness », *NeuroImage*, 2006, 32 (3), p. 1008-1015.

2. Cartwright R. D. *et al.*, « Broken dreams : A study of the effects of divorce and depression on dream content », *Psychiatry*, 1984, 47 (3), p. 251-259.

3. Holzinger B., Saletu B., Klösch G., « Cognitions in sleep : Lucid dreaming as an intervention for nightmares in patients with posttraumatic stress disorder », *Front. Psychol.*, 2020, 11, p. 1826.

4. Martin G. N., « (Why) do you like scary movies ? A review of the empirical research on psychological responses to horror films », *Front. Psychol.*, 2019, 10, p. 2298.

5. Kaminer H., Lavie P., « Sleep and dreaming in Holocaust survivors. Dramatic decrease in dream recall in well-adjusted survivors », *J. Nerv. Ment. Dis.*, 1991, 179 (11), p. 664-669.

6. Naiman R., « Dreamless : The silent epidemic of REM sleep loss », *Ann. NY Acad. Sci.*, 2017, 1406 (1), p. 77-85.

7. Siclari F., Tononi G., « Sleep and dreaming », *in* Laureys S., Gosseries O., Tononi G. (éd.), *The Neurology of Consciousness. Cognitive neuroscience and neuropathology*, 2016, Academic Press, 2e édition, p. 107-128.

8. Cologan V., Laureys S., « Sleep in disorders of consciousness », *Sleep Med. Rev.*, 2010, 14 (2), p. 97-105 ; Cologan V., Laureys S., « Sleep in the unresponsive wakefulness syndrome and minimally conscious state », *J. Neurotrauma*, 2013, 30 (5), p. 339-346.

9. À ceux qui veulent en savoir plus, je conseille la lecture du livre formidable de Piet Hoebeke, *De penis : weetjes en kneepjes voor dagelijks gebruik*, Borgerhoff & Lamberigts, 2019.

10

Les rêves, une sorte de réalité virtuelle

1. Gosseries O., Sombrun C., Vanhaudenhuyse A., Laureys S., « Behavioural and brain responses in cognitive trance », *Clin. Neurophysiol.*, 2020, 131 (2), p. 586-588.

2. Charland-Verville V., Laureys S., « Near-death experiences in non-life-threatening events and coma of different etiologies », *Front. Hum. Neurosci.*, 2014, 8, p. 203.

3. Moser J., Schleger F., Weiss M., Sippel K., Semeia L., Preissl H., « Magnetoencephalographic signatures of conscious processing before birth », *Dev. Cogn. Neurosci.*, 2021, 49, p. 100964.

4. Perrin F., Laureys S., « Neural mechanisms involved in the detection of our first name », *Neuropsychologia*, 2005, 43 (1), p. 12-19 ; Perrin F., Laureys S., « Brain response to

one's own name in vegetative state, minimally conscious state, and locked-in syndrome », *Arch. Neurol.*, 2006, 63 (4), p. 562-569.

5. Carrière M., Laureys S., Heine L., « An echo of consciousness : Brain function during preferred music », *Brain Connect.*, 2020, 10 (7), p. 385-395 ; Heine L., Laureys S., Perrin F., « Exploration of functional connectivity during preferred music stimulation in patients with disorders of consciousness », *Front. Psychol.*, 2015, 6, p. 1704.

6. Pillar G., Lavie P., « Obstructive sleep apnea : Diagnosis, risk factors, and pathophysiology », *Handb. Clin. Neurol.*, 2011, 98, p. 383-399.

7. LaBerge S. P., Nagel L. E., Dement W. C., Zarcone V. J.-R., « Lucid dreaming verified by volitional communication during REM sleep », *Percept. Mot. Skills*, 1981, 52 (3), p. 727-732.

11

La fantastique aventure du rêve lucide

1. Ellis J. G., De Koninck J., Bastien C. H., « Managing insomnia using lucid dreaming training », *Behav. Sleep Med.*, 2021, 19 (2), p. 273-283.

2. Mota-Rolim S. A. *et al.*, « Portable devices to induce lucid dreams : Are they reliable ? », *Front. Neurosci.*, 2019, 8 (13), p. 428 ; Gott J. *et al.*, « Virtual reality training of lucid dreaming », *Philos. Trans. R. Soc. Lond. B Biol. Sci.*, 2021, 376 (1817), p. 20190697.

3. Voss U., Holzmann R., Hobson A., Nitsche M. A., « Induction of self awareness in dreams through frontal low current stimulation of gamma activity », *Nat. Neurosci.*, 2014, 17 (6), p. 810-812 ; Thibaut A., Laureys S., Gosseries O., « Transcranial direct current stimulation unveils covert consciousness », *Brain Stimul.*, 2018, 11 (3), p. 642-644.

4. Baird B., Castelnovo A., Gosseries O., Tononi G., « Frequent lucid dreaming associated with increased functional connectivity between frontopolar cortex and temporoparietal association areas », *Sci. Rep.*, 2018, 8 (1), p. 17798.

5. Baird B., Riedner B. A., Boly M., Davidson R. J., Tononi G., « Increased lucid dream frequency in long-term meditators but not following MBSR training », *Psychol. Conscious*, 2019, 6 (1), p. 40-54.

6. Dresler M. *et al.*, « Neural correlates of dream lucidity obtained from contrasting lucid versus non-lucid REM sleep : A combined EEG/fMRI case study », *Sleep*, 2012, 35 (7), p. 1017-1020.

7. Amico E., Laureys S., Goñi J., « Mapping the functional connectome traits of levels of consciousness », *NeuroImage*, 2017, 148, p. 201-211.

8. Bruno M., Laureys S., « Locked-in : Don't judge a book by its cover », *J. Neurol. Neurosurg. Psychiatry*, 2008, 79 (1), p. 2.

12

Le chemin du somnambule

1. Naccache L., « Visual consciousness », *in* Laureys S., Gosseries O., Tononi G. (éd.), *The Neurology of Consciousness*, *op. cit.*, p. 281-295.

2. Bassetti C., « Sleepwalking : Dissociation between "body sleep" and "mind sleep" », *in* Laureys S., Gosseries O., Tononi G. (éd.), *The Neurology of Consciousness*, *op. cit.*, p. 129-138.

TROISIÈME PARTIE

Arrêtez d'essayer de vous endormir ; essayez plutôt de vous détendre Dormir plus longtemps pour vivre plus longtemps

13

Lorsque mal dormir nous tient éveillés

1. Mastin D. F., Bryson J., Corwyn R., « Assessment of sleep hygiene using the Sleep Hygiene Index », *J. Behav. Med.*, 2006, 29 (3), p. 223-227.

14

L'héroïsme du macho fatigué

1. Meddis R., Pearson A. J., Langford G., « An extreme case of healthy insomnia », *Electroencephalogr. Clin. Neurophysiol.*, 1973, 35 (2), p. 213-214.

2. Landolt H. P., « Genotype-dependent differences in sleep, vigilance, and response to stimulants », *Curr. Pharm. Des.*, 2008, 14 (32), p. 3396-3407.

3. Gulevich G., Dement W., Johnson L., « Psychiatric and EEG observations on a case of prolonged (264 hours) wakefulness », *Arch. Gen. Psychiatry*, 1966, 15 (1), p. 29-35.

15

Erreurs fatales faute de sommeil

1. Altschuler E. L., « Prospective, randomised trial of sleep deprived versus rested surgeons », *Lancet*, 1999, 353 (9151), p. 501.

2. Henk Van Rensbergen est aussi photographe. Il est l'auteur de la série d'albums photos *Abandoned Places*, Éditions Lannoo.

16

Nuits plus courtes, vie plus courte

1. Martial C., Laureys S., Cassol H., « Losing the self in near-death experiences : The experience of ego-dissolution », *Brain Sci.*, 2021, 11 (7), p. 929.

2. Jindal R. D., Thase M. E., « Treatment of insomnia associated with clinical depression », *Sleep Med. Rev.*, 2004, 8 (1), p. 19-30.

3. Daut R. A. *et al.*, « Circadian regulation of depression : A role for serotonin », *Front. Neuroendocrinol.*, 2019, 54, p. 100746.

4. Hamazaki Y. *et al.*, « The effects of sleep duration on the incidence of cardiovascular events among middle-aged male workers in Japan », *Scand. J. Work Environ. Health*, 2011, 37 (5), p. 411-417.

17

À chaque âge son sommeil

1. Sanchez S. E. *et al.*, « Sleep quality, sleep patterns and consumption of energy drinks and other caffeinated beverages among Peruvian college students », *Health*, 2013, 5 (8B), p. 26-35.

2. Schmidt C. *et al.*, « Circadian preference modulates the neural substrate of conflict processing across the day », *PLoS One*, 2012, 7 (1), e29658.

3. Takahashi M., « The role of prescribed napping in sleep medicine », *Sleep Med. Rev.*, 2003, 7 (3), p. 227-235.

4. Dhand R., Sohal H., « Good sleep, bad sleep ! The role of daytime naps in healthy adults », *Curr. Opin. Pulm. Med.*, 2006, 12 (6), p. 379-382.

5. Rasi H., Tourula M., « A descriptive quantitative study of 7- and 8-year-old children's outdoor recreation, cold exposure and symptoms in winter in Northern Finland », *Int. J. Circumpolar Health*, 2017, 76 (1), p. 1298883.

20

Réguler son horloge interne

1. Van Ombergen A., Laureys S., Wuyts F. L., « Spaceflight-induced neuroplasticity in humans as measured by MRI : What do we know so far ? », *NPJ Microgravity*, 2017, 3, p. 2.

21

Pour bien dormir, il faut se préparer

1. Kupers R., Faymonville M. E., Laureys S., « The cognitive modulation of pain : Hypnosis-and placebo-induced analgesia », *Prog. Brain Res.*, 2005, 150, p. 251-269.

2. Cooper K. L., Relton C., « Homeopathy for insomnia : A systematic review of research evidence », *Sleep Med. Rev.*, 2010, 14 (5), p. 329-337.

3. Williams S. T., Laureys S., Schiff N. D., « Common resting brain dynamics indicate a possible mechanism underlying zolpidem response in severe brain injury », *Elife*, 2013, 2, e01157.

4. Borrás S. *et al.*, « Medicinal plants for insomnia related to anxiety : An updated review », *Planta Med.*, 2021, 87 (10-11), p. 738-753.

5. Anghel L. *et al.*, « Benefits and adverse events of melatonin use in the elderly (Review) », *Exp. Ther. Med.*, 2022, 23 (3), p. 219.

6. Van Straten A., Morin C. M., Lancee J., « Cognitive and behavioral therapies in the treatment of insomnia : A meta-analysis », *Sleep Med. Rev.*, 2018, 38, p. 3-16.

7. Carney C. E., Morin C. M., « The consensus sleep diary : Standardizing prospective sleep self-monitoring », *Sleep*, 2012, 35 (2), p. 287-302.

22
Les facilitateurs de l'éveil

1. Chee H. K., Oh S. J., « Molecular vibration-activity relationship in the agonism of adenosine receptors », *Genomics Inform.*, 2013, 11 (4), p. 282-288.

2. Vandewalle G., Dijk D. J., Maquet P., « Effects of light on cognitive brain responses depend on circadian phase and sleep homeostasis », *J. Biol. Rhythms*, 2011, 26 (3), p. 249-259.

MES COUPS DE CŒUR

William C. Dement, *Some Must Watch While Some Must Sleep*, Simon and Shuster, 1976.

Michel Jouvet, *Le Sommeil et le Rêve*, Odile Jacob, 1992.

Peretz Lavie, *The Enchanted World of Sleep*, Yale University Press, 1996.

Allan Hobson, *Dreaming : An Introduction to the Science of Sleep*, Oxford University Press, 2002.

Charles M. Morin, *Vaincre les ennemis du sommeil*, Les Éditions de l'Homme, 2009 (nouvelle édition 2021).

Stephen LaBerge, *Lucid Dreaming : A Concise Guide to Awakening in Your Dreams and in Your Life*, Sounds True, 2004.

Alan Derickson, *Dangerously Sleepy : Overworked Americans and the Cult of Manly Wakefulness*, University of Pennsylvania Press, 2013.

Arianna Huffington, *The Sleep Revolution : Transforming Your Life, One Night at a Time*, Joosr, 2016.

Matthew Walker, *Why We Sleep : Unlocking the Power of Sleep and Dreams*, Scribner, 2017 (traduction française, *Pourquoi nous dormons*, Pocket, 2019).

APPLICATIONS

Petit BamBou : programme sur le sommeil.

Apple Music ou Spotify – Sleep Sounds (bruits de la nature ou « bruits blancs »).

Pillow : auto Sleep Tracker (enregistre aussi des fragments lorsque vous ronflez, fonctionne encore mieux avec la montre Apple).

Sleep Cycle : enregistre le sommeil (gratuit pendant 7 jours).

Shleep : coach personnel pour bien dormir.

Harmony : méditations par l'hypnose.

BetterSleep : suivi du sommeil (avec des mélodies relaxantes).

AutoSleep : analyse du sommeil pour montre Apple.

F.Lux, Iris, Twilight, Redshift, LightBulb, SunsetScreen : filtres pour le smartphone, la tablette, l'ordinateur, supprime la lumière bleue de l'écran à la tombée de la nuit pour un meilleur sommeil.

APPAREILS PORTABLES ET AUTRES

Apple Watch : avec suivi du sommeil et application.
Fitbit Armband : avec suivi du sommeil et application.
Oura Ring : suivi du sommeil.
Withings : matelas avec suivi du sommeil et application.
Moonbird : avec *feedback* adapté, relaxation par la respiration et application.
Somnox : coussin de respiration avec application.
Muse S2 : assistant personnel de méditation et sommeil et application.
Lunettes Propeaq ou Luminette : pour les travailleurs en équipe, en cas de décalage horaire ou de dépression hivernale.

SITES WEB

institut-sommeil-vigilance.org (Institut national du sommeil et de la vigilance).
reseau-morphee.fr (prise en charge des troubles chroniques du sommeil).
www.sfrms-sommeil.org (Société française de recherche et médecine du sommeil).
fondationsommeil.com (Fondation Sommeil Canada).
scs-css.ca (Société canadienne du sommeil).
troubles-du-sommeil.be (traitement d'insomnie – site privé – Belgique).
www.france-ekbom.fr (jambes sans repos).
www.sleepfoundation.org (en anglais).
www.sleepassociation.org (en anglais).
sleepresearchsociety.org (en anglais).

REMERCIEMENTS

Je remercie tous mes collègues, étudiants et patients qui m'ont inspiré et m'ont appris à mieux apprécier et à mieux comprendre l'importance d'une bonne nuit de sommeil.

Souvent, on me voit comme un spécialiste du coma ou comme le chercheur qui analyse le cerveau des moines bouddhistes. Pourtant, je m'intéresse professionnellement au sommeil et mène des recherches en la matière depuis beaucoup plus longtemps que sur les cerveaux endommagés ou sur la méditation.

Mes premiers remerciements, par ordre chronologique, s'adressent à la clinique du sommeil de l'hôpital universitaire Brugmann (ULB) où j'ai entamé ma formation de neurologue en 1993 après avoir terminé mes études de médecine. Je suis grandement reconnaissant envers tous mes collègues du Centre de recherches du Cyclotron (Université de Liège) où j'ai commencé mon doctorat en 1997 et où j'ai appris comment cartographier les effets du sommeil sur notre cerveau à l'aide de PET-scans cérébraux et ensuite de l'IRM fonctionnelle.

Merci au travail de pionnier accompli par le neurologue Pierre Maquet, le psychologue Philippe Peigneux, les chimistes André Luxen et Guy Del Fiore, le radiopharmacien Joel Aerts, l'ingénieur Christophe Phillips et l'informaticien Christian Degueldre qui ont rendu l'impossible possible.

Merci aux neurologues Robert Poirrier et Julien Fanielle, chef et ex-chef du laboratoire du sommeil de l'hôpital universitaire de Liège. Merci à l'anesthésiste Vincent Bonhomme (CHU de Liège) et à son équipe, avec lesquels nous avons étudié les effets du sommeil artificiel.

Au neurobiologiste Fabien Perrin (Université de Lyon) et à son équipe, avec lesquels nous avons analysé les réactions émotionnelles du cerveau (endormi).

Au psychiatre Giulio Tononi et à mon ancienne étudiante doctorante professeure Mélanie Boly (Wisconsin Institute for Sleep and Consciousness, Madison, États-Unis) et à leur équipe, avec lesquels nous avons pu étudier les modifications des connexions cérébrales pendant le sommeil grâce à leur *high density* EEG du sommeil.

Au spécialiste en science du cerveau Marcello Massimini et à son équipe (Université de Milan), avec lesquels nous avons pu mesurer les différences au niveau de la complexité de l'activité cérébrale pendant le sommeil (paradoxal), l'anesthésie et le coma grâce à leur EEG-TMS (stimulation magnétique transcrânienne).

Aux neurologues Helmut Laufs (Université de Kiel) et Enzo Tagliazucchi (Université de Buenos Aires), grâce auxquels nous avons pu comparer les mesures IRMf pendant le sommeil et le sommeil artificiel.

À Damien Cruse et à son équipe (Université Western Ontario), grâce auxquels nous avons étudié les rythmes circadiens après des lésions cérébrales au moyen de bracelets actigraphiques.

À l'équipe de Manuel Schabus (chef du laboratoire du sommeil de l'Université de Salzbourg et cofondateur de l'application NUKKUAA) et à Arnaud Delorme (Université de Californie) pour notre collaboration dans le cadre de l'étude sur le sommeil au cours de la phase de revalidation après un coma.

À l'équipe de Piotr Durka (Université de Varsovie) pour nos études sur des méthodes mathématiques automatiques pour l'interprétation des enregistrements EEG de longue durée des phases d'éveil et de sommeil.

À l'équipe de Seong-Whan Lee (département Intelligence artificielle, Université de Corée, Séoul), grâce à laquelle nous avons pu décoder l'activité cérébrale pendant le sommeil ainsi que d'autres modifications de l'état de conscience grâce à leur EEG « *deep learning* ».

Et enfin, à tous nos collaborateurs du Human Brain Project et d'EBRAINS et, en particulier, à Gustavo Deco et à son équipe à Barcelone (Université Pompeu Fabra) pour les projets de caractérisation du sommeil et de l'état de conscience par des modèles complexes à partir de la neuromécanique statistique avec l'intelligence artificielle.

Merci aussi à tous les nouveaux collaborateurs de l'Université Laval et du Centre de recherche CERVO où je suis actuellement et, en particulier, à mon collègue psychologue professeur Charles Morin, directeur du Centre d'étude des troubles du sommeil, ici, à Québec.

Un tout grand merci à mes équipes de recherche, les *dream teams*, de l'Université et de l'hôpital universitaire de Liège (GIGA Consciousness et Centre du cerveau), du Centre de recherche sur le cerveau CERVO à l'Université de Laval (Canada) et au Hangzhou Consciousness Science Institute (Chine).

J'exprime toute ma gratitude envers les excellentes chercheuses professeures Olivia Gosseries (pour ses études sur le somnifère zolpidem) et Aurore Thibaut (pour ses études sur la stimulation cérébrale électrique non invasive), codirectrices du Coma Science Group avec lequel nous avons étudié la neuroplasticité après le coma (et l'importance du sommeil à ce niveau-là) au cours de ces vingt dernières années.

Je remercie tous nos sponsors financiers : le Fonds de la recherche scientifique (FRS), le Human Brain Project, la Fondation Roi-Baudouin et Generet et la Mind Care International Foundation, la Fondation BIAL, la Mind Science Foundation, l'European Foundation of Biomedical Research FERB Onlus, l'Agence spatiale européenne et la National Natural Science Foundation of China, nos partenaires industriels G.tec medical engineering, Neurosteer, Oncomfort, BeSophro et Moonbird.

Merci à tous ceux qui ont contribué à l'écriture de ce livre et, en particulier, les astronautes Frank De Winne et Dirk Frimout, le pilote long-courrier Henk Van Rensbergen pour leurs témoignages inspirants et Jocelyne Salomé pour son magnifique journal de bord de ses rêves.

Ce livre a pu voir le jour grâce aux précieux collaborateurs de la maison d'édition Odile Jacob (très grand merci à la plus grande des éditrices Mme Jacob et à la rédactrice Caroline Rolland) et ma maison d'édition belge Borgerhoff & Lamberigts, dont notamment Tim F. Van der Mensbrugghe, Tjen Colman, Julie De Coninck, Pieter Vanderhaegen, Wim De Bock et Steven Borgerhoff et Kristof Lamberigts.

Et… *last but not least…* les derniers et non des moindres : mon épouse (et psychologue) Vanessa et mes enfants Margot, Louis, Matias, Hugo et Clara.

Enfin, n'allez pas imaginer que ma famille et moi, nous dormons parfaitement toujours et partout… Rien n'est moins vrai…

Faites-moi part de vos corrections, critiques constructives, remarques, suggestions, questions ou conseils judicieux et partagez-les avec les autres lecteurs sur mes réseaux sociaux (Instagram, LinkedIn, Facebook, Twitter, YouTube). #drstevenlaureys #lesommeilcestbonpourlecerveau

Vos commentaires permettront indéniablement d'améliorer la prochaine édition de ce livre !

Si vous souhaitez organiser un *webinar* ou une conférence, veuillez me contacter directement (drstevenlaureys.com) ou par l'intermédiaire des agences (smartspeakers.ie ; a-speakers.com ; allamericanspeakers.com).

À très bientôt !

À PROPOS DE CE LIVRE

« Le sommeil est un pilier essentiel à une bonne santé physique, cognitive et mentale. Dans ce livre, le professeur Steven Laureys nous transporte dans une exploration fascinante du sommeil et de ses fonctions. Il fait le lien entre le sommeil et différents états de conscience et examine le rôle primordial du cerveau pour atteindre un sommeil de qualité. Ce livre, accessible à tous, présente une perspective nouvelle au monde fascinant du sommeil. »

Prof. Charles M. Morin, président sortant de la Société mondiale du sommeil et directeur du Centre d'étude des troubles du sommeil, Centre de recherche CERVO, Université Laval.

« Ce livre va changer vos nuits pour toujours. »

Prof. Manuel Schabus, responsable du Laboratoire du sommeil, Université de Salzbourg.

« Un merveilleux mélange de rigueur scientifique, d'anecdotes personnelles et d'expérience clinique, ce livre incite à rêver et à dormir davantage »

Prof. Claudio Bassetti, ancien président de la Société européenne de recherche sur le sommeil, doyen de la faculté de médecine, Université de Berne.

« Lisez-le et puis endormez-vous agréablement… »

Prof. Arnaud Delorme, Université de Californie, San Diego.

« Dans ce livre, bien écrit et agréable à lire, le Dr Laureys nous fait réfléchir à l'importance du sommeil, tout en partageant ses solides connaissances scientifiques, son expertise clinique et différentes solutions pratiques. Loin d'être insensé et pourtant si important pour notre bien-être ! »

Benjamin BLASCO, cofondateur de Petit Bambou, l'application européenne préférée de pleine conscience et de sommeil, avec 9 millions d'utilisateurs.

« Steven Laureys, un "alpiniste" chevronné des neurosciences de la conscience et de l'inconscient s'est attaqué ici à deux puissants cols de moyenne altitude : l'éveil et le sommeil. Il nous livre un livre riche de son expérience la plus large. Celle-ci nous guidera, avec sécurité, sur les pistes scientifiques les plus actuelles, et en même temps, sur des étapes quotidiennes de notre existence. Un tel ouvrage ouvre l'esprit, incite à une réflexion approfondie, autant qu'éclairée, aidera chacun à trouver des réponses, voire à adopter pour soi-même les comportements les plus adaptés. C'est un guide précieux et accessible dans les montagnes de la science. »

Prof. Robert POIRRIER, fondateur du Centre du sommeil du Centre hospitalier universitaire de Liège.

« Une bonne nuit de sommeil est la base même d'une bonne journée, et vice versa. Ce livre nous explique pourquoi, mais surtout comment nous pouvons y travailler, de manière fondée scientifiquement. »

Stefanie BROES, cofondatrice de Moonbird.

« Indispensable sur votre table de chevet. »

Evi HANSSEN, présentatrice de télévision.

TABLE

DU MÊME AUTEUR
CHEZ ODILE JACOB

Méditer avec le Dr Steven Laureys. Carnet d'exercices de méditation, 2021.

La méditation, c'est bon pour le cerveau, 2019.

Un si brillant cerveau. Les états limites de conscience, 2013.

Ailleurs :

Cerveaugraphie, comprendre le cerveau en 100 dessins et schémas, Hachette Pratique, 2022.

Masterclass « Méditation » (avec Petit Bambou).

« Ouvre-toi ! », programme de méditation guidée par Steven Laureys sur l'application Petit BamBou.

Webinaires sur demande sur le sommeil, le stress et la méditation (consult@drstevenlaureys.com).

Cet ouvrage a été composé
en Adobe Garamond Pro
par Nord Compo
à Villeneuve-d'Ascq (Nord).

N° d'édition : 4150-0421-X – N° d'impression : 2300171
Dépôt légal : février 2023

Achevé d'imprimer sur les presses
de Normandie Roto Impression s.a.s. à Lonrai (Orne)
en janvier 2023

Imprimé en France